Olfato e Paladar
Da Anatomofisiologia ao Diagnóstico e Tratamento

Olfato e Paladar

Da Anatomofisiologia ao Diagnóstico e Tratamento

Fabrizio Ricci Romano
Doutor em Ciências pela Faculdade de Medicina da
Universidade de São Paulo (FMUSP)
Pós-Doutorando em Otorrinolaringologia na Faculdade de Medicina de
Ribeirão Preto da USP (FMRP-USP)
Presidente da Academia Brasileira de Rinologia (ABR)

Wilma Anselmo Lima
Professora Titular em Otorrinolaringologia da Faculdade de Medicina de
Ribeirão Preto da Universidade de São Paulo (FMRP-USP)

Marco Aurélio Fornazieri
Professor Adjunto de Otorrinolaringologia da Universidade Estadual de
Londrina e Pontifícia Universidade Católica do Paraná
Doutor em Otorrinolaringologia pela Faculdade de Medicina da
Universidade de São Paulo (FMUSP)
Pós-Doutor em Distúrbios do Olfato e Paladar pela Universidade da Pensilvânia,
EUA e pela FMUSP

Thieme
Rio de Janeiro • Stuttgart • New York • Delhi

Dados Internacionais de Catalogação na Publicação (CIP) de acordo com ISBD

R759o

Romano, Fabrizio Ricci
 Olfato e Paladar: da Anatomofisiologia ao Diagnóstico e Tratament/Fabrizio Ricci Romano, Wilma Anselmo Lima, Marco Aurélio Fornazieri. – Rio de Janeiro: Thieme Revinter Publicações Ltda, 2022.

 226 p. il.: 16 cm x 23 cm.
 Inclui bibliografia.
 ISBN 978-65-5572-119-5
 eISBN 978-65-5572-120-1

 1. Medicina. 2. Olfato e paladar. 3. Prática Clínica. I. Lima, Wilma Anselmo. II. Fornazieri, Marco Aurélio. III. Título.

2021-3753	CDD: 612.87
	CDU: 612.87

Elaborado por Odilio Hilario Moreira Junior – CRB-8/9949

Contato com os autores:
Fabrizio Ricci Romano
fabriziorr@gmail.com

Wilma Anselmo Lima
wtalima@fmrp.usp.br

Marco Aurélio Fornazieri
marcofornazieri@uel.br

© 2022 Thieme. All rights reserved.

Thieme Revinter Publicações Ltda.
Rua do Matoso, 170
Rio de Janeiro, RJ
CEP 20270-135, Brasil
http://www.ThiemeRevinter.com.br

Thieme USA
http://www.thieme.com

Design de Capa: © Thieme
Créditos Imagem da Capa: imagem da capa combinada pela Thieme usando as imagens a seguir: Medically-d-illustration © Axel_Kock/shutterstock.com
Detailed-illustration © Axel_Kock/shutterstock.com

Impresso no Brasil por Forma Certa Gráfica Digital Ltda.
5 4 3 2 1
ISBN 978-65-5572-119-5

Também disponível como eBook:
eISBN 978-65-5572-120-1

Nota: O conhecimento médico está em constante evolução. À medida que a pesquisa e a experiência clínica ampliam o nosso saber, pode ser necessário alterar os métodos de tratamento e medicação. Os autores e editores deste material consultaram fontes tidas como confiáveis, a fim de fornecer informações completas e de acordo com os padrões aceitos no momento da publicação. No entanto, em vista da possibilidade de erro humano por parte dos autores, dos editores ou da casa editorial que traz à luz este trabalho, ou ainda de alterações no conhecimento médico, nem os autores, nem os editores, nem a casa editorial, nem qualquer outra parte que se tenha envolvido na elaboração deste material garantem que as informações aqui contidas sejam totalmente precisas ou completas; tampouco se responsabilizam por quaisquer erros ou omissões ou pelos resultados obtidos em consequência do uso de tais informações. É aconselhável que os leitores confirmem em outras fontes as informações aqui contidas. Sugere-se, por exemplo, que verifiquem a bula de cada medicamento que pretendam administrar, a fim de certificar-se de que as informações contidas nesta publicação são precisas e de que não houve mudanças na dose recomendada ou nas contraindicações. Esta recomendação é especialmente importante no caso de medicamentos novos ou pouco utilizados. Alguns dos nomes de produtos, patentes e design a que nos referimos neste livro são, na verdade, marcas registradas ou nomes protegidos pela legislação referente à propriedade intelectual, ainda que nem sempre o texto faça menção específica a esse fato. Portanto, a ocorrência de um nome sem a designação de sua propriedade não deve ser interpretada como uma indicação, por parte da editora, de que ele se encontra em domínio público.

Todos os direitos reservados. Nenhuma parte desta publicação poderá ser reproduzida ou transmitida por nenhum meio, impresso, eletrônico ou mecânico, incluindo fotocópia, gravação ou qualquer outro tipo de sistema de armazenamento e transmissão de informação, sem prévia autorização por escrito.

PREFÁCIO

Sou médica otorrinolaringologista há mais de 30 anos e ao longo da minha vida profissional e acadêmica não me recordo de ter percebido algum momento em que a nossa formação em otorrinolaringologia tenha exigido mais conhecimento acerca desses sentidos tão importantes, que sempre se encontraram na nossa área de atuação, que são o olfato e paladar, do que nos dias atuais.

A pandemia de COVID-19 que assolou o mundo a partir do início de 2020, com todas as mazelas que a acompanharam e com efeitos que persistirão por muitos anos, deixou bem claro e nos alertou para situações ainda pouco exploradas: olfato e paladar; temos que saber mais sobre esse tema!

Os doutores Fabrizio Ricci Romano e Marco Aurélio Fornazieri e a professora Wilma Anselmo Lima são otorrinolaringologistas de excelência dedicados à rinologia, extremamente competentes e conhecidos no meio otorrinolaringológico pelo seu trabalho persistente, árduo e inovador. Ao longo dos anos souberam conquistar o respeito e a admiração de seus colegas não só pelo desempenho profissional, mas também pela capacidade de agregar e se cercar de indivíduos de valor. Cumprimento-os por essa iniciativa de trazerem neste livro, capítulos de temas raramente abordados, como os distúrbios olfatórios na infância, e o treinamento olfatório, além de fornecer uma visão abrangente de todos os aspectos clínicos e cirúrgicos relacionados com olfato e paladar. Os capítulos, muito bem escolhidos, incluem desde os básicos da embriologia, anatomia e fisiologia, passando pelas condições clínicas que cursam com alterações do olfato e paladar e seus aspectos investigativos, até a sofisticação dos testes diagnósticos e formas de tratamento. A escolha dos autores não poderia ser mais completa, mesclando o conhecimento de jovens estudiosos especialistas com a experiência daqueles cuja vivência traz contribuições únicas.

Sinto-me honrada por estar escrevendo o prefácio deste livro, porque o considero esta obra de extrema importância, que contribuirá para o conhecimento não só do otorrinolaringologista, mas de todos os profissionais de saúde.

Tenho a convicção de que esta leitura nos auxiliará com muita propriedade a ajudar nossos pacientes.

Excelente leitura e aprendizado!

Shirley Shizue Nagata Pignatari
Professora Adjunta
Departamento de Otorrinolaringologia e Cirurgia de Cabeça e Pescoço
Universidade Federal de São Paulo (Unifesp)

APRESENTAÇÃO

Com muito prazer e alegria, apresentamos aos colegas otorrinos e outros especialistas interessados no tema, uma obra atualizada, que vem preencher uma lacuna importante em nossa literatura nacional.

Com a pandemia do COVID-19, grande interesse e preocupação foram gerados em relação aos distúrbios do olfato e do paladar. Pessoas que antes pouco se preocupavam com olfação e gustação viram-se subitamente privadas desses sentidos, fazendo refeições sem sentir sabor e não mais podendo desfrutar os perfumes e aromas de que gostavam. Desafortunadamente, alguns deles também iniciaram quadros de distorções e alucinações olfatórias, muitas vezes de difícil convivência e geradores de grande ansiedade. Com isso, a procura aos médicos para avaliação e tratamento destas condições aumentou muito e vimos a necessidade de trazer informações atualizadas e relevantes sobre o tema.

Este livro de diagnóstico e tratamento dos distúrbios do olfato e paladar aborda, de forma prática, como conduzir esses pacientes com disfunções quimiossensoriais. Escrito ao mesmo tempo com rigor científico e com vistas à ajuda no dia a dia dos profissionais que atendem esses pacientes, os autores, em cada capítulo, sumarizam o diagnóstico e o tratamento em mapas mentais de fácil visualização.

Agradecemos imensamente aos autores dos capítulos pelo brilhante trabalho, e esperamos que o leitor aproveite a leitura e queira deixar este livro em estante de fácil acesso, para qualquer dúvida que surgir no manejo desses casos.

Fabrizio Ricci Romano
Wilma Anselmo Lima
Marco Aurélio Fornazieri

COLABORADORES

ALI MAHMOUD
Médico e Otorrinolaringologista pela Faculdade de Medicina da Universidade de São Paulo (USP)
Fellowship em Bucofaringolaringologia pela USP
Chefe do Ambulatório de Estomatologia do Hospital das Clínicas de São Paulo

ALLEX ITAR OGAWA
Otorrinolaringologista pelo Hospital das Clínicas da Faculdade de Medicina da Universidade de São Paulo (HCFMUSP)
Fellowship em Faringolaringologia pelo HCFMUSP
Professor Assistente de Otorrinolaringologia da Pontifícia Universidade Católica do Paraná (PUCPR)

ANA CAROLINA PINTO BEZERRA SOTER
Médica pela Universidade Federal de Pernambuco (UFPE)
Especialista em Otorrinolaringologia pela Associação Brasileira de Otorrinolaringologia e Cirurgia Cévio-Facial (ABORL-CCF) e Academia Brasileira de Rinologia (ABR)
Doutora em Ciências pela Faculdade de Medicina da Universidade de São Paulo (USP)

ANA CLARA MIOTELLO FERRÃO
Título de Especialista em Otorrinolaringologia pela Associação Brasileira de Otorrinolaringologia e Cirurgia Cévio-Facial (ABORL-CCF)
Fellowship em Cirurgia Endoscópica Nasal e Base de Crânio pela Policlínica de Botafogo, RJ

ANDRÉ ALENCAR ARARIPE NUNES
Otorrinolaringologista e Cirurgião de Cabeça e Pescoço
Professor da Disciplina de Otorrinolaringologia da Universidade Federal do Ceará (UFC)
Chefe do Serviço de Otorrinolaringologia do Hospital das Clínicas da UFC

ANDRESSA PELAQUIM
Fonoaudióloga Formada pela Universidade Estadual de Campinas (Unicamp)
Mestre em Ciências da Saúde pela Universidade Estadual de Londrina (UEL)
Pesquisadora de Nível Doutorado na UEL

CAMILA SOARES DASSI
Rinologia e Base de Crânio
Hospital Edmundo Vasconcelos, SP

CAROLINA CINCURÁ
Otorrinolaringologista
Especialista em Medicina do Sono pela Associação Brasileira do Sono (ABS)
Fellowship em Rinologia e Cirurgia de Base de Crânio pela Universidade Federal da Bahia (UFBA)
Doutora em Ciências da Saúde pela UFBA

CAROLINA SPONCHIADO MIURA
Médica Assistente da Divisão de Otorrinolaringologia Pediátrica do Hospital das Clínicas de Ribeirão Preto

CASSIANA BURTET ABREU
Doutora em Medicina pela Universidade Federal do Rio Grande do Sul (UFRGS)
Fellowship pela University of Toronto, Canadá
Otorrinolaringologista Preceptora da Santa Casa de Porto Alegre

DAVI SOUSA GARCIA
Residência em Otorrinolaringologia e *Fellowship* em Rinologia pela Santa Casa de São Paulo
Doutor pela Faculdade de Ciências Médicas da Santa Casa de São Paulo/Johns Hopkins University
Professor do Curso de Medicina da Universidade de Fortaleza (Unifor)

DEUSDEDIT BRANDÃO NETO
Otorrinolaringologista
Fellow de Cirurgia Endoscópica Endonasal e Base de Crânio pelo Hospital das Clínicas da Faculdade de Medicina da Universidade de São Paulo (HCFMUSP)
Aluno de Pós-Graduação *Stricto Sensu* da FMUSP

EDUARDO MACOTO KOSUGI
Professor Adjunto do Setor de Rinologia do Departamento de Otorrinolaringologia e Cirurgia de Cabeça e Pescoço da Escola Paulista de Medicina da Universidade Federal de São Paulo (EPM-Unifesp)
Coordenador do *Fellowship* em Rinologia da EPM-Unifesp

EDWIN TAMASHIRO
Professor Associado do Departamento de Oftalmologia, Otorrinolaringologia e Cirurgia de Cabeça e Pescoço da Faculdade de Medicina de Ribeirão Preto da Universidade de São Paulo (FMRP-USP)

EULALIA SAKANO
Professora e Doutora da Disciplina de Otorrinolaringologia da Faculdade de Ciências Médicas da Universidade Estadual de Campinas (FCM-Campinas)
Coordenadora do Setor de Rinologia do Hospital de Clínicas da Unicamp

FABIANA CARDOSO PEREIRA VALERA
Professora Associada em Otorrinolaringologia da Faculdade de Medicina de Ribeirão Preto da Universidade de São Paulo (FMRP-USP)

FABIO DE REZENDE PINNA
Doutor em Otorrinolaringologia pela Faculdade de Medicina da Universidade de São Paulo (FMUSP)
Diretor Técnico de Rinologia do Hospital das Clínicas da FMUSP
Professor Colaborador da Disciplina de Otorrinolaringologia da FMUSP

FABRIZIO RICCI ROMANO
Doutor em Ciências pela Faculdade de Medicina da Universidade de São Paulo (FMUSP)
Pós-Doutorando em Otorrinolaringologia pela FMRP-USP
Presidente da Academia Brasileira de Rinologia (ABR)

GRACIELA MIREYA SOLER
Doutora em Medicina
Otorrinolaringologista Especialista em Olfato e Paladar
Diretora e Fundadora do GEOG (Grupo de Estudio de Olfato y Gusto), Argentina
Membro do COWoG (Clinical Olfactory Working Group), Grupo de Investigadores Internacionais Apoiado pela European Rhinology Society
Membro do GCCR (Global Consortium for Chemosensory Research): Investigação em nível Global sobre COVID-19 e sua relação com o olfato e o paladar: suas alterações prognosticam a infecção pelo Coronavírus que provocou a pandemia atual

HENRIQUE FARIA RAMOS
Professor Adjunto de Otorrinolaringologia da Universidade Federal do Espírito Santo (Ufes)
Doutor em Otorrinolaringologia pela Faculdade de Medicina da Universidade de São Paulo (FMUSP)
Membro do Departamento Científico da Academia Brasileira de Rinologia (ABR)
Hospital Militar de Área de Campo Grande, MS

JAIR DEMÉTRIO DE SOUZA
Médico do Serviço de Rinologia do Hospital IPO de Curitiba
Médico Preceptor da Residência Médica do Serviço de Rinologia do Hospital Universitário Cajuru, PR
Pós-Graduação em Cirurgia Estética da Face pelo Hospital IPO – Unicesumar

JOSÉ LUCAS BARBOSA DA SILVA
Médico pela Universidade Estadual de Londrina (UEL)
Mestre em Ciências da Saúde pela Faculdade de Medicina da Universidade de São Paulo (FMUSP)
Pesquisador de Nível Doutorado na UEL

LEONARDO BALSALOBRE
Mestre e Doutor em Medicina pela Universidade Federal de São Paulo (Unifesp)
Disciplina de ORL Pediátrica da Unifesp
Centro de ORL de SP – Hospital Edmundo Vasconcelos

MARCEL MENON MIYAKE
Médico Assistente do Departamento de Otorrinolaringologia da Irmandade da Santa Casa de Misericórdia de São Paulo
Pós-Doutorando da Faculdade de Medicina de Ribeirão Preto da Universidade de São Paulo (FMRP-USP)
Doutor pela Faculdade de Ciências Médicas da Santa Casa de São Paulo e Harvard Medical School (Doutorado Sanduíche)

MÁRCIA CRISTINA DE PAULA GOMES
Graduada em Medicina pela Faculdade de Ciências Médicas de Belo Horizonte
Residência Médica em Otorrinolaringologia pela Santa Casa de Belo Horizonte
Preceptora da Especialização em Otorrinolaringologia do Núcleo de Otorrino, BH

MARCIO NAKANISHI
Doutor em Otorrinolaringologia pela Faculdade de Medicina da Universidade de São Paulo (FMUSP)
Pesquisador Associado do Programa de Pós-Graduação da Faculdade de Ciências Médicas da Universidade de Brasília (UnB)
Otorrinolaringologista do Hospital Universitário de Brasília

MARCO AURÉLIO FORNAZIERI
Professor Adjunto de Otorrinolaringologia da Universidade Estadual de Londrina (UEL) e Pontifícia Universidade Católica do Paraná (PUCPR)
Doutor em Otorrinolaringologia pela Faculdade de Medicina da Universidade de São Paulo (FMUSP)
Pós-Doutor em Distúrbios do Olfato e Paladar pela Universidade da Pensilvânia e FMUSP

MARCO CESAR JORGE DOS SANTOS
Doutor em Otorrinolaringologia pela Universidade de São Paulo (USP)
Professor de Otorrinolaringologia da Escola de Medicina da Universidade Católica do Paraná
Coordenador da Residência de Otorrinolaringologia do Hospital Universitário Cajuru e Hospital IPO de Curitiba

MARIA DANTAS COSTA LIMA GODOY
Doutora em Otorrinolaringologia pela Faculdade de Medicina da Universidade de São Paulo (FMUSP)
Médica Assistente do Serviço de Otorrinolaringologia e Cirurgia Cervicofacial do Hospital do Servidor Público Estadual de São Paulo (FMO)
Professora da Disciplina de Otorrinolaringologia da Faculdade de Medicina da Universidade Cidade de São Paulo (UNICID)

MARIA JÚLIA ABRÃO ISSA
Médica Otorrinolaringologista com Subespecialização nas Áreas de Rinoplastia, Rinologia e Cirurgia da Base do Crânio
Coordenadora do Serviço de Rinologia e Base de Crânio do Hospital das Clínicas da Faculdade Federal de Minas Gerais (HC-UFMG)

MARIANA FERREIRA SBRANA
Otorrinolaringologista pela Faculdade de Medicina da Universidade de São Paulo (FMUSP)
Fellowship em Cirurgia Endoscópica Endonasal e Base De Crânio pela USP

MELISSA AMELOTI GOMES AVELINO
Professora Associada da Universidade Federal de Goiânia (UFG) e da Pontifícia Universidade Católica de Goiás (PUC Goiás)
Chefe do Departamento de Cirurgia da Faculdade de Medicina da UFG

MICHAEL T. CHANG
MD
Stanford University School of Medicine, Department of Otolaryngology – Head & Neck Surgery, Stanford, CA, 94305

MIGUEL SOARES TEPEDINO
MD, PhD
Professor Adjunto da Faculdade de Ciências Médicas da Universidade do Estado do Rio de Janeiro (UERJ)
Coordenador da Rinossinusologia e Cirurgia Endoscópica da Base do Crânio do Hospital Universitário Pedro Ernesto da UERJ
Chefe do Serviço ORL e Cirurgia da Base do Crânio da Policlínica de Botafogo, RJ

OTAVIO BEJZMAN PILTCHER
Professor Associado do Departamento de Oftalmologia e Otorrinolaringologia da Universidade Federal do Rio Grande do Sul (UFRGS)

PATRICIA PORTILLO-MAZAL
Department of Otorhinolaryngology, Hospital Italiano de Buenos Aires, Ciudad Autónoma de Buenos Aires, Argentina

RENATA LOPES MORI
Fellow de Cirurgia Endoscópica Endonasal HCFMUSP
Médica Assistente do grupo de Rinologia do Hospital Santa Marcelina e Clínica Otorhinus

RENATA R. M. PILAN
Fellow de Cirurgia Endoscópica Endonasal pelo Hospital das Clínicas da Faculdade de Medicina da Universidade de São Paulo (HCFMUSP)
Doutora em Ciências pela FMUSP
Médica Assistente do Grupo de Rinologia do HCFMUSP

RENATO ROITHMANN
Professor Adjunto de Otorrinolaringologia da Faculdade de Medicina da Universidade Luterana do Brasil, RS
Associate Scientific Staff, Deparment of Otolaryngology, Mount Sinai Hospital, Toronto, Canadá

RICARDO LANDINI LUTAIF DOLCI
Médico Assistente do Departamento de Otorrinolaringologia da Irmandade da Santa Casa de Misericórdia de São Paulo
Doutor pela Faculdade de Ciências Médicas da Santa Casa de São Paulo e Ohio State University (Doutorado Sanduíche)

RICHARD L. DOTY
Professor e Diretor
Smell and Taste Center
Perelman School of Medicine
University of Pennsylvania

RICHARD LOUIS VOEGELS
Professor Associado da Faculdade de Medicina da Universidade de São Paulo (FMUSP)
Diretor de Rinologia do Departamento de Otorrinolaringologia do Hospital das Clínicas de São Paulo

ROBERTO EUSTÁQUIO GUIMARÃES
Professor Associado de Otorrinolaringologia da Faculdade de Medicina da Universidade Federal de Minas Gerais (FM-UFMG)
Professor Livre-Docente pela Faculdade de Medicina de Ribeirão Preto da Universidade de São Paulo (FMRP-USP)
Acadêmico Titular – Academia Mineira de Medicina

TATIANA R. T. ABDO
Fellow de Cirurgia Endoscópica Endonasal pelo Hospital das Clínicas da Faculdade de Medicina da Universidade de São Paulo (HCFMUSP)
Doutora em Ciências pela FMUSP
Médica Assistente do grupo de Rinologia do HCFMUSP

THOMAS HUMMEL
Smell and Taste Clinic, Department of Otorhinolaryngology, Technische Universität Dresden, Dresden, Germany

THIAGO FREIRE PINTO BEZERRA
Professor Adjunto e Coordenador da Disciplina de Otorrinolaringologia da Universidade Federal de Pernambuco (UFPE)
Coordenador da Pós-Graduação em Cirurgia da UFPE

WILMA ANSELMO LIMA
Professora Titular do Departamento de Oftalmologia, Otorrinolaringologia e Cirurgia de Cabeça e Pescoço da Faculdade de medicina de Ribeirão Preto da Universidade de São Paulo (FMRP-USP)

ZARA M. PATEL
MD
Stanford University School of Medicine, Department of Otolaryngology – Head & Neck Surgery, Stanford, CA, 94305

SUMÁRIO

PARTE I
INTRODUÇÃO

1 ANATOMIA DA OLFAÇÃO E DO PALADAR 3
Deusdedit Brandão Neto ▪ Mariana Ferreira Sbrana ▪ Ali Mahmoud ▪ Fabio de Rezende Pinna
Richard Louis Voegels

2 EMBRIOLOGIA DA OLFAÇÃO 13
Andressa Pelaquim ▪ José Lucas Barbosa da Silva ▪ Marco Aurélio Fornazieri

3 FISIOLOGIA DO OLFATO E DO PALADAR 21
Davi Sousa Garcia ▪ Otavio Bejzman Piltcher ▪ Eulalia Sakano

PARTE II
DISFUNÇÃO OLFATÓRIA: CAUSAS E DIAGNÓSTICO

**4 DIAGNÓSTICO DOS DISTÚRBIOS DO
OLFATO: ANAMNESE, EXAME CLÍNICO E TESTES OLFATIVOS** 29
Marcel Menon Miyake ▪ Marcio Nakanishi ▪ Marco Aurélio Fornazieri ▪ Richard L. Doty

5 DISFUNÇÃO OLFATÓRIA NA RINOSSINUSITE CRÔNICA COM E SEM PÓLIPO NASAL 39
Thiago Freire Pinto Bezerra ▪ Wilma Anselmo Lima ▪ Edwin Tamashiro

6 PERDA OLFATÓRIA PÓS-INFECCIOSA 47
Marcel Menon Miyake ▪ Ricardo Landini Lutaif Dolci

7 COVID-19 53
Deusdedit Brandão Neto ▪ Fabrizio Ricci Romano ▪ Edwin Tamashiro

8 DISFUNÇÃO OLFATÓRIA PÓS-TRAUMÁTICA: CAUSAS E DIAGNÓSTICO 59
Maria Júlia Abrão Issa ▪ Renato Roithmann ▪ Eduardo Macoto Kosugi

9 NEOPLASIAS E SEQUELAS CIRÚRGICAS 65
Miguel Soares Tepedino ▪ Leonardo Balsalobre ▪ Marco Cesar Jorge dos Santos
Ana Clara Miotello Ferrão ▪ Camila Soares Dassi ▪ Jair Demétrio de Souza

10 TOXICIDADE 77
Carolina Cincurá ▪ Eulalia Sakano ▪ Otavio Bejzman Piltcher

11 OLFATO E DOENÇAS NEUROLÓGICAS 89
Maria Dantas Costa Lima Godoy ▪ Fabio de Rezende Pinna ▪ Cassiana Burtet Abreu

12 DISFUNÇÃO OLFATÓRIA NA POPULAÇÃO PEDIÁTRICA 103
   Carolina Sponchiado Miura ▪ Fabiana Cardoso Pereira Valera ▪ Melissa Ameloti Gomes Avelino

13 DOENÇAS GRANULOMATOSAS, ERROS INATOS DA IMUNIDADE E
   DISTÚRBIOS DA OLFAÇÃO 109
   Tatiana R. T. Abdo ▪ Renata R. M. Pilan ▪ Renata Lopes Mori

PARTE III
TRATAMENTO

14 TREINAMENTO OLFATÓRIO 127
   Patricia Portillo-Mazal ▪ Marco Aurélio Fornazieri ▪ Thomas Hummel

15 TRATAMENTO MEDICAMENTOSO 137
   Fabrizio Ricci Romano ▪ Wilma Anselmo Lima ▪ Marco Aurélio Fornazieri

16 CIRURGIAS NAS PERDAS QUIMIOSSENSORIAIS 147
   Henrique Faria Ramos ▪ Márcia Cristina de Paula Gomes ▪ Marco Aurélio Fornazieri
   Roberto Eustáquio Guimarães

17 NOVAS PERSPECTIVAS NO TRATAMENTO DAS DOENÇAS DO OLFATO 159
   Michael T. Chang ▪ Zara M. Patel

18 O VALOR DA CONSULTA MÉDICA PERSONALIZADA – UMA FORMA DIFERENTE DE
   ATENDIMENTO MÉDICO AOS PACIENTES COM ALTERAÇÕES DOS
   SENTIDOS QUÍMICOS 167
   Graciela Mireya Soler

PARTE IV
DISTÚRBIOS DO PALADAR

19 DIAGNÓSTICO DOS DISTÚRBIOS DO PALADAR 175
   Ana Carolina Pinto Bezerra Soter ▪ André Alencar Araripe Nunes

20 TRATAMENTO DOS DISTÚRBIOS DO PALADAR 193
   Deusdedit Brandão Neto ▪ Fabrizio Ricci Romano

21 SÍNDROME DA BOCA ARDENTE 199
   Allex Itar Ogawa ▪ Ali Mahmoud

   ÍNDICE REMISSIVO 205

Olfato e Paladar

Da Anatomofisiologia ao Diagnóstico e Tratamento

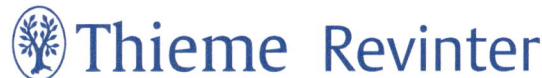

Parte I INTRODUÇÃO

ANATOMIA DA OLFAÇÃO E DO PALADAR

CAPÍTULO 1

Deusdedit Brandão Neto ▪ Mariana Ferreira Sbrana ▪ Ali Mahmoud
Fabio de Rezende Pinna ▪ Richard Louis Voegels

ANATOMIA DA OLFAÇÃO
Introdução

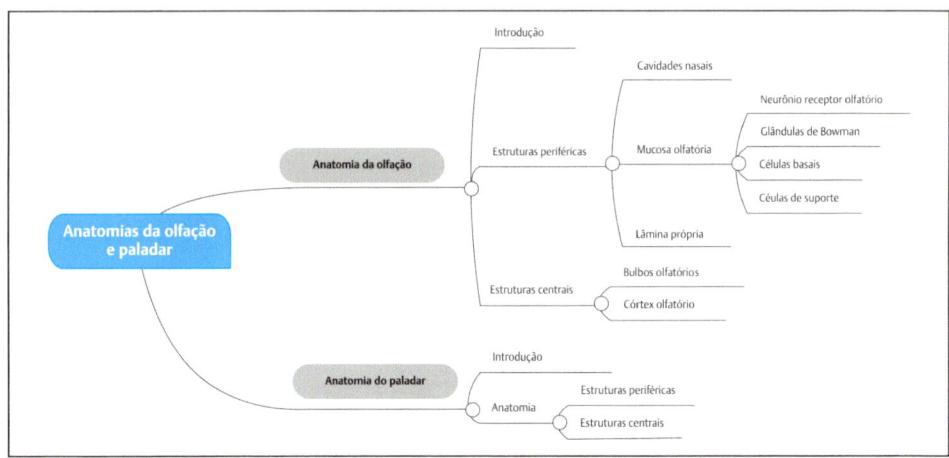

O sentido do olfato é um dos sistemas sensoriais mais antigos do ponto de vista evolutivo e contribuiu imensamente para o desenvolvimento da espécie humana. Funciona, principalmente, como mecanismo de segurança, trazendo alertas para alimentos estragados, fumaça e vazamentos de gás. Mas a capacidade de sentir os cheiros também tem importante papel na qualidade de vida, uma vez que eles podem desencadear emoções tanto de prazer quanto de repulsa, dependendo a que situações gravadas na memória esses cheiros remetam. Esse sistema apresenta estruturas periféricas localizadas nas cavidades nasais, responsáveis pela recepção do estímulo, como também estruturas e conexões centrais responsáveis pela condução e processamento da ampla gama de odores em múltiplas regiões corticais e do sistema límbico. Neste capítulo serão revisados os principais elementos que compõem esse magnífico sistema sensorial.

Estruturas Periféricas
Cavidades Nasais

As duas cavidades nasais se iniciam anteriormente nos vestíbulos nasais e se estendem posteriormente até o *cavum*, na transição com a rinofaringe. São divididas, medialmente, em um plano sagital pelo septo nasal que é formado por duas estruturas ósseas e uma cartilagem: placa perpendicular do osso etmoidal, vômer e cartilagem quadrangular. Seu limite lateral é, de todos, o mais complexo, formado por saliências e reentrâncias de origem em diversos ossos como maxilar, etmoide, lacrimal e palatino. Entre os limites lateral e medial da cavidade nasal, está localizado o bloco etmoidal, que apresenta células com pneumatização variada e foi chamado, por muito tempo, por alguns autores, de labirinto etmoidal.

Segundo Hakerma *et al.* (2016),[1] a superfície das cavidades nasais é recoberta por uma mucosa, que é dividida histologicamente em 4 subtipos de epitélios: estratificado, respiratório, transicional e olfatório. O neuroepitélio olfatório (NeO) está localizado na área superior de cada cavidade nasal, na face nasal da placa cribriforme, septo nasal superior e parede nasal superolateral (Fig. 1-1).

Mucosa Olfatória

A sensação do olfato ocorre quando partículas odoríferas voláteis se ligam aos receptores olfatórios localizados na superfície da mucosa olfatória. Para isso, uma pequena fração do ar inalado carrega essas partículas odoríferas para as porções mais altas das cavidades nasais próximas à fenda olfatória, septo nasal alto e cornetos nasais superior e médio. Há também o olfato ou olfação retronasal, que ocorre quando as partículas odorantes são percebidas ao

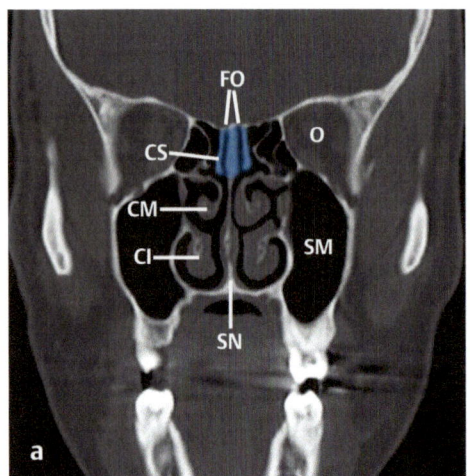
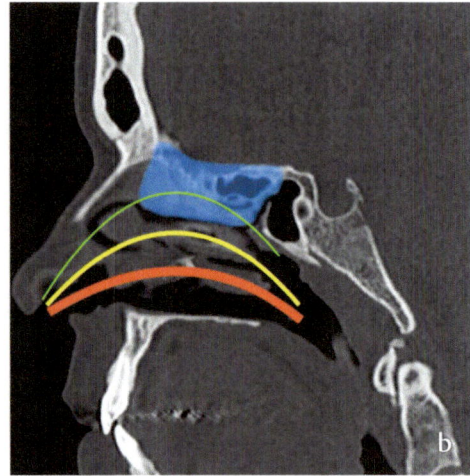

Fig. 1-1. (a) Tomografia computadorizada de seios paranasais, corte coronal, terço posterior da cavidade nasal. Realce em azul para a região da fenda olfatória (FO), as conchas nasais superiores (CS), porção alta do septo nasal (SN) e teto da cavidade nasal, ricos em NeO. (b) Tomografia computadorizada de seios paranasais, corte sagital paramediano. Realce em azul para topografia da FO. Curva verde mostrando o fluxo de ar relacionado com olfação. Curvas amarela e laranja mostrando o fluxo de ar relacionado com respiração. CM, concha nasal média; CI, concha nasal inferior; O, órbita; SM, seio maxilar. (Banco de imagens dos autores.)

entrar no nariz, posteriormente, pela rinofaringe. Acredita-se que esse mecanismo desempenhe um papel fundamental na sensação de sabor durante a ingestão de alimentos e bebidas.

A mucosa olfatória é composta por duas camadas: **neuroepitélio olfatório (NeO)**, superficial, composto por neurônios receptores olfatórios (NRO) na forma madura e imatura, células microvilares, células de sustentação ou suporte, células basais, ducto e as próprias glândulas de Bowman; e a **lâmina própria**, mais profunda, compreende tecido conjuntivo com elementos glandulares, fascículos do nervo olfatório, vasos sanguíneos e linfáticos e elementos nervosos autonômicos e terminais (Fig. 1-2).

Neuroepitélio Olfatório

Neurônio Receptor Olfatório (NRO)

É um neurônio bipolar que projeta um único dendrito para a superfície do NeO e um axônio para o bulbo olfatório. Em número estimado entre 10 e 20 milhões na cavidade nasal, têm os seus receptores revestidos por uma fina camada de muco e são os neurônios do sistema nervoso central mais expostos do organismo, uma vez que estão em contato direto com o ar da cavidade nasal. Na superfície do NRO, existe uma dilatação do dendrito chamada de vesícula olfatória, de onde se originam entre 15 e 20 cílios sensoriais que se projetam pela camada de muco. Cada NRO expressa apenas uma única proteína de ligação com moléculas odoríferas, tendo uma relação de chave-fechadura com cada molécula química odorífera.

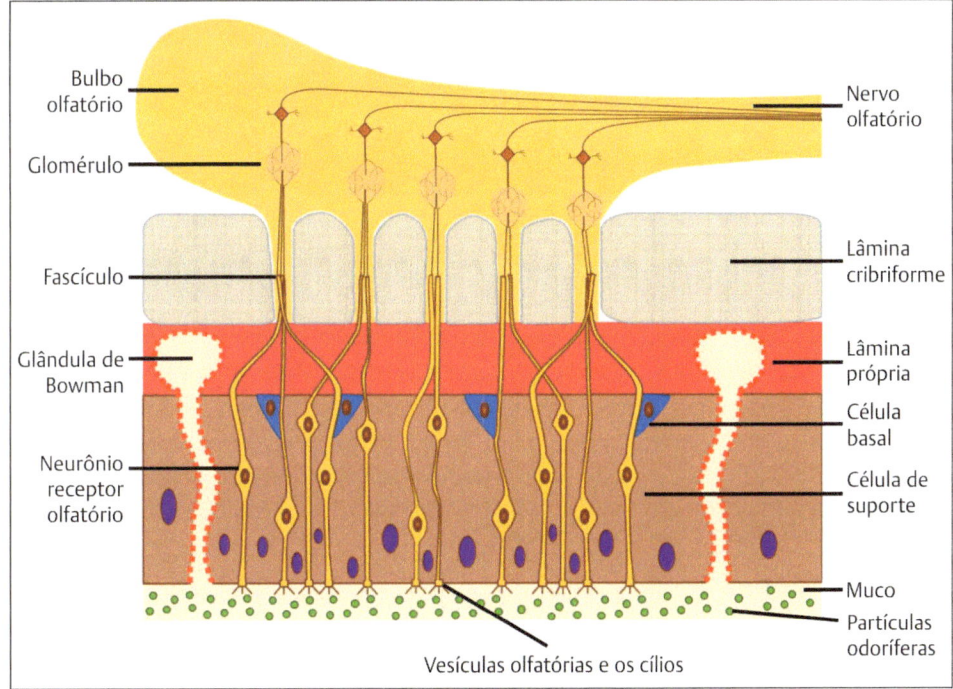

Fig. 1-2. Representação esquemática de um corte sagital, exemplificando a disposição das principais células do neuroepitélio olfatório. (Banco de imagens dos autores.)

Glândulas de Bowman
São responsáveis pela produção do muco que é rico em imunoglobulinas A e M, lisozima, lactoferrina e proteínas de ligação para agentes odoríferos e que recobre todo o epitélio. O muco protege o epitélio e suas projeções apicais de agressões físicas, químicas e/ou biológicas.

Células Basais
Também conhecidas como *stem cells*, têm a capacidade de se dividir e diferenciar em neurônios maduros até por volta dos 72 anos de idade. São fundamentais na recuperação do olfato, visto que eles substituem os NROs que vão sendo perdidos por diversas formas de lesão como inflamações, infecções e agentes químicos. No NeO a apoptose parece ser um mecanismo muito eficiente para remoção de células lesadas com mínimo efeito inflamatório nas células vizinhas, o que torna ainda mais viável a neurogênese.

Células de Suporte
Existem dois tipos de células não neurais que estão localizadas na camada apical do NeO. A célula sustentacular que funciona como um suporte físico e metabólico para as demais células, em especial o NRO, e a célula microvilar que ainda não tem sua função bem estabelecida.

Com relação à distribuição do NeO na cavidade nasal, estudo de Pinna *et al.* evidenciou que esse é o tecido predominante na porção posterior da concha nasal superior, e que embora possa ser encontrado na concha nasal média, sua presença é rara.[2] Outro local onde está presente é na mucosa septal adjacente à concha nasal superior. Frequentemente as células do NeO estão entremeadas por células do epitélio respiratório, com uma tendência de substituição das primeiras pelas segundas com o avançar da idade.[3]

Lâmina Própria
Na lâmina própria, grupos de axônios dos NROs com o mesmo padrão de proteína de ligação a moléculas odoríferas se organizam em feixes ou fascículos que atravessarão a lâmina cribriforme do osso etmoide. Cada feixe desses axônios será responsável por um subtipo de cheiro e implantar-se-á em uma porção específica do bulbo olfatório ipsolateral, primeira estrutura pertencente ao sistema nervoso central.

Estruturas Centrais
Bulbos Olfatórios
O par de bulbos olfatórios está localizado na fossa craniana anterior, repousando sobre a lâmina cribriforme do osso etmoidal na tábua anterior da base do crânio. Essas estruturas apresentam uma relação especial com o córtex frontal.

Eles são constituídos por algumas camadas:

- Camada do nervo olfatório;
- Camada glomerular;
- Camada externa plexiforme;
- Camada de células mitrais;
- Camada de células plexiformes internas;
- Camada de células granulares.

A **camada do nervo olfatório** é a mais superficial e que contém faixas de axônios desmielinizados de NROs. Na **camada glomerular** é onde os axônios dos NRO's fazem sinapse com células conhecidas como **principais** e **intrínsecas**, dispostas em áreas especializadas denominadas glomérulos. As terminações axonais dos neurônios com receptores semelhantes fazem sinapses nos mesmos glomérulos, formando um mapa topográfico inicial de odores. Acredita-se que um odor ative um conjunto específico de receptores de odor com base em sua composição química. Os glomérulos correspondentes dos bulbos olfatórios são, por sua vez, ativados, criando um padrão único de excitação no bulbo olfatório para cada odorante.[4,5]

Enquanto cada NRO inerva apenas um glomérulo, cada glomérulo faz sinapse com cerca de 600 a 750 NROs, formando uma complexa e rica estrutura de compartimentos de axônios e dendritos. As células glomerulares são responsáveis por carregar a informação olfativa dos bulbos até o córtex olfatório e essa conexão é realizada através dos seus axônios.

Córtex Olfatório

O córtex olfatório e as vias centrais da olfação apresentam intrincada estrutura que é dividida em 5 partes:

1. Núcleo olfatório anterior: conecta os bulbos olfatórios por meio da comissura anterior;
2. Tubérculo olfatório;
3. Córtex piriforme: principal região de discriminação olfatória;
4. Núcleo cortical da amígdala;
5. Área entorrinal: se projeta para o hipocampo.

Um ponto importante, ao contrário de outros sistemas sensoriais, as projeções olfatórias aferentes contornam o tálamo antes de atingir o córtex olfatório. Informações do tubérculo olfatório e do córtex piriforme projetam-se para outras regiões corticais olfatórias e para o núcleo dorsal medial do tálamo e, provavelmente, envolvem a percepção consciente de odores.

Por outro lado, o núcleo cortical da amígdala e a área entorrinal são componentes do sistema límbico e parecem estar envolvidos nos componentes afetivos dos odores, como quando sentimos o perfume da pessoa amada ou sentimos desprazer com algum cheiro específico. Estudos com tomografia por emissão de pósitrons do fluxo sanguíneo cerebral regional apontam aumento relevante na topografia da amígdala após introdução de um odorante altamente aversivo.[4,6]

ANATOMIA DA GUSTAÇÃO

Introdução

O paladar ou gustação é o sistema responsável pela percepção do gosto dos alimentos. Através da sua ativação somos capazes de experimentar sensações prazerosas, como saborear nossa refeição preferida, e de identificar alimentos potencialmente danosos para nosso organismo (comidas estragadas ou contaminadas).

São descritas cinco sensações gustativas básicas: doce, salgado, azedo, amargo e "umami" (que significa saboroso em japonês e está presente em alimentos ricos em aminoácidos e nucleotídeos). Sabores apetitosos, como doce e umami, indicam bom valor nutricional do alimento, enquanto os sabores amargo e azedo sugerem ao nosso organismo a possível presença de toxinas.[7,8] Através do paladar também são percebidas a presença de elementos arenosos ou pontiagudos na comida, o que nos alerta para a presença de substâncias potencialmente danosas para o sistema digestivo. Já a cremosidade do alimento sugere segurança e alto teor de gordura. Todas essas sensações, gustatórias e táteis são transmitidas através de nervos cranianos para o sistema nervoso central, onde há interação com estímulos olfatórios e experiências passadas, permitindo o desencadeamento de respostas sensoriais fisiológicas e emocionais relacionadas com a alimentação.[8]

Anatomia
Estruturas Periféricas
O sistema gustativo é constituído pelos botões e papilas gustativas. Existem cerca de 2.000 a 5.000 botões gustativos na cavidade oral, distribuídos ao longo da língua, do palato e, em menor quantidade, da epiglote, faringe e laringe.[9] Os botões gustativos são estruturas formadas por cerca de 50 a 120 células neuroepiteliais que, de maneira semelhante ao neuroepitélio olfatório, apresentam alta capacidade regenerativa.[10] A vida média dos botões gustativos é de cerca de 8 a 22 dias, embora alguns possam se manter por maior período de tempo.[10]

Essas células são classificadas em três tipos morfológicos e ocorrem em proporções determinadas em cada botão:

1. *Células tipo I (semelhantes a células gliais de suporte)*: costumam ser as mais prevalentes nos botões. Possuem formato de fuso e apresentam microvilosidades que se projetam através do poro de abertura do botão. As células tipo I emitem protrusões celulares que envolvem as células tipo II e tipo III. Elas têm função secretora e uma possível função fagocítica. Estão envolvidas na redistribuição de íons e no *clearance* de neurotransmissores, de maneira semelhante às células gliais no sistema nervoso central. Tem sido sugerido que um subgrupo das células tipo I esteja envolvido na percepção do sabor salgado;[10,11]
2. *Células tipo II (células receptoras)*: possuem receptores acoplados à proteína G e respondem a estímulos doce, amargo e umami. Estão localizadas na periferia dos botões gustativos, possuem muitas microvilosidades curtas e não realizam sinapses. Essas células apresentam hemicanais que liberam ATP, que é utilizado como neurotransmissor e é capaz de ativar receptores de ATP presentes nas fibras nervosas aferentes e nas células tipo III;[10,11]
3. *Células tipo III (células pré-sinápticas)*: são as encontradas em menor proporção nos botões (5 a 7%) e possuem receptores para o sabor azedo. Possuem um microvilo único que se projeta para o poro de abertura do botão. É o único tipo celular que possui proteínas sinápticas e se comunica com as fibras nervosas através de neurotransmissores (serotonina, norepinefrina e GABA).[10,11]

Essas proporções celulares variam de acordo com a localização dos botões[10] e isso influencia a sensibilidade de cada botão a sabores específicos.[12]

Há, ainda, as células basais, chamadas por alguns autores de células tipo IV ou células precursoras, que são células pouco diferenciadas, localizadas na base dos botões e que são capazes de se diferenciar nos demais tipos celulares (Fig. 1-3).

Existem quatro tipos de papilas em humanos, três delas possuem botões gustativos e estão envolvidas na percepção dos sabores: fungiformes, circunvaladas e foliáceas. O quarto tipo, as papilas filiformes, não apresentam receptores de sabor, mas estão envolvidas na transmissão de estímulos táteis, dolorosos e de temperatura.[8,13]

As **papilas fungiformes** possuem formato de cogumelo e podem ser facilmente identificadas como elevações de cerca de 0,5 mm de diâmetro no terço anterior da língua. Conforme progridem para posterior, há aumento no diâmetro e altura dessas papilas. Crianças possuem alta densidade de papilas fungiformes, que é bem relacionada com a alta sensibilidade por doces nesse grupo etário. São inervadas pelo nervo corda do tímpano, ramo do nervo facial (NC VII).[8,10]

As **papilas circunvaladas** estão distribuídas no terço posterior da língua, dispostas em formato de V invertido e são inervadas pelo nervo glossofaríngeo (NC IX). Possuem diâmetro de 2 a 8 mm e os poros dos botões gustativos se abrem ao redor da base de cada papila. Algumas alterações atróficas têm sido descritas em homens acima de 40 anos e mulheres acima de 55 anos, embora o número de papilas não pareça sofrer alteração com a idade.[10]

As **papilas foliáceas** são pregas localizadas nas laterais da língua e recebem inervação de ramos do nervo corda do tímpano e do nervo glossofaríngeo. As **papilas filiformes** se encontram recobrindo a maioria da língua da base à ponta e são inervadas pelo nervo trigêmeo (NC V) (Fig. 1-4).[10]

Os botões localizados no palato recebem inervação do nervo petroso superficial maior[8,12] e os botões localizados na epiglote, laringe e esôfago proximal são inervados pelo ramo laríngeo superior, ramo do nervo vago (NC X).[10]

O funcionamento ideal do sistema gustatório depende também da produção de saliva, em que são dissolvidas as moléculas responsáveis pelos estímulos gustativos e transportadas até os botões. A saliva extralingual é produzida por centenas de glândulas salivares menores, a maioria de mucosas, localizadas na mucosa jugal e palato, e por glândulas salivares maiores. As glândulas salivares maiores consistem nas parótidas, que produzem secreção serosa, principalmente para as partes dorsais da língua e nas glândulas submandibulares e sublinguais, que produzem secreção seromucosa e suprem a região anterior da língua. A saliva intralingual é produzida por glândulas linguais mucosserosas anteriores

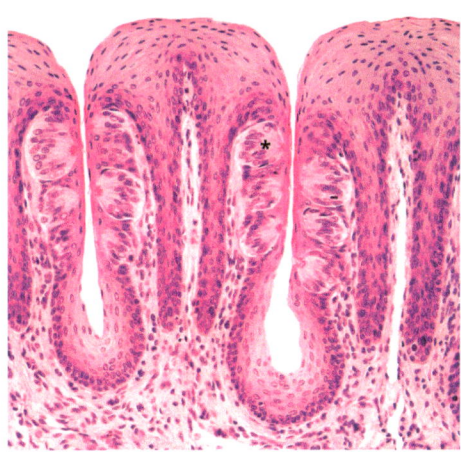

Fig. 1-3. Corte histológico mostrando papilas foliáceas com botões gustativos (asterisco) se abrindo na lateral da papila. (Banco de imagens do autor.)

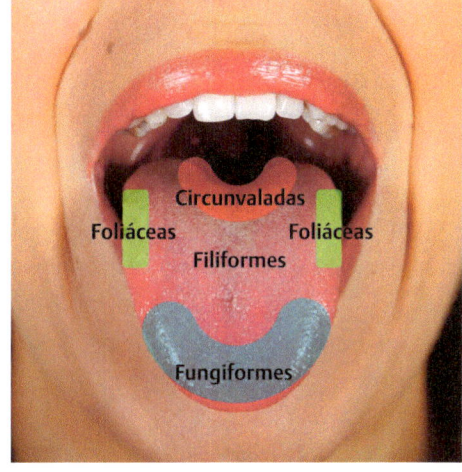

Fig. 1-4. Esquema representando a distribuição das papilas gustativas no dorso da língua. (Foto do arquivo do autor.)

(glândulas de Blandin e Nuhn) e por glândulas serosas profundas posteriores (von Ebner). A saliva mucosa contém proteínas, glicoproteínas, mucinas e IgA, que possuem o potencial de emulsificar substâncias oleosas e gorduras, diminuir a tensão superficial da saliva sobre os poros dos botões gustativos e até intensificar os sabores.[10,14]

Estruturas Centrais

Uma vez estimulados, os botões gustativos desencadeiam sinais que são conduzidos pelos respectivos nervos cranianos até o tronco cerebral, onde fazem sinapse no núcleo do trato solitário (NTS).[15] Além dos estímulos aferentes do sistema gustatório periférico, o NTS também recebe projeções de estruturas centrais que atuam na modulação da percepção do sabor, como o tronco cerebral, córtex gustatório, núcleo central da amígdala e o hipotálamo.[16]

Os neurônios do sistema gustativo também estão envolvidos na percepção de outras sensações relacionadas com a alimentação, como textura e temperatura dos alimentos. São sensíveis a sinais viscerais e a alterações homeostáticas do metabolismo após a alimentação.[16] Alguns estudos têm mostrado que no NTS também há convergência de estímulos olfatórios e somatossensorais e que estes estímulos são capazes de modular a atividade dos neurônios, permitindo atenuação, aumento e alteração da resposta temporal dos estímulos elétricos.[17]

O NTS envia fibras aferentes com informações gustatórias para o tálamo (núcleo talâmico medial ventroposterior) e informações diretas para áreas cerebrais corticais, que irão desencadear respostas motoras relacionadas com estes estímulos. Acredita-se que o tálamo seja responsável tanto pelo valor hedônico atribuído aos alimentos, quanto pela expectativa gerada por eles (através de pistas visuais ou odoríferas, por exemplo). As fibras aferentes talâmicas, por sua vez, enviam projeções para o córtex gustatório e amígdala.[18]

O córtex gustatório está localizado no córtex insular e recebe aferências de áreas sensoriais (sistema gustatório e sistema olfatório) e límbicas (amígdala, hipotálamo e córtex pré-frontal). Ele é responsável por interpretar e integrar os estímulos sensoriais. O córtex gustatório também envia múltiplas projeções para outras áreas cerebrais sensoriais e áreas envolvidas no mecanismo de recompensa.[16]

A intersecção do sistema gustatório com os sistemas límbico e somatossensorial ocorre em diferentes níveis ao longo da via central de transmissão do estímulo, de forma que a experiência de percepção dos sabores dos alimentos é influenciada por processos de atenção, expectativas, memórias e por sinais fisiológicos, como fome e saciedade.

REFERÊNCIAS BIBLIOGRÁFICAS

1. Harkema JR, Carey SA, Wagner JG. The nose revisited: a brief review of the comparative structure, function, and toxicologic pathology of the nasal epithelium. Toxicol Pathol [Internet]. 2006;34(3):252-69.
2. Pinna F, Ctenas B, Weber R, et al. Olfactory neuroepithelium in the superior and middle turbinates: which is the optimal biopsy site? Int Arch Otorhinolaryngol [Internet]. 2014;17(02):131-8.
3. Leopold DA, Hummel T, Schwob JE, et al. Anterior distribution of human olfactory epithelium. Laryngoscope [Internet]. 2000;110(3):417-21.
4. Smith TD, Bhatnagar KP. Anatomy of the olfactory system. In: Handbook of clinical neurology [Internet]. Elsevier; 2019. p. 17-28.
5. Hadley K, Orlandi RR, Fong KJ. Basic anatomy and physiology of olfaction and taste. Otolaryngol Clin North Am. 2004;37(6):1115-26.

6. Hummel T, Welge-Luessen A. Management of smell and taste disorders: A practical guide for clinicians [Internet]. Welge-Luessen A, Hummel T (Eds.). Stuttgart, Germany: Thieme Publishing Group; 2013.
7. Barlow LA. Progress and renewal in gustation: new insights into taste bud development. Development. 2015;142(21):3620-9.
8. Gravina AS, Yep GL, Khan M. Human biology of taste. Ann Saudi Med. 2013;33(3):217-22.
9. Lalonde ER, Eglitis JA. Number and distribution of taste buds on the epiglottis, pharynx, larynx, soft palate and uvula in a human newborn. Anatomical Record. 1961;140:91-5.
10. Witt M. Anatomy and development of the human taste system. In: Doty RL (Ed.). Handbook of Clinical Neurology: Smell and Taste. Elsevier; 2019. p. 147-64.
11. Chaudhari N, Roper SD. The cell biology of taste. J Cell Biol. 2010;190(3):285-93.
12. Roper SD. Taste buds as peripheral chemosensory processors. Semin Cell Dev Biol. 2013;24(1):71-9.
13. AlJulaih GH, Lasrado S. Anatomy, head and neck, taste buds. In: StatPearls [Internet]. Treasure Island (FL): StatPearls Publishing; 2021.
14. Li X J, Snyder SH. Molecular cloning of Ebnerin, a von Ebner's gland protein associated with taste buds. J Biol Chem. 1995;270(30):17674-9.
15. Spector AC, Travers SP. The representation of taste quality in the mammalian nervous system. Behav Cogn Neurosci Rev. 2005;4:143-91.
16. Vincis R, Fontanini A. Central taste anatomy and physiology. In: Doty RL, editor. Handbook of Clinical Neurology: Smell and Taste. Elsevier; 2019. p. 187-204.
17. Escanilla OD, Victor JD, Di Lorenzo PM. Odor-taste convergence in the nucleus of the solitary tract of the awake freely licking rat. J Neurosci. 2015;35:6284-97.
18. Turner BH, Herkenham M. Thalamoamygdaloid projections in the rat: a test of the amygdala's role in sensory processing. J Comp Neurol. 1991;313:295-325.

EMBRIOLOGIA DA OLFAÇÃO

CAPÍTULO 2

Andressa Pelaquim ▪ José Lucas Barbosa da Silva
Marco Aurélio Fornazieri

INTRODUÇÃO

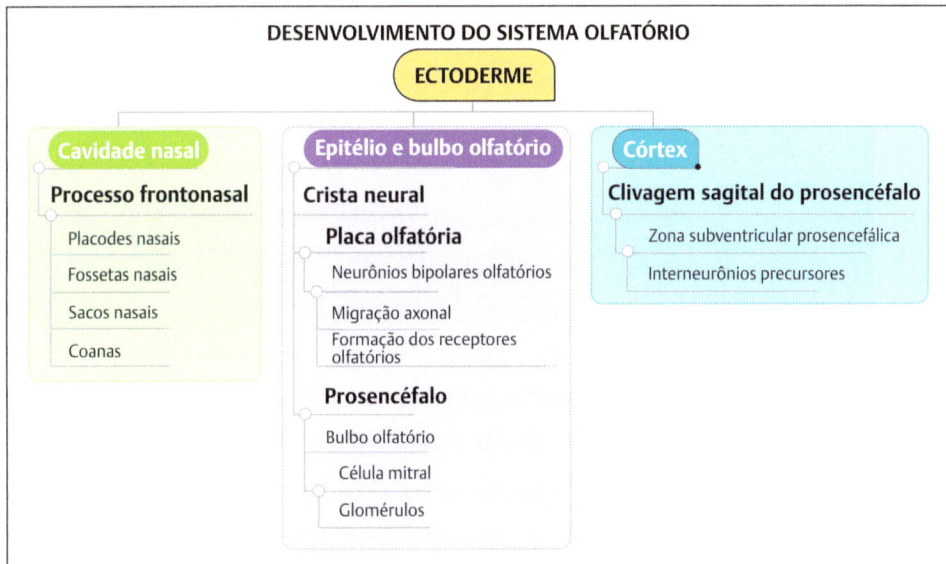

O desenvolvimento do sistema olfatório nos vertebrados está intimamente relacionado com o desenvolvimento das cavidades nasais e do sistema nervoso central (SNC). À medida que a cavidade nasal e o SNC se desenvolvem, concomitantemente, os tecidos e as células epiteliais se tornam especializadas, formando o epitélio olfatório, células receptoras e feixes neuronais, que seguem em direção ao bulbo olfatório e, posteriormente, ao córtex.

O avanço das técnicas histológicas permitiu, ao longo dos anos, descrever todo o componente estrutural do sistema olfatório e diferenciá-lo de outros sistemas sensoriais. O estudo da genética e da biologia molecular trouxe a compreensão acerca dos genes e das células relacionadas com a olfação.

Ao longo do capítulo descreveremos o desenvolvimento do sistema olfatório, começando por sua organização, desenvolvimento das cavidades nasais, até a formação dos componentes do epitélio e bulbo olfatório.

ORGANIZAÇÃO DO SISTEMA OLFATÓRIO

O sistema olfatório é composto por estruturas periféricas e centrais. Morfologicamente é formado pelo epitélio de transição, localizado na porção inferior da cavidade nasal, pelo epitélio olfatório, constituído por células receptoras e pelas células de suporte e células basais. A porção central é composta pelo bulbo e córtex olfatório.[1,2]

O epitélio olfatório localiza-se na placa cribriforme, posicionada na base anterior do crânio entre a porção superior da cavidade nasal e tendo o palato como assoalho.[2] Nos seres humanos apresenta uma área de 10 cm^2. Em alguns animais, como os cães, a área de superfície do epitélio pode ser superior a 170 cm^2.[3]

Os odores são detectados pelos cílios das células receptoras olfatórias. Os cílios encontram-se envolvos em uma camada de muco, e as substâncias odoríferas ligam-se à superfície desses cílios para iniciar o processo de transdução sensorial. Os axônios dos neurônios olfatórios atravessam a placa cribriforme e fazem sinapses no bulbo olfatório.[3,4]

O bulbo olfatório é uma estrutura do SNC. Há dois bulbos olfatórios, lado direito e o esquerdo. No interior de cada bulbo, os axônios das células receptoras fazem sinapses dentro do glomérulo. O glomérulo é uma estrutura esférica que contém em seu interior terminais axonais primários. Ele recebe grande parte das informações sensoriais captadas pelo epitélio olfatório. No bulbo olfatório, os glomérulos se organizam em mapas sensoriais, onde convergem os axônios de neurônios bipolares olfatórios cujos receptores são capazes de reconhecer o mesmo odorante. A partir do glomérulo partem axônios de segunda ordem, que compõem o I par craniano – nervo olfatório – e seguem pelo tubérculo olfatório e, finalmente, se dirigem ao córtex olfatório no lobo temporal. No córtex, a informação sensorial é codificada e processada. A amígdala cerebral e o córtex entorrinal também recebem informações sensoriais olfativas.[3-5]

EMBRIOLOGIA DAS CAVIDADES NASAIS

O desenvolvimento das cavidades nasais está relacionado com o desenvolvimento embriológico dos demais órgãos da face, que ocorre entre a 4ª e a 8ª semana gestacional.[6]

No final da 3ª e início da 4ª semana embrionária, o prosencéfalo pressiona o ectoderma para formar o **processo frontonasal**. A região frontonasal é formada por células mesenquimais oriundas da crista neural. Essas células, oriundas do mesencéfalo, atingem a região frontonasal e formam as proeminências nasais laterais. Por sua vez, células originadas do prosencéfalo formam as proeminências nasais mediais.[6]

Os **placodes nasais** começam a se desenvolver ao final da 4ª semana embrionária nas porções rostrolaterais do processo frontonasal. Cada placódio se aprofunda abaixo da superfície do sulco nasal em razão da combinação do crescimento do epitélio placodal e das células mesenquimais. O aprofundamento dos placodes, bem como o desenvolvimento das proeminências mediais e laterais, são fundamentais para a formação das **fossetas nasais**. No final da 5ª semana, todas essas cavidades tornam-se mais profundas, dando origem aos **sacos nasais**.[6,7]

Os sacos nasais crescem em direção às regiões ventrais e dorsais do prosencéfalo e são separados da cavidade oral pela membrana oronasal. Ao final da 6ª semana essa membrana se rompe para estabelecer a ligação entre a cavidade oral e nasal. Dessa ligação surgem algumas aberturas denominadas de **coanas primitivas**. Essas aberturas comunicam a porção da cavidade nasal com a faringe.[7]

O desenvolvimento das estruturas da cavidade oral faz com que as coanas nasais superior, média e inferior se formem nas paredes laterais da cavidade nasal. E conforme essas estruturas se desenvolvem, o epitélio ectodérmico da porção do terço superior da cavidade nasal se especializa para formar o epitélio olfatório. Algumas células epiteliais se diferenciam em células receptoras olfativas e seus axônios formam feixes que se somam para constituir o I par craniano, o **nervo olfatório**. O nervo olfatório é responsável por levar a informação sensorial da periferia ao córtex.[6,7]

FORMAÇÃO DO EPITÉLIO OLFATÓRIO

Em vertebrados, os órgãos sensoriais cranianos derivam da crista neural – estruturas transitórias de ectoderme responsáveis pela formação do sistema nervoso.[8] O desenvolvimento do sistema olfatório tem sua origem na porção lateral da crista neural anterior. Nesta região, alguns fatores de transcrição como BMP, ácido retinoico, FGF, Pax6, Dlx3, Dlx7, Six4.1, entre outros, regulam o desenvolvimento de uma estrutura conhecida como placa olfatória.[4,8-10]

Uma vez formada, a placa olfatória dará origem aos neurônios bipolares olfatórios e aos neurônios sensoriais vomeronasais (não visível em humanos e na maioria dos primatas). A diferenciação dos neurônios bipolares olfatórios é regulada pelo fator de transcrição Foxg1 que atua na ativação dos genes proneurais neurogenin1 e neurod4.[4] Em modelos animais, a redução na expressão desses genes impede a formação dos neurônios olfatórios na placa olfatória.[8] Além da placa olfatória, dados recentes sugerem que o tecido mesenquimal adjacente tem papel importante na neurogênese do epitélio olfatório.[9] Todavia, as células gliais que envolvem os axônios dos neurônios bipolares olfatórios são derivadas, exclusivamente, da placa olfatória.

Formação dos Receptores Olfatórios

A expressão dos receptores olfatórios de cada neurônio bipolar é definida durante o processo de diferenciação. Em modelos animais, cada gene de receptor olfatório é expresso em uma pequena população de neurônios olfatórios que são distribuídos aleatoriamente no epitélio olfatório. Camundongos possuem um repertório de aproximadamente 1.200 genes que expressam receptores olfatórios. Menos comumente, um mesmo neurônio olfatório expressa mais de um receptor.[4]

Migração Axonal

À medida que os neurônios bipolares se desenvolvem, seus axônios devem sofrer um processo de migração até o bulbo olfatório onde realizarão sinapses com dendritos da camada mitral e tufosa.[4,11] Neste processo ocorre a participação de células conhecidas como neurônios unipolares, também denominados axônios pioneiros. Essas células surgem em estágios precoces do desenvolvimento do epitélio olfatório e emitem seu axônio desde a placa olfatória até o bulbo olfatório, servindo como guias aos axônios dos neurônios bipolares olfatórios. Em modelos animais, a ausência dessas células está relacionada com importantes defeitos na migração axonal.[4] Alguns sistemas de sinalização intracelular foram implicados no processo de migração axonal: Cxcl12/Cxcr4, Slit/Robo and Netrin/DCC.[4]

Ao final da 5ª semana embrionária, o feixe nervoso composto por neurônios de segunda ordem forma o I par craniano – nervo olfatório. Esse feixe sai do bulbo olfatório e segue em direção ao córtex.[6]

EMBRIOLOGIA DO BULBO OLFATÓRIO

O bulbo olfatório começa a surgir ao final da 4ª semana gestacional, quando ocorre a clivagem sagital do prosencéfalo. Ele é formado por neuroepitélio e todo o seu desenvolvimento depende da chegada de precursores de interneurônios, oriundos da zona subventricular prosencefálica.[12]

A neurogênese do bulbo inicia-se por volta da 11ª semana embrionária e atinge seu pico de desenvolvimento após o nascimento. A maturação das sinapses do bulbo olfatório ocorre entre a 17ª-18ª semana.[8]

Os axônios dos neurônios sensoriais primários que migraram até o bulbo se condensam dentro de estruturas chamadas glomérulos. Trata-se de um processo complexo que tem início na embriogênese e continua após o nascimento. Os mecanismos envolvidos não estão bem estabelecidos. No entanto, sabe-se que os axônios dos neurônios bipolares que expressam os mesmos receptores, ainda que estejam distribuídos em diferentes regiões do epitélio olfatório, segregam-se em um mesmo glomérulo, como já citado anteriormente.[4,8]

No interior do glomérulo, os axônios estabelecem sinapses com os dendritos das células mitrais. Alguns tipos de neurônios presentes no bulbo começam a exibir sinapses logo após a formação. Entretanto, há neurônios que permanecem por longo período sem desenvolver sinapses, como no caso dos neurônios olfatórios primários com as células mitrais.[12]

Na Figura 2-1 é possível observar toda a organização do neuroepitélio olfatório, após o período de desenvolvimento.

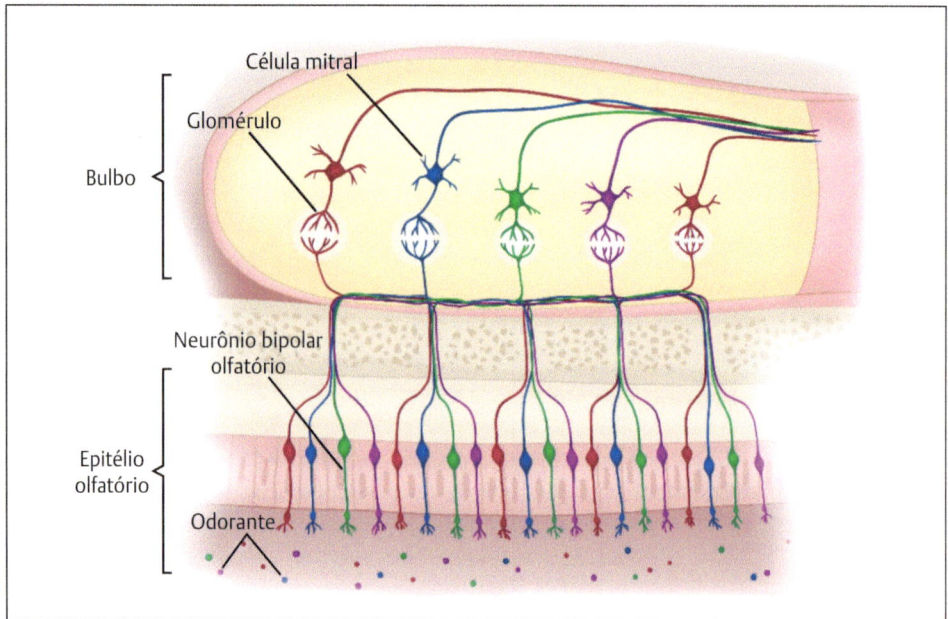

Fig. 2-1. Organização do neuroepitélio olfatório. As moléculas de odorantes atingem as células receptoras do epitélio olfatório e os axônios encaminham a informação sensorial para o bulbo olfatório. No bulbo, os axônios das células receptoras olfativas fazem sinapses com as células mitrais, formando os glomérulos. Os feixes de fibras neurais saem do bulbo olfatório e seguem em direção ao córtex olfatório. Observa-se que no epitélio e no bulbo olfatório há mapas sensoriais para a detecção dos odores.

A mielinização dos neurônios olfatórios do bulbo e do trato olfatório inicia-se após o nascimento. Estudos demonstraram que a mielinização começa a ocorrer nos primeiros meses de vida, e que até os 2 anos ainda não está completa. No caso do trato olfatório, estima-se que nos dois primeiros meses de vida apenas 10% de todo o trato esteja mielinizado; em 20 meses, 50%, e, em 2 anos, 90%.[13,14]

Em relação à plasticidade sináptica, as células neuronais do bulbo são extremamente organizadas e apresentam alta capacidade de modificação, semelhante ao hipocampo. Isso faz do neuroepitélio olfatório o sistema sensorial com maior capacidade de neuroplasticidade.[12] Além disso, a formação neuronal no bulbo persiste durante toda a vida, sendo mais intensa em jovens e adultos. Com o envelhecimento, o surgimento de novos neurônios diminui consideravelmente de forma progressiva.[8]

DESENVOLVIMENTO DO CÓRTEX OLFATÓRIO

O desenvolvimento embrionário do córtex olfatório ainda não é bem estabelecido, bem como os tipos células que o compõem, suas conexões e funções. Alguns estudos foram realizados em camundongos nos últimos anos, o que auxiliou o conhecimento de alguns fatos que ocorrem durante o período da embriogênese.

O córtex olfatório é considerado, evolutivamente, um paleocórtex, que se encontra localizado na região ventrolateral do telencéfalo. Em relação a outras áreas corticais, ele é conhecido como "córtex simples". O córtex olfatório é organizado em várias porções: núcleo olfatório anterior, tubérculo olfatório, córtex piriforme, amígdala olfatória, que compreende a amígdala cortical e núcleo do trato olfatório lateral (LOT), e o córtex entorrinal lateral.[12]

O córtex olfatório é uma das primeiras estruturas a se formar no telencéfalo.[8] Em camundongos observou-se que a partir da 11ª semana gestacional, neurônios pós-mitóticos são criados através de múltiplas divisões e migram junto com neuroblastos em direção à região cortical.[15] Já os primeiros neurônios começam a se formar por volta 10ª semana.[8]

A Figura 2-2 mostra a ramificação dos neurônios olfatórios para o córtex olfatório.

DISCRIMINAÇÃO DOS ODORES

A discriminação dos odores inicia-se ainda intraútero, entre a 28ª-30ª semana gestacional, portanto, não exige uma maturidade neuroanatômica e neurofisiológica. Intraútero, o feto inicia sua experiência sensorial através das moléculas olfatórias presente no líquido amniótico, oriundas da dieta da mãe. Após o nascimento, a experiência olfatória, quando enriquecida por inúmeros odores, aumenta a neurogênese no bulbo olfatório e maximiza a criação de memórias olfativas.[11]

A codificação da informação sensorial é complexa e tem início no bulbo olfatório. Nele existem mais de 20 tipos de neurotransmissores responsáveis pelo processamento das informações olfativas.[12]

Acredita-se que a representação dos odores no córtex ocorre por meio da experiência olfativa. O córtex piriforme detectaria odorantes e, então, os compararia com outros estímulos previamente captados, estabelecendo a construção de blocos de odorantes que são identificados em todo o circuito olfatório. Nesse processo, o córtex piriforme teria o papel de reter as representações sinápticas dos odores.[1,15,16]

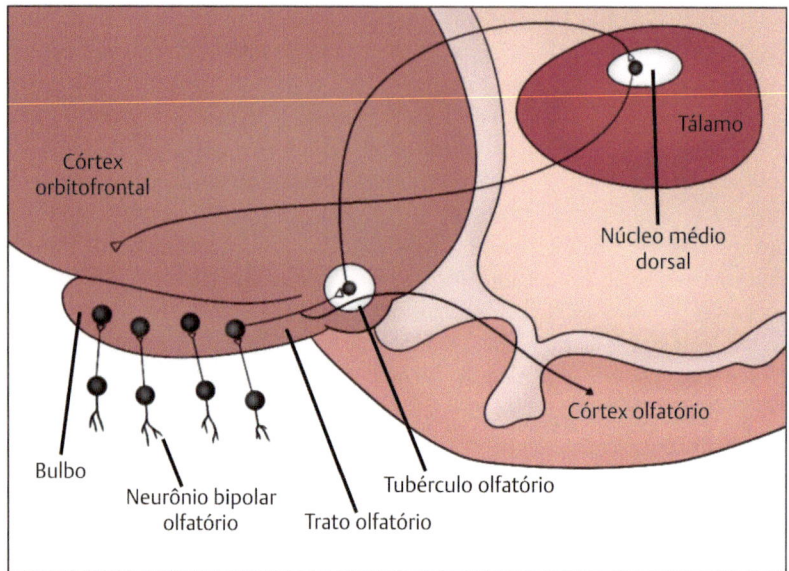

Fig. 2-2. Córtex olfatório. As informações sensoriais são encaminhadas ao córtex pelo I par craniano – nervo olfatório, que é composto por fibras de neurônios de segunda ordem. O estímulo sensorial passa pelo tubérculo olfatório e segue em direção ao córtex olfatório, região primitiva do córtex cerebral, e para regiões próximas no lobo temporal. As informações sensoriais olfatórias não passam pelo tálamo como ocorre nos demais sistemas sensoriais.

REFERÊNCIAS BIBLIOGRÁFICAS

1. Barkai E, Bergman RE, Horwitz G, Hasselmo ME. Modulation of associative memory function in a biophysical simulation of rat piriform cortex. J Neurophysiol. 1994;72(2):659-77.
2. Smith TD, Bhatnagar KP. Anatomy of the olfactory system. Handb Clin Neurol. 2019;164:17-28.
3. Bear MF, Connors BW, Paradiso MA. Neurociências: desvendando o sistema nervoso. Os sentidos químicos. Porto Alegre: Artmed; 2008. p. 264-75.
4. Miyasaka N, Wanner AA, Li J, et al. Functional development of the olfactory system in zebrafish. Mech Dev. 2013;130(6-8):336-46.
5. Nakashima A, Ihara N, Ikegaya Y, Takeuchi H. Cell type-specific patterned neural activity instructs neural map formation in the mouse olfactory system. Neurosci Res. 2020;(20):30397-7.
6. Som PM, Naidich TP. Illustrated review of the embryology and development of the facial region, part 1: Early face and lateral nasal cavities. AJNR Am J Neuroradiol. 2013;34(12):2233-40.
7. Moore KL, Persaud TVN, Torchia MG. Embriologia Clínica. 9. ed. Rio de Janeiro: Elsevier; 2012. p. 186-7.
8. Castro F, López-Mascaraque L. Olfactory system embryonic development. Kaufman's Atlas of Mouse Development Supplement: With Coronal Sections; 2016. p. 275-81.
9. LaMantia AS. Principles of Developmental Genetics: Second Edition Building the Olfactory System: Morphogenesis and Stem Cell Specification in the Olfactory Epithelium and Olfactory Bulb, 2015.
10. Witt M. Anatomy and Development of the Human Gustatory and Olfactory Systems. The Senses: A Comprehensive. 2019;2(3):147-63.

11. Sarnat HB, Flores-Sarnat L. Development of the human olfactory system. Handb Clin Neurol. 2019;164:29-45.
12. Sarnat HB, Flores-Sarnat L. Olfactory Development, Part 2: Neuroanatomic Maturation and Dysgeneses. J Child Neurol. 2017;32(6):579-93.
13. Gilles FH. Myelination in the human brain. Hum Pathol. 1976:7(3):244-48.
14. Gilles FH, Nelson MD Jr. The developing human brain. Growth and adversities. Clinics Dev Med. 2012;193:57-60;123-24.
15. Klingler E. Development and Organization of the Evolutionarily Conserved Three-Layered Olfactory Cortex. eNeuro. 2017:27;4(1).
16. Sullivan RM, Wilson DA. Molecular biology of early olfactory memory. Learn Mem. 2003;10(1):1-4.

FISIOLOGIA DO OLFATO E DO PALADAR

CAPÍTULO 3

Davi Sousa Garcia ▪ Otavio Bejzman Piltcher ▪ Eulalia Sakano

INTRODUÇÃO

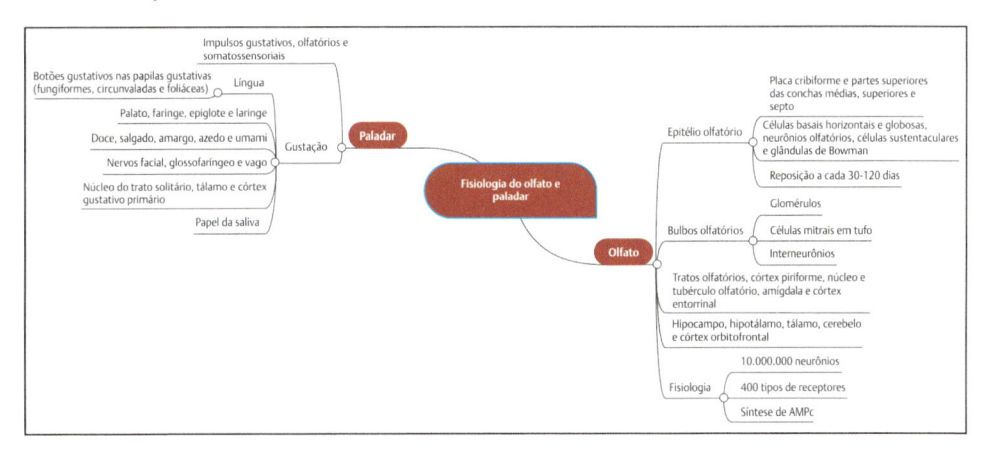

O sistema olfatório é composto por um conjunto de estruturas que agem na detecção de moléculas do ambiente e na sua transdução em sinais neurais. Ao contrário de muitos animais, que se utilizam bastante do olfato para obter informações sobre o ambiente, os humanos tendem a confiar mais em outros sentidos, como visão e audição. Primitivamente relacionado com a sobrevivência, o olfato contribui para a proteção contra agentes nocivos, como vazamento de gás, incêndio ou comidas estragadas. Além disso, também se relaciona com comportamentos ligados à reprodução, com a evocação de memórias e sensações de prazer. O ser humano é capaz de perceber, pelo olfato, estímulos oriundos do mundo externo e também do interior do corpo, já que a mastigação de um alimento libera partículas que atingem o epitélio olfatório por via retronasal. Novas funções do olfato ainda estão sendo elucidadas, como reconhecimento de parentesco, vínculo mãe-bebê, preferências alimentares e até mesmo a longevidade.[1-3]

EPITÉLIO OLFATÓRIO

O epitélio olfatório (EO) ocupa uma área de 3 a 5 cm² distribuídos na placa cribriforme, porções superiores do septo nasal e conchas média e superior, onde apenas em torno de 15% do fluxo aéreo nasal consegue chegar.[4,5] Consiste, basicamente, em um epitélio pseudoestratificado colunar no qual uma camada única de células sustentaculares está próxima à superfície e, no outro extremo, células progenitoras (células basais horizontais e globosas) repousam sobre a membrana basal. Entre elas há os neurônios olfatórios, que são caracterizados pela presença de um grande corpo celular, com dendritos que se projetam para a superfície do epitélio e axônios que atravessam a membrana basal e se juntam com outros axônios vizinhos, formando feixes bem demarcados no tecido conjuntivo subepitelial que, por sua vez, atravessam a lâmina cribriforme e fazem sinapse no bulbo olfatório. O conjunto dessas fibras compõe o nervo olfatório. As glândulas de Bowman secretam muco para a superfície externa do epitélio por meio de ductos. Essa secreção ajuda tanto a capturar os odorantes quanto a removê-los, por meio do seu *clearance*.[5,6]

O EO apresenta algumas particularidades que o diferenciam de outras estruturas neurais do organismo. Os neurônios olfatórios e seus progenitores residem na mucosa olfatória, em contato direto com o ambiente externo. Isso os torna particularmente expostos a mediadores imunológicos gerados no contexto de processos inflamatórios crônicos, bem como a agressores externos quais toxinas e agentes biológicos.[7,8] Além disso, são os únicos neurônios que estão em contato tanto com o ambiente quanto com o sistema nervoso central, podendo, portanto, servir de rota de entrada de substâncias estranhas.[2]

O epitélio olfatório é estrutural e funcionalmente semelhante entre os mamíferos, mas diferente de outras populações de células nervosas nos mamíferos, o EO apresenta capacidade de regeneração. Estudos em animais revelam que essa reposição ocorre tanto em virtude de um *turnover* natural, em ciclos que variam de 30 a 120 dias, quanto em resposta a uma extensa perda de neurônios olfatórios.[9]

As células basais globosas são responsáveis pelo *turnover* de novos neurônios olfatórios, mesmo na ausência de lesão. Por outro lado, as células basais horizontais somente são recrutadas mediante dano epitelial extenso, podendo-se diferenciar em células sustentaculares, glândulas de Bowman ou em células basais globosas. Partindo dessa premissa, infere-se que disfunções olfatórias podem surgir da extensa destruição ou da perda da adequada neurocompetência desses progenitores, como o que ocorre, por exemplo, no envelhecimento ou na vigência de inflamação epitelial prolongada. Além disso, as células basais horizontais não são capazes de reparar todas as formas de patologia olfatória, o que é evidenciado pelo surgimento de metaplasia respiratória após doença grave.[10-12]

FISIOLOGIA DO OLFATO

A chegada dos odorantes ao teto da cavidade nasal requer tanto boa função respiratória quanto a ausência de bloqueios significativos no nariz. Os voláteis chegam à região olfatória tanto pelas narinas (via ortonasal) quanto por meio da nasofaringe (via retronasal) e se dissolvem no muco que recobre o epitélio olfatório. Uma vez dissolvidos, os odorantes se ligam aos receptores nas células receptoras olfatórias.[11]

Cada célula olfatória apresenta apenas um tipo de receptor e cada receptor é específico para determinado tipo de molécula olfatória. Sua distribuição é aleatória ao longo do epitélio olfatório.[13] Estima-se haver de 10 a 100 milhões de neurônios olfatórios, que abrigam cerca de 400 tipos de receptores funcionantes. A discriminação olfatória vem da ativação diferencial de determinados grupos de receptores e a maioria dos estímulos (odores) não é monomolecular, mas uma complexa mistura de odorantes. O padrão de ativação determina a informação que será enviada ao cérebro para processamento.[2]

A ligação de uma quantidade suficiente de odorantes aos receptores ativa uma cascata intracelular que termina com a síntese de AMP cíclico (AMPc). O aumento do AMPc intracelular leva ao influxo de sódio e cálcio, seguido da geração do potencial de ação do impulso neural. O cálcio atua tanto para aumentar a magnitude da resposta quanto participa de mecanismo para o seu término e adaptação, pois o cálcio citoplasmático reduz a sensibilidade dos canais iônicos ao AMPc. Além disso, o aumento no cálcio no muco externo reduz a sensibilidade ao estímulo odorante. Nos pacientes normósmicos, esse mecanismo contribui para a adaptação de odores em longo prazo.[14]

Na superfície do bulbo olfatório há estruturas chamadas glomérulos, em que os axônios dos neurônios olfatórios fazem sinapse com os neurônios de segunda ordem, as células mitrais e células em tufo. Apesar da distribuição randômica dos receptores no EO, cada glomérulo recebe a sinapse de neurônios olfatórios que expressam o mesmo receptor. Interneurônios intrínsecos inervam cada glomérulo. Do bulbo olfatório, o impulso parte pelo trato olfatório em direção às áreas corticais olfatórias primárias, que incluem, principalmente, o córtex piriforme, além do núcleo e tubérculo olfatório, amígdala e córtex entorrinal. Estudos neuroanatômicos e eletrofisiológicos demonstram que os estímulos que chegam nessas áreas corticais primárias são posteriormente enviados a áreas como hipocampo, hipotálamo, tálamo, cerebelo e, sobretudo, para o córtex orbitofrontal, considerado o córtex olfatório secundário. Essas áreas olfatórias secundárias podem estar relacionadas com o papel do olfato no humor, nas emoções e na memória. Ou seja, quando há a estimulação olfatória, diversas áreas participam de como o indivíduo percebe o cheiro. Conexões neuronais também ocorrem em direção ao bulbo olfatório, de forma que a olfação depende, portanto, da interação de vias ascendentes e descendentes. Todo esse sistema permite que o bulbo filtre os odorantes de fundo e aumente a transmissão de odores selecionados, contribuindo para melhorar a discriminação olfatória.[3,15-18]

Múltiplos fatores influenciam na habilidade olfatória, como idade, fatores cognitivos, socioeconômicos e até ocupacionais. Profissionais do ramo de perfumaria e *sommeliers*, por exemplo, apresentam melhor desempenho em testes olfatórios.[19,20]

Nas cavidades oral e nasal, há células quimiossensoriais solitárias que fazem sinapse com fibras aferentes trigeminais. Essas células detectam calor, frio e irritação, podendo desencadear reflexos protetores como redução na frequência respiratória, aumento da secreção nasal, vasodilatação e espirros. Além disso, há, em muitas espécies, a participação de um sistema olfatório acessório, que é rudimentar em humanos e compõe-se de estruturas como o órgão vomeronasal, órgão septal de Masera e gânglio de Gruenberg.[2]

O epitélio olfatório tem a maior participação na sensação de gosto, embora sua percepção ocorra na boca.

FISIOLOGIA DO PALADAR

O sabor de um alimento resulta da combinação de impulsos gustativos, olfatórios e somatossensoriais (como textura, temperatura e sensações de alimentos apimentados ou mentolados).[20]

Os receptores gustativos encontram-se, sobretudo, na língua, mas também no palato, na faringe, na epiglote e na laringe. Na língua, localizam-se nos botões gustativos, que se agrupam em papilas gustativas. Cada receptor é específico para cada modalidade (doce, salgado, amargo, azedo e umami); no entanto, na mesma papila pode haver receptores de vários tipos. Dos quatro tipos de papilas gustativas na língua, três estão associadas ao paladar: fungiformes, circunvaladas e foliáceas. As filiformes não contêm botões gustativos.[20,21]

Alguns neurônios ganglionares aferentes recebem informações de células gustativas que respondem a uma única qualidade gustativa e, portanto, seriam neurônios especializados.

Outros neurônios ganglionares aferentes são mais generalistas. Fibras aferentes dos nervos facial (dois terços anteriores da língua), glossofaríngeo (terço posterior da língua) e vago (faringe) convergem para o núcleo do trato solitário, onde fazem sinapse com neurônios que se encaminham para o tálamo e, a partir daí, para o córtex gustativo primário na junção da ínsula anterior com o opérculo interno. Há conexões com outras regiões corticais, adicionando interações multissensoriais.[22-24]

A saliva é elemento importante na percepção do gosto, pois, sem a umidificação, o alimento mastigado não chega às papilas gustativas para ser analisado e, consequentemente, não há percepção do sabor. A boca seca, por exemplo, como observada na síndrome de Sjögren, está associada à ageusia.[25]

Complementando o papel do olfato e do paladar na defesa do organismo, é importante ressaltar que receptores gustativos estão presentes até mesmo fora do trajeto dos alimentos. Receptores de sabor amargo presentes na via aérea detectam produtos amargos de bactérias e fungos patogênicos. Isso desencadeia a produção de óxido nítrico, que tem efeito antibacteriano e estimula o *clearance* mucociliar. A presença de polimorfismos funcionais desses receptores confere ao organismo menor susceptibilidade à infecção por gram-negativos.[26]

Comparados a outros sentidos, como a visão e a audição, o olfato e o paladar recebem menos atenção na prática clínica e isso se reflete, historicamente, em menor quantidade de pesquisas sobre o assunto. Consequentemente, muitos mecanismos fisiológicos ainda precisam ser elucidados. A compreensão ampla dos processos envolvidos é fundamental para o desenvolvimento de estratégias para a reabilitação de pacientes com disfunções nesses sentidos.[3]

REFERÊNCIAS BIBLIOGRÁFICAS

1. Fuentes A, Fresno MJ, Santander H, et al. Olfactory sensory perception. Rev Med Chil. 2011;139(3):362-7.
2. Trimmer C, Mainland J. The olfactory system. 10.1016/B978-0-12-802381-5.00029-4. In book: Conn's Translational Neuroscience. 2017:363-77.
3. Pinto JM. Olfaction. Proc Am Thorac Soc. 2011;8(1):46-52.
4. Doty RL. Handbook of olfaction and gustation [Internet], 2015.
5. Syed I, Philpott C. Hyposmia. Br J Hosp Med (Lond). 2015;76(3):C41-2.
6. Iwai N, Zhou Z, Roop DR, Behringer RR. Horizontal basal cells are multipotent progenitors in normal and injured adult olfactory epithelium. Stem Cells. 2008;26:1298-306.
7. Soler Z, Smith T, Alt J. Olfactory-specific quality of life outcomes after endoscopic sinus surgery. Int Forum Allergy Rhinol. 2015;6(4):407-13.
8. Doty R, Mishra A. Olfaction and its alteration by nasal obstruction, rhinitis, and rhinosinusitis. Laryngoscope. 2001;111(3):409-23.
9. Astic L, Saucier D. Neuronal plasticity and regeneration in the olfactory system of mammals: morphological and functional recovery following olfactory bulb deafferentation. Cell Mol Life Sci. 2001;58(4):538-45.
10. Schwob JE, Jang W, Holbrook EH, et al. Stem and progenitor cells of the mammalian olfactory epithelium: Taking poietic license. J Comp Neurol. 2017;525:1034-54.
11. Sousa Garcia D, Chen M, Smith AK, et al. Role of the type I tumor necrosis factor receptor in inflammation-associated olfactory dysfunction. Int Forum Allergy Rhinol. 2017;7:160-8.
12. Chen M, Reed RR, Lane AP. Chronic inflammation directs an olfactory stem cell functional switch from neuroregeneration to immune defense. Cell Stem Cell. 2019;25(4):501-513.e5.
13. Breer H, Fleischer J, Strotmann J. The sense of smell: multiple olfactory subsystems. Cell Mol Life Sci. 2006;63(13):1465-75.

14. Philpott CM, Erskine SE, Clark A, et al. A randomised controlled trial of sodium citrate spray for non-conductive olfactory disorders. Clin Otolaryngol. 2017;42:1295-302.
15. Doty RL. Olfaction: smell of change in the air. Cerebrum. 2017:10-7.
16. Devanand DP. Olfactory identification deficits, cognitive decline, and dementia in older adults. Am J Geriatr Psychiatry. 2016;24(12):1151-7.
17. Matsutani S, Yamamoto N. Centrifugal innervation of the mammalian olfactory bulb. Anat Sci Int. 2008;83(4):218-27.
18. Seubert J, Freiherr J, Djordjevic J, Lundström J N. Statistical localization of human olfactory cortex. Neuroimage. 2013.1;66:333-42.
19. Fornazieri MA, Doty RL, Bezerra TFP, et al. Relationship of socioeconomic status to olfactory function. Physiol Behav. 2019;198(1):84-9.
20. Royet JP, Plailly J, Saive AL, et al. The impact of expertise in olfaction. Front Psychol. 2013;4:928.
21. Hadley K, Orlandi RR, Fong KJ. Basic anatomy and physiology of olfaction and taste. Otolaryngol Clin North Am. 2004 Dec;37(6):1115-26.
22. Roper S, Chaudhari N. Taste buds: cells, signals and synapses. Nat Rev Neurosci. 2017;18:485-97.
23. Kinnamon SC, Finger T. Recent advances in taste transduction and signaling. F1000Research. 2019;8:2117.
24. Doty RL. Age-Related Deficits in Taste and Smell. Otolaryngol Clin North Am. 2018;51(4):815-825.
25. Hawkes CH. Smell and taste complaints. Woburn, MA: Elsevier Science; 2002. p. 137-42.
26. Lee RJ, Cohen NA. Role of the bitter taste receptor T2R38 in upper respiratory infection and chronic rhinosinusitis. Curr Opin Allergy Clin Immunol. 2015;15(1):14-20.

Parte II DISFUNÇÃO OLFATÓRIA: CAUSAS E DIAGNÓSTICO

DIAGNÓSTICO DOS DISTÚRBIOS DO OLFATO: ANAMNESE, EXAME CLÍNICO E TESTES OLFATIVOS

CAPÍTULO 4

Marcel Menon Miyake ▪ Marcio Nakanishi ▪ Marco Aurélio Fornazieri
Richard L. Doty

INTRODUÇÃO

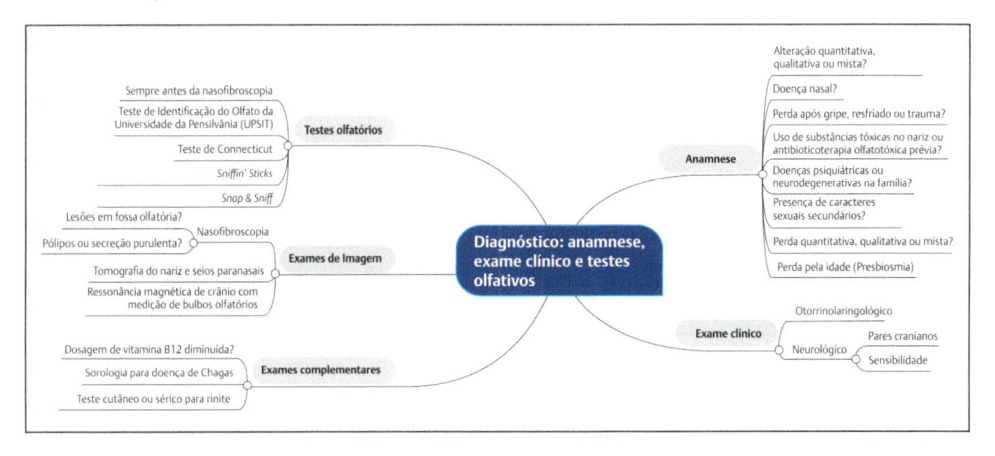

Como qualquer avaliação médica, no diagnóstico dos distúrbios do olfato, o primeiro passo é a coleta de uma história completa seguida da mensuração da capacidade olfativa por um teste olfatório, o exame endoscópico da cavidade nasal e a avaliação neurológica. Diante dos inúmeros testes olfatórios presentes na literatura e da diversidade cultural dos povos, importa, na prática clínica, utilizar um já validado para a população do país em que o paciente reside. Neste capítulo aponta-se em que deve ser focada a coleta da história do paciente com disfunção olfatória e os métodos diagnósticos principais para confirmação da etiologia dessa doença.

ANAMNESE

Inicialmente, necessita-se saber os conceitos das diferentes disfunções olfatórias. Há alterações quantitativas e alterações qualitativas da olfação (Quadro 4-1). Dentre as quantitativas incluem-se a **anosmia**, que é a incapacidade olfatória completa e que pode ser seletiva (apenas para odores específicos) ou total (para todos os odores); a **hiposmia**, ou diminuição na intensidade da percepção olfatória; e a **hiperosmia**, condição em que os pacientes apresentam aumento na sensibilidade olfatória a determinados odores e que

Quadro 4-1. Conceitos das Disfunções Olfatórias

Disfunção	Tipo	Definição
Normosmia	Quantitativa e qualitativa	Capacidade normal de sentir cheiros, sem outras alterações
Hiposmia ou microsmia	Quantitativa	Perda parcial da capacidade de sentir cheiros. Pode ser classificada em leve, moderada e severa
Anosmia	Quantitativa	Perda total da função olfatória
Anosmia específica ou seletiva	Quantitativa	Incapacidade de sentir um odor determinado
Hiperosmia	Quantitativa e qualitativa	Capacidade referida de maior capacidade de sentir cheiros. No momento, não há instrumentos para mensuração desse transtorno
Parosmia ou disosmia	Qualitativa	Distorção da sensação olfatória na presença de odorante
Fantosmia	Qualitativa	Percepção olfatória na ausência de odores
Cacosmia	Qualitativa	Sensação de odor desagradável
Euosmia	Qualitativa	Sensação de odor agradável

está associada a doenças neurológicas, como a neuralgia do trigêmeo, migrânea e sequela da infecção por tétano, além de distúrbios emocionais, como a depressão. As alterações qualitativas, também denominadas **disosmias**, compreendem a **parosmia** (percepção distorcida de determinado odor) e que ocorre, por exemplo, quando o paciente é exposto ao odor de café e tem a percepção de cheiro de terra; e a **fantosmia**, uma alucinação olfatória, na qual o paciente refere percepção olfatória na ausência de qualquer estímulo odorífero. A **cacosmia**, que é a sensação de odor desagradável, pode apresentar-se tanto como uma parosmia, quando essa percepção distorcida estiver associada a um estímulo, ou como uma fantosmia, quando a sensação for constante ou não estiver associada a um estímulo odorífero. Pacientes com queixas olfatórias podem apresentar os tipos de alterações isoladamente ou em associação e, quando associados, podem ser simultâneos ou progressivos, como quando o quadro se inicia como anosmia e progride para parosmia.

A relação temporal entre a intensidade da manifestação e a progressão dos sintomas tem papel preponderante na investigação da perda olfatória. Assim como em outras doenças sensoriais, como a perda auditiva, um histórico de anosmia desde o nascimento direciona as principais hipóteses diagnósticas para causas congênitas e intercorrências pré e perinatais, como traumáticas (p. ex., queda do berço), infecciosas e uso de neurotóxicos. Um quadro clínico de perda olfatória de início insidioso e piora progressiva pode sugerir, por exemplo, doenças neurológicas, como na doença de Parkinson. Por fim, a anosmia súbita e aguda pode estar associada a outros fatores desencadeantes ou sintomas clínicos que sugiram sua etiologia, como trauma ou síndrome gripal, ou pode manifestar-se como único sintoma, como observado na infecção pelo vírus SARS-CoV-2.

A investigação de antecedentes pessoais deve cobrir todos os possíveis fatores predisponentes ou associados à doença do olfato, conforme detalhado em outros capítulos desse manual. Sintomas nasossinusais associados, como obstrução nasal, rinorreia e dor facial, podem corroborar para o diagnóstico de perda olfatória associada a rinites ou rinossinusites, quando crônicas, ou de etiologia pós-viral, quando agudas. O questionamento de outros sintomas e diagnósticos permite avaliar a possível associação às doenças neurológicas, metabólicas, cardiovasculares, infecciosas e reumatológicas que podem manifestar alteração olfatória. Hábitos alimentares e alterações gustativas devem ser interrogados em decorrência da íntima relação entre olfato e gustação, bem como etilismo e o tabagismo. O uso de medicações crônicas, antecedente de quimioterapia e radioterapia, cirurgias nasossinusais e neurológicas prévias, além de trauma cranioencefálico também devem ser pesquisados.

Na avaliação inicial dos pacientes com diminuição da capacidade de sentir cheiros sugere-se focar nas seguintes perguntas:

A) **Você apresenta alguma doença do nariz?** Como a rinossinusite crônica é a principal causa de perda olfatória, deve-se sempre perguntar sobre as queixas de rinorreia amarelada, obstrução nasal e dor facial.[1] A rinite alérgica também pode causar perda leve a moderada da habilidade de sentir cheiros, e os sintomas de espirros, coriza e prurido podem ser questionados.

B) **Sua perda ocorreu após gripe, resfriado ou depois de um trauma?** Entre os diagnósticos mais prevalentes da disfunção olfatória estão a perda olfatória pós-infecciosa e a pós-traumática.[2] Geralmente a relação entre uma infecção das vias aéreas superiores ou um trauma é claramente identificada pela pessoa. Os vírus *parainfluenza*, sincicial respiratório, adenovírus, enterovírus, herpes, *coxsackievirus*, poliovírus e, agora, o SARS-CoV-2 são os mais identificados nesses casos.[3] Na perda olfatória pós-traumática, os locais de trauma mais relatados são a parte lateral e posterior da cabeça.

C) **Usa ou utilizou medicações no nariz?** Necessitou, alguma vez, fazer antibioticoterapia endovenosa, quimioterapia, radioterapia ou teve exposição a agentes tóxicos? No Quadro 4-2 estão expostas as substâncias mais prevalentes potencialmente agressoras do epitélio olfatório.[4]

D) **Apresenta histórico de doenças neurológicas ou psiquiátricas na família?** É bem conhecida a relação entre as doenças neurodegenerativas de Parkinson ou Alzheimer com a diminuição da capacidade olfatória.[5] Nessas doenças, a primeira manifestação é a perda parcial desse órgão dos sentidos. Além disso, tal característica pode ser útil na diferenciação diagnóstica entre depressão e demência em um idoso que apresente alteração do humor. Na depressão, a princípio, não há decréscimo clinicamente significativo da olfação.[6] Interessantemente, o número de focos de desmielinização em indivíduos com esclerose múltipla se correlaciona com seu grau de perda olfatória.[7] A esquizofrenia é outra etiologia bem estabelecida de perda olfatória e pode estar presente mesmo em parentes de primeiro grau dos pacientes.[8]

Quadro 4-2. Agentes Potencialmente Tóxicos para a Mucosa Olfatória

Substância	Exemplos
Medicações tópicas do nariz	Vasoconstritores, *sprays* de zinco, agentes mentolados (Vick®) e antibióticos (aminoglicosídeos)
Drogas inalatórias	Cocaína e *crack*
Antibióticos endovenosos	Aminoglicosídeos
Compostos orgânicos voláteis	Formaldeído
Plantas medicinais	Inalação de *Luffa operculata* (buchinha-do-norte)
Metais pesados	Mercúrio e tinturas de cabelo com chumbo

O tabagismo pode levar também à hiposmia leve e deve ser questionado.[9] Entre as causas menos comuns que devem ser lembradas estão a doença de Chagas,[10] tumores cranianos de fossa anterior e as doenças congênitas como a síndrome de Kallmann e de Turner.[11] No caso da síndrome de Kallmann, deve-se atentar pelo atraso do desenvolvimento dos caracteres sexuais secundários e a ausência de olfação desde o nascimento. Ao ser feito o provável diagnóstico dessa doença, encaminhar para acompanhamento endocrinológico.

Para finalizar a avaliação inicial do paciente, em especial em idosos, a perda de olfato faz aventar também a possibilidade de presbiosmia ou perda olfatória pela idade. Nesse caso, o déficit olfatório seria decorrente do processo de envelhecimento e o efeito cumulativo de agressões virais e ambientais ao epitélio olfatório.[12]

TESTES OLFATÓRIOS

Uma característica relevante da avaliação dos pacientes com alteração olfatória é a importância de se realizar um teste olfatório validado para a população local e não apenas confiar em um autorrelato subjetivo da queixa. Logicamente, a mensuração do problema com uma escala visual analógica é válida e pode ser feita como na Figura 4-1 ou da forma modificada, perguntando ao paciente entre 0 e 10, sendo 0 ausência de olfato e 10 olfato normal ou como antes da doença. O teste olfatório deve ser realizado antes da nasofibroscopia para avaliar a cavidade nasal e fossas olfatórias, seja pela possível irritação local gerada pelo exame seja pelo anestésico utilizado por alguns otorrinolaringologistas antes desse procedimento.

Há inúmeros testes olfatórios validados ao redor do mundo, com destaque para o Teste de Identificação do Olfato da Universidade da Pensilvânia e o Teste de Connecticut, que já estão validados no Brasil, e o *Sniffin' Sticks*.

Teste de Identificação do Olfato da Universidade da Pensilvânia (UPSIT)

O UPSIT é composto de quatro cartelas de 10 páginas cada.[13,14] Cada página contém um odor que é liberado ao raspar uma faixa marrom na parte inferior da página e o paciente deve responder, de forma obrigatória, com o que aquele odor se parece (Fig. 4-2). A pontuação vai de 0 a 40 e a função olfatória é classificada em normosmia, microsmia ou hiposmia (leve, moderada e severa) e anosmia. Uma pontuação de 5 ou menos indica uma possível simulação de perda olfatória para benefício pessoal, por exemplo, para causas judiciais trabalhistas. Pode ser realizado pelo próprio paciente ou com a ajuda de um examinador.

Teste do Connecticut Chemosensory Clinical Research Center (CCCRC)

O CCCRC é composto de duas partes, a do limiar e a de identificação dos odores (Fig. 4-3).[15,16] Esse teste examina, de modo independente, cada uma das cavidades nasais, podendo discriminar a lateralidade da alteração olfatória. Para o teste de limiar olfatório são utilizadas 7 concentrações do álcool *n*-butílico e um frasco inodoro contendo água destilada. No componente de identificação do teste, o paciente necessita identificar 8 substâncias, que são café, canela, talco de bebê, paçoca, chocolate, sabonete neutro e naftalina. Testa-se também a função trigeminal pela apresentação de mentol. O escore varia de 0 a 7 para

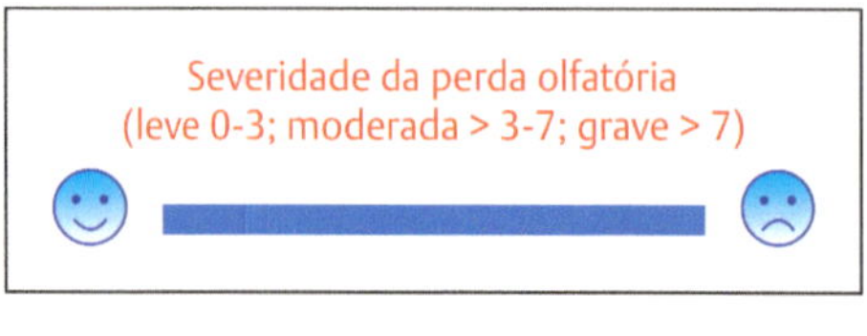

Fig. 4-1. Avaliação subjetiva da função olfatória pela escala visual analógica. O paciente deve traçar uma linha vertical no ponto da linha de 10 cm que ele considera onde está sua perda.

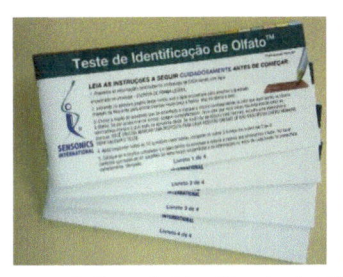

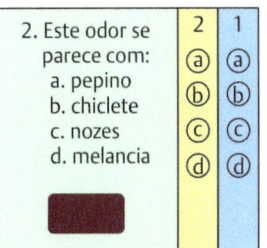

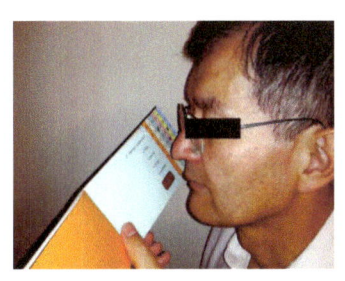

CAPÍTULO 4 ▪ DIAGNÓSTICO DOS DISTÚRBIOS DO OLFATO 33

Fig. 4-2. Teste de Identificação do Olfato da Universidade da Pensilvânia e sua realização por um paciente.

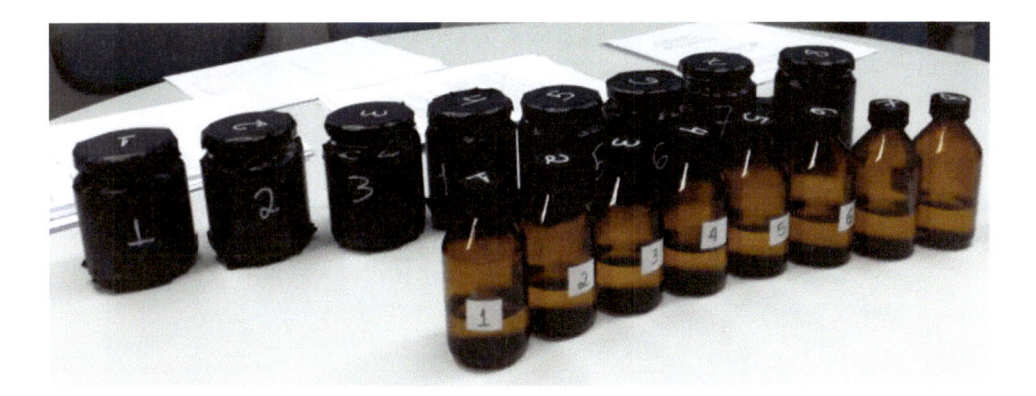

Fig. 4-3. Frascos do Teste de Connecticut Chemosensory Clinical Research Center (CCCRC, foto cedida gentilmente pela Prof. Dra. Wilma Anselmo Lima) e modelo de olfatograma do CCCRC.

cada parte do teste e para cada cavidade nasal. A somatória de ambos os testes de cada lado dividido por 2 indica o escore final de cada lado.

Sniffin' Sticks

O *Sniffin' Sticks*, utilizado principalmente no continente europeu, é constituído de 3 partes: limiar, discriminação e identificação (Fig. 4-4).[17,18] O teste é sempre realizado por um examinador e apresenta pontuação máxima de 48 pontos. Os odores estão presentes em canetas de feltro e liberados quando as tampas são retiradas. Uma pontuação acima de 30,5 indica normosmia.

Teste do Limiar *Snap & Sniff*

Depois dos testes de identificação, os testes de limiar são os mais utilizados mundialmente. Eles buscam determinar a concentração mais baixa que o paciente detecta os odores. Um teste recente, o *Snap & Sniff* (Fig. 4-5), é composto de 20 bastões. O odor é liberado quando o anel preto do bastão é empurrado para frente; ao soltar, a ponta do bastão com o odor volta a ficar reservada dentro. O protocolo de uso nesse teste é o de escada única (*single staircase*), onde as concentrações são aumentadas ou diminuídas até a determinação do limiar do paciente.

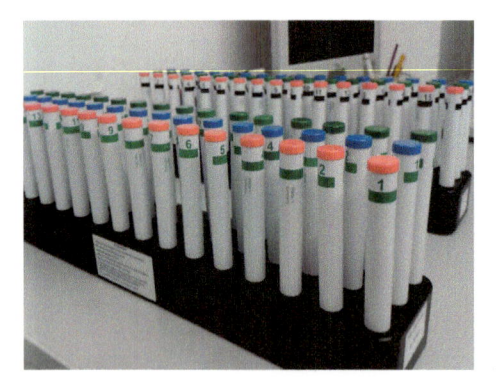

Fig. 4-4. Canetas que compõem o teste olfatório *Sniffin' Sticks*.

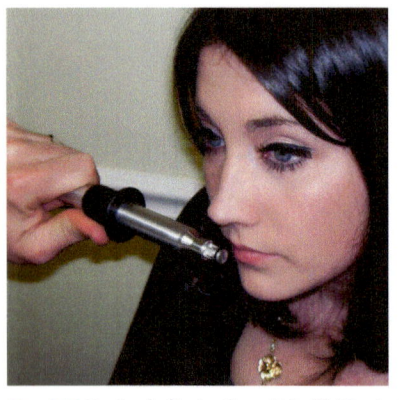

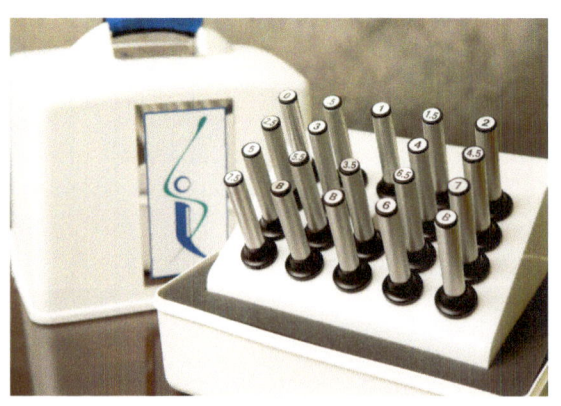

Fig. 4-5. Teste do limiar *Snap & Sniff*. (Cortesia da Sensonics International, Haddon Heights, NJ, USA. Copyright © 2017.)

EXAME FÍSICO E NASOFIBROSCOPIA

O exame físico dos pacientes com déficit olfatório deve-se iniciar com a avaliação das cavidades nasais, através da rinoscopia anterior e da endoscopia nasal. O principal alvo do exame nasal deve ser a inspeção de possíveis alterações no epitélio olfatório, como pólipos ou edema, que prejudiquem a ligação das partículas odoríferas inspiradas com os receptores sensoriais do nervo olfatório. Entretanto, outras alterações nasais, como o desvio ou perfuração de septo nasal, hipertrofia e outros sinais inflamatórios das conchas nasais inferiores, sinais de rinossinusite e tumores nasossinusais também devem ser avaliados como potenciais causas do comprometimento da função olfatória. A oroscopia também deve ser realizada em todos os casos, dada a importância da olfação retronasal na percepção do paladar, bem como o exame neurológico. Exame físico geral ou específico de outros sistemas devem ser realizados dependendo das hipóteses diagnósticas indicadas pela anamnese.

No exame físico do paciente com perda de olfato, além da avaliação completa da cavidade nasal do paciente, deve-se realizar o exame neurológico para descartar possibilidade de outras doenças do sistema nervoso central, como tumores ou doenças neurodegenerativas. Sempre após a realização do teste olfatório, a nasofibroscopia é essencial para descartar sinais de rinossinusite crônica como pólipos e secreção como também lesões como hamartoma adenomatoide epitelial respiratório,[19] edema ou estreitamentos na fossa olfatória (Fig. 4-6).

EXAMES DE IMAGEM E SÉRICOS

A tomografia de nariz e seios paranasais é solicitada para descartar possíveis causas inflamatórias não identificadas pela nasofibroscopia. Pode ser solicitada para investigação de doenças nasossinusais como causadoras da alteração olfatória ou após trauma cranioencefálico, mas não traz benefício para a avaliação olfatória em si.

A ressonância magnética de crânio deve ser realizada em casos idiopáticos com mais de 3 meses de alteração olfatória sem evolução, bem como na hipótese de doenças neurológicas, para investigação de tumores, malformações arteriovenosas, sangramento,

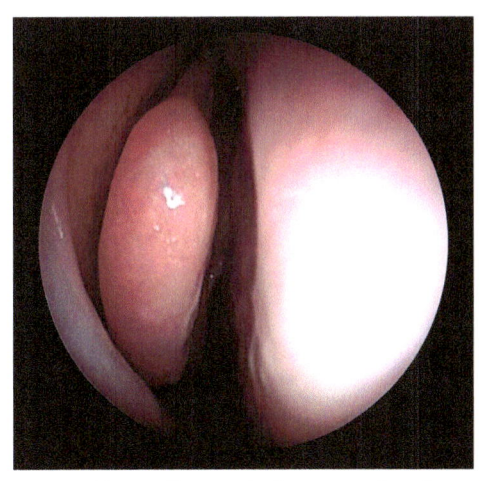

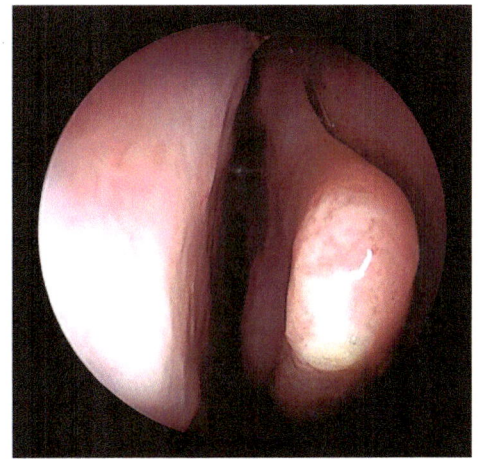

Fig. 4-6. Na nasofibroscopia deve-se avaliar a fossa olfatória bilateralmente, nessa figura, observam-se os lados direito e esquerdo livres, respectivamente.

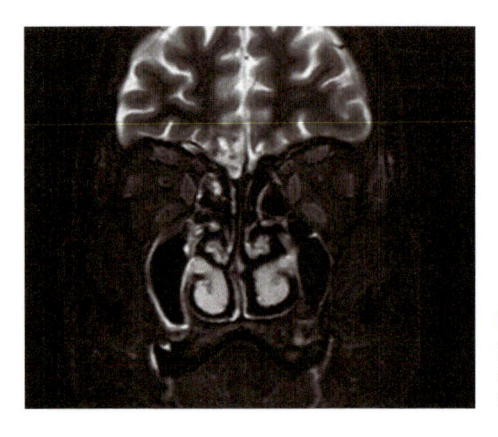

Fig. 4-7. Ressonância magnética de crânio de paciente anósmico com áreas de encefalomalacia em região de bulbo e fossa olfatória à direita, sequela de trauma cranioencefálico.

isquemia, além de aplasia do bulbo olfatório. A ressonância magnética de crânio tem dois fins principais. Primeiramente, descartar tumores, sinais de traumas prévios ou outras lesões encefálicas em regiões ligadas ao processamento olfatório e, depois, mensurar os bulbos e fossetas olfatórias que podem predizer um melhor prognóstico do paciente caso apresentem tamanho dentro da normalidade (Fig. 4-7). Cada bulbo deve apresentar volume maior que 45 mm³.[20] Mesmo com o resultado normal da ressonância magnética de crânio, o encaminhamento para neurologista deve ser considerado.

Entre os exames séricos a serem solicitados estão a dosagem de vitamina B12, diminuída em alguns pacientes com perda olfatória,[21] sorologia para Chagas e IgE específico para alérgenos, hormônios tireoidianos e glicemia de jejum. Pacientes diabéticos e com função tireoidiana reduzida podem apresentar déficit sensorial olfativo.[22,23]

REFERÊNCIAS BIBLIOGRÁFICAS

1. Fokkens WJ, Lund VJ, Hopkins C, et al. European Position Paper on Rhinosinusitis and Nasal Polyps 2020. Rhinology. Epub. 2020.
2. Fornazieri MA, Borges BBP, Bezerra TFP, et al. Main causes and diagnostic evaluation in patients with primary complaint of olfactory disturbances. Braz J Otorhinolaryngol. 2014;80.
3. Suzuki M, Saito K, Min W-P, et al. Identification of viruses in patients with postviral olfactory dysfunction. Laryngoscope. 2007;117:272-7.
4. Upadhyay UD, Holbrook EH. Olfactory loss as a result of toxic exposure. Otolaryngol Clin North America. 2004.
5. Hawkes CH, Doty RL. The Neurology of Olfaction. New York: Cambridge University Press; 2009.
6. Croy I, Hummel T. Olfaction as a marker for depression. J Neurol. 2017.
7. Good KP, Moberg P, Tourbier I, et al. Olfactory function, cognition and lesion burden in mild multiple sclerosis. Chemical Senses. Epub. 2018.
8. Moberg PJ, Kamath V, Marchetto DM, et al. Meta-analysis of olfactory function in schizophrenia, first-degree family members, and youths at-risk for psychosis. Schizophrenia Bulletin. 2014;40:50-9.
9. Murphy C, Schubert CR, Cruickshanks KJ, et al. Prevalence of olfactory impairment in older adults. JAMA. 2002;288:2307-12.
10. Leon-Sarmiento F, Bayona EA, Rizzo-Sierra CV, et al. Olfactory Dysfunction in Chagas' Disease (P3.027). Neurology. 2014;82:P3.027.
11. Ottaviano G, Cantone E, D'Errico A, et al. Sniffin' Sticks and olfactory system imaging in patients with Kallmann syndrome. Int Forum Allergy Rhinol. Epub. 2015.

12. Doty RL, Kamath V. The influences of age on olfaction: a review. Frontiers in Psychology. 2014;5:1-20.
13. Doty RL, Shaman P, Dann M. Development of the University of Pennsylvania Smell Identification Test: a standardized microencapsulated test of olfactory function. Physiology Behavior. UNITED STATES. 1984;32:489-502.
14. Fornazieri MA, Santos CAD, Bezerra TFP, et al. Development of Normative Data for the Brazilian Adaptation of the University of Pennsylvania Smell Identification Test. Chemical Senses. 2014;40:141-9.
15. Cain WS, Gent JF, Goodspeed R, Leonard G. Evaluation of olfactory dysfunction in the connecticut chemosensory clinical research center. Laryngoscope. Epub. 1988.
16. Fenólio GHM, Anselmo-Lima WT, Tomazini GC, et al. Validation of the Connecticut olfactory test (CCCRC) adapted to Brazil. Braz J Otorhinolaryngol. Epub. 2020.
17. Hummel T, Sekinger B, Wolf SR, et al. Sniffin sticks': olfactory performance assessed by the combined testing of odor identification, odor discrimination and olfactory threshold. Chemical senses. England. 1997;22:39-52.
18. Silveira-Moriyama L, Azevedo AMS, Ranvaud R, et al. Applying a new version of the Brazilian-Portuguese UPSIT smell test in Brazil. Arq Neuropsiquiat. Brazil. 2010;68:700-5.
19. Akiyama K, Samukawa Y, Hoshikawa H. Olfactory cleft polyposis and respiratory epithelial adenomatoid hamartoma in eosinophilic chronic rhinosinusitis. Int Forum Allergy Rinol. 2020;10:1337-9.
20. Buschhüter D, Smitka M, Puschmann S, et al. Correlation between olfactory bulb volume and olfactory function. NeuroImage. 2008;42:498-502.
21. Derin S, Koseoglu S, Sahin C, Sahan M. Effect of vitamin B12 deficiency on olfactory function. Int Forum Allergy Rinol. 2016;6:1051-5.
22. Baskoy K, Ay SA, Altundag A, et al. Is there any effect on smell and taste functions with levothyroxine treatment in subclinical hypothyroidism? PloS one. 2016;11:e0149979.
23. Kim SJ, Windon MJ, Lin SY. The association between diabetes and olfactory impairment in adults: A systematic review and meta-analysis. Laryngos Investigat Otolaryngol. 2019;4:465-75.

DISFUNÇÃO OLFATÓRIA NA RINOSSINUSITE CRÔNICA COM E SEM PÓLIPO NASAL

CAPÍTULO 5

Thiago Freire Pinto Bezerra ▪ Wilma Anselmo Lima
Edwin Tamashiro

INTRODUÇÃO

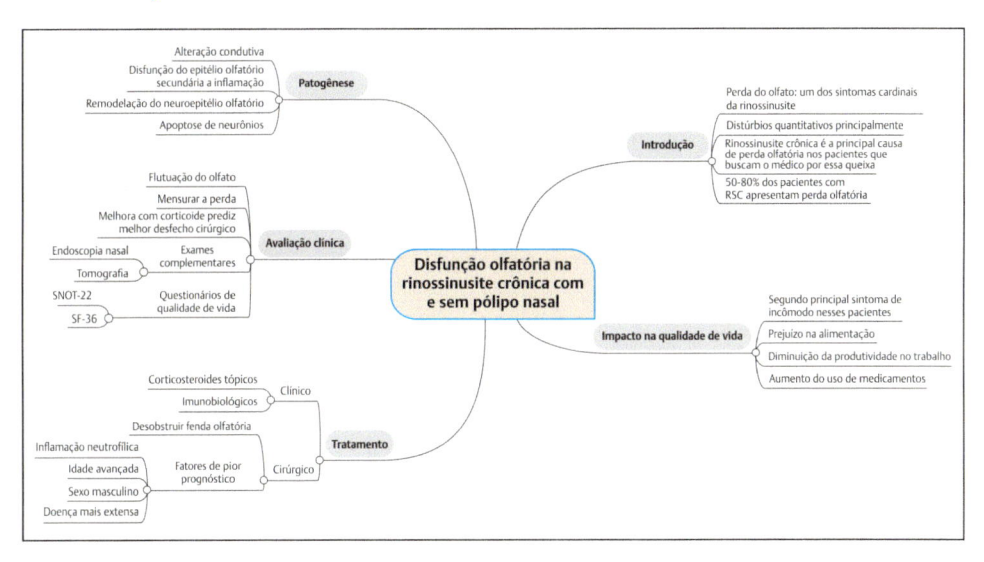

A rinossinusite crônica (RSC) é uma entidade que engloba amplo espectro de condições inflamatórias que acometem o nariz e as cavidades paranasais, caracterizada pela presença de sintomas e alterações objetivas de alterações inflamatórias nasossinusais por pelo menos 12 semanas. Dentre os sintomas, a alteração do olfato faz parte do grupo de sintomas cardinais, dentre eles obstrução ou congestão nasal, rinorreia anterior ou posterior, dor ou pressão em região facial e diminuição ou alteração do olfato, sendo obrigatória a presença de obstrução/congestão nasal ou rinorreia.[1-3] Sintomas secundários como cefaleia, febre, halitose, tosse, dor de dente, sonolência e plenitude auricular podem estar presentes. Além dos sintomas nasossinusais, o diagnóstico deve ser confirmado por alterações na endoscopia nasal (presença de pólipos nasais, secreção mucopurulenta, edema no meato médio) ou pela tomografia computadorizada de seios paranasais, realizada fora das exacerbações agudas (alterações na mucosa dos seios ou obstrução do complexo osteomeatal).[1-3]

Quadro 5-1. Causas Mais Frequentes Relacionadas com Distúrbios Olfatórios[6]

Rinossinusite Crônica	31%
Rinite	19%
Perda olfatória pós-viral	13%
Perda olfatória pós-traumática	8%
Outras	29%

De modo geral, os distúrbios do olfato podem ser classificados como alterações quantitativas ou qualitativas. Nas RSC, as alterações quantitativas (hiposmias e anosmias) correspondem à maioria absoluta dos casos, enquanto as alterações qualitativas (fantosmia, disosmia, parosmia e agnosias) raramente são reportadas nesses pacientes.[4]

O comprometimento olfatório não é um sintoma relacionado exclusivamente com a doença nasossinusal e, portanto, necessita de amplo diagnóstico diferencial.[5] Dentre as etiologias relacionadas com as perdas olfatórias que motivaram pacientes a procurarem atendimento médico ambulatorialmente, a RSC foi a principal causa observada em 31% dos casos, segundo levantamento feito por Fornazieri *et al.* (Quadro 5-1).[6] Essa alta associação entre alteração olfatória e RSC reforça a importância de se investigar RSC em pacientes com queixas olfatórias.

Por outro lado, a alteração do olfato é o sintoma mais negligenciado pela maioria dos médicos na investigação semiológica de pacientes com RSC. Em um levantamento feito por Xiao *et al.*, 97,7% dos médicos da atenção primária, assim como 69,1% dos médicos otorrinolaringologistas não investigaram se houve perda de olfato em indivíduos diagnosticados com RSC.[7] Como o olfato é um sentido essencial relacionado com a detecção de substâncias nocivas presentes nos alimentos e no ar ambiente, além de estar diretamente relacionado com a sensação de bem-estar, sempre deve ser avaliado e tratado quando houver distúrbios em pacientes com RSC.

PREVALÊNCIA DA DISFUNÇÃO OLFATÓRIA EM PACIENTES COM RSC

Estima-se que 50 a 80% dos pacientes com RSC apresentem algum grau de alteração olfatória (alterações quantitativas ou qualitativas),[8-10] sejam reportados por questionários subjetivos ou mesmo confirmado por testes objetivos.

Dentre as queixas principais relacionadas com a RSC, as alterações do olfato (hiposmia, anosmia e cacosmia) têm sido reportadas como o segundo sintoma mais prevalente (~76%), ficando atrás apenas de obstrução nasal (~93%). Dentre as diferentes apresentações fenotípicas e endotípicas da RSC, as alterações olfatórias são mais comuns e mais acentuadas em indivíduos que apresentam pólipo nasal, pacientes mais idosos (95% em > 65 anos), histórico de tabagismo, presença de asma, intolerância a anti-inflamatórios não esteroidais e em indivíduos que apresentam padrão inflamatório predominantemente do tipo 2.[11-14]

DISFUNÇÃO OLFATÓRIA E IMPACTOS NA QUALIDADE DE VIDA NA RSC

A disfunção olfatória é um dos sintomas mais incômodos apontados por pacientes com RSC, com substancial prejuízo na qualidade de vida[15-17] desses indivíduos. Além de ser o segundo sintoma mais prevalente entre as diferentes formas de RSC, a disfunção olfatória é o segundo principal sintoma que mais perturbam esses indivíduos, quando avaliados pelo escore de qualidade de vida *Sinonasal Outcome Test 22* (SNOT-22).[9] Além disso, algumas evidências apontam a relação entre alteração olfatória e presença de depressão,[18] o que possivelmente pode justificar os maiores índices desta doença (11-40%) encontrados em indivíduos com RSC.[19,20]

Outra queixa frequente encontrada em pacientes com RSC e que apresentam alterações do olfato são os distúrbios de alimentação. Alterações do olfato ortonasal (sensação olfatória obtida durante a inspiração) levam a prejuízos significativos na qualidade de vida para se alimentar,[21] enquanto alterações na percepção olfatória retronasal levam a alterações de percepção de gosto e cheiro de alimentos[22,23] durante a mastigação e deglutição.

Além disso, a presença de perda de olfato em indivíduos com RSC está intimamente relacionada com o declínio da produtividade no trabalho. Curiosamente, a perda de olfato em RSC também está relacionada com o aumento de uso de medicamentos, mesmo após ajustes estatísticos para comorbidades específicas.[19]

Por fim, em pacientes idosos, a presença de anosmia está relacionada com um *odds ratio* 3 vezes maior de mortalidade em relação aos pacientes com olfato preservado, mesmo quando controlado para outras doenças, tendo a função olfatória como um dos principais preditores de mortalidade em um período de 5 anos.[18]

PATOGÊNESE DOS DISTÚRBIOS OLFATÓRIOS NA RSC[24]

O comprometimento olfatório observado em pacientes com RSC é mediado por diversos mecanismos, entre eles:[5,24]

A) Alteração condutiva;
B) Disfunção do epitélio olfatório secundária à inflamação;
C) Remodelação do neuroepitélio olfatório.

Na maioria dos pacientes com RSC com comprometimento olfatório, múltiplos mecanismos estão presentes. O bloqueio da chegada do ar inspirado até a fenda olfatória pode contribuir de forma decisiva em muitos casos nos quais pólipos, edema da mucosa e secreção nasal estejam presentes. No entanto, o efeito obstrutivo nem sempre está presente, exclusivamente, nos pacientes com RSC, tendo em vista que nem todos apresentam benefício olfatório com apenas a remoção cirúrgica dos pólipos, e requerem tratamento anti-inflamatório subsequente.

O papel da inflamação associada à RSC na perda de função olfatória em humanos, sobretudo em níveis celular e molecular, ainda não está totalmente elucidado. No entanto, diversos avanços têm sido observados nos últimos anos, podendo auxiliar no melhor entendimento da própria RSC e em melhores alternativas terapêuticas para disfunções olfatórias nas RSC.

Alterações histológicas como hiperplasia de células caliciformes, metaplasia escamosa, erosões na camada epitelial do epitélio olfatório e abundante infiltração de células inflamatórias são achados comuns no neuroepitélio olfatório de pacientes com RSC. A hiperprodução de muco por glândulas mucosas, células caliciformes e glândulas de Bowman podem afetar tanto o acesso quanto a ligação das moléculas olfativas aos locais receptores.[25]

Biópsias do epitélio olfatório em pacientes com RSC têm demonstrado importantes alterações apoptóticas[25] que, em modelos animais, estão relacionados com maior ativação de enzimas pró-apoptóticas (como a caspase-3),[26] e com a diminuição de neurônios olfatórios imaturos, com provável prejuízo no processo de neurogênese.[26] Citocinas produzidas por células inflamatórias, como o TNF-α e inferferon-γ são capazes de inibir a proliferação de células-tronco e a diferenciação para neurônios maduros. A atuação contra essas moléculas são potenciais alvos terapêuticos para restabelecimento da função olfatória associada à inflamação crônica nasossinusal.[27]

Achados clínicos têm demonstrado que os pacientes com RSC eosinofílica apresentam perdas olfatórias mais exuberantes. A inflamação eosinofílica está diretamente relacionada com a disfunção ou perda de neurônios olfatórios, potencialmente mediada pela ação tóxica de grânulos eosinofílicos (p. ex.: proteína catiônica eosinofílica) ou pela produção de citocinas derivadas de eosinófilos.[28]

Alguns estudos de neuroimagem têm demonstrado alterações ou redução do bulbo olfatório em pacientes com RSC com perda de olfato.[29,30] Acredita-se que a perda de estímulos periféricos em direção ao sistema nervoso central possa causar alterações nas conexões neurais, alterando a estrutura de áreas centrais ou mesmo corticais. O restabelecimento precoce da função olfatória nos casos de RSC pode ter papel crucial no processo de neuromodulação central.

Com melhor compreensão dos mecanismos e mediadores inflamatórios de RSC, como através do uso atual de modelos animais, poderemos tornar mais eficiente a prevenção ou mesmo o tratamento das disfunções olfatórias observadas em pacientes com RSC.

AVALIAÇÃO CLÍNICA
Diagnóstico

O comprometimento olfatório pode ser subdividido em distorções (distúrbio qualitativo), diminuição ou perda total (distúrbios quantitativos). Os pacientes podem apresentar queixas apenas qualitativas, quantitativas ou ambas. Além de identificar precisamente o tipo de alteração, é importante avaliar a duração da queixa, a concomitância com outros sintomas nasossinusais, a presença de flutuação do olfato e a ocorrência de eventos que precederam o déficit olfatório. Além disso, é importante mensurar o tipo da alteração olfatória,[31] uma vez que simplesmente perguntar não é representativo do que pode eventualmente ser medido.[32]

Na anamnese, a disfunção olfatória relacionada com a RSC tem algumas características clínicas distintas que devem ser procuradas durante a avaliação, uma vez que elas podem ajudar a diferenciar a etiologia nasossinusal de outras causas.

Uma das características típicas da perda olfatória em associação à inflamação nasossinusal é a flutuação.[33] Etiologias traumáticas, pós-infecciosas, congênitas ou neurodegenerativas não apresentam flutuação, sendo estáveis ou progressivas. Um fato marcante é a melhora do olfato com o uso de corticoides, um claro indicador de comprometimento olfatório relacionado com a inflamação, mais recentemente relacionado com o padrão inflamatório do tipo 2. A melhora do olfato com corticoides também é considerada um preditor confiável de melhora do olfato pós-cirúrgico.[34]

Pacientes com RSC com alteração olfatória geralmente apresentam redução da função, e raramente distorção de percepção dos odores. Em testes de olfato, por exemplo, tais pacientes geralmente apresentam um padrão característico de piores escores de determinação de limiar olfatório, com escores de identificação preservados.[35]

Outra característica peculiar, embora nem sempre presente, é a preservação do olfato retronasal (expressando percepção de sabores de alimentos preservados), enquanto a percepção do mesmo odor por via ortonasal está diminuída ou ausente. Nesses casos, a hipótese é de um comprometimento obstrutivo parcial à fenda olfatória durante a inspiração, que direciona o fluxo aéreo para regiões mais baixas da cavidade nasal, enquanto na expiração o fluxo aéreo atinge regiões mais altas, atingindo suficientemente a fenda olfatória.

Exames Complementares

Além dos testes olfatórios descritos em outro capítulo, deve-se realizar a endoscopia nasal e/ou tomografia computadorizada de face e seios paranasais, exames que já são preconizados para o diagnóstico de RSC. Tais exames são importantes diagnósticos para RSC para descartar a presença de outras causas secundárias de alteração olfatória, como tumores nasossinusais ou mesmo intracranianos.

Ressonância magnética de face e de crânio não deve ser realizada de maneira rotineira, sendo necessária apenas em situações particulares de suspeita de tumores ou alterações congênitas.

Outras ferramentas complementares, como a mensuração do prejuízo olfatório por escala visual analógica e a determinação da qualidade de vida geral ou específica relacionada com o olfato (p. ex.: SNOT-22, SF-36) são instrumentos úteis para se avaliar o impacto da alteração olfatória e monitorização dessa queixa ao longo do tempo. A mensuração da função olfatória tem sido considerada um marcador da gravidade da RSC e está relacionada com o tipo da resposta nasossinusal.[24]

TRATAMENTO

O tratamento da disfunção olfatória relacionada com a RSC é sinônimo de tratamento da própria RSC. A literatura atual mostra que a melhora do olfato é proporcional à melhora das demais queixas presentes na RSC.[12,36] Não é conhecido, ainda, o papel do treinamento olfatório ou uma exposição regular e consciente aos odores na disfunção olfatória secundária à RSC.[37]

Clínico

A principal forma de tratamento clínico que promove melhora do olfato na RSC são os corticoides. Além dos mecanismos anti-inflamatórios classicamente conhecidos, os corticoides potencializam a resposta dos receptores de olfato por regularem a expressão de canais de nucleotídeos cíclicos no neurônio olfatório, regulam a apoptose e auxiliam na regeneração de neurônios olfatórios.[24]

Tanto a administração sistêmica como a administração local de corticoide são efetivas na melhora do olfato em RSC, melhora que é mais robustamente notada em indivíduos que apresentam inflamação predominantemente do tipo 2 (especialmente indivíduos com pólipo nasal, inflamação eosinofílica).

Embora os corticoides administrados sistemicamente apresentem as melhores evidências de melhora do olfato, ainda não há um consenso em relação à melhor dose, frequência ou duração de seu uso. O efeito dos corticoides orais não é duradouro, trazendo benefícios apenas em um período entre 8 a 12 semanas. Por outro lado, o uso crônico ou prolongado do corticoide está associado a diversas alterações metabólicas, que devem ser consideradas e contrabalanceadas em seu uso.

Os corticoides administrados topicamente (*sprays*, gotas ou irrigação) apresentam eficácia na melhora do olfato, mas que depende do modo de aplicação e alcance na fenda olfatória.[38] Posições da cabeça que favoreçam o alcance direto à fenda olfatória, como a posição com a cabeça estendida para trás, ou a introdução direta do aplicador em direção à fenda olfatória parecem trazer melhores benefícios na melhora do olfato.[39,40]

Nas RSC mais graves, com padrão inflamatório tipo 2, o uso de imunobiológicos como o dupilumabe (anti-IL-4/IL-13) e o omalizumabe (anti-IgE), que até o momento já estão aprovados pela Anvisa no Brasil, promovem significativa melhora do olfato nesses pacientes. Os efeitos sobre o olfato do mepolizumabe ainda são incertos.[41,42] Em função da melhora significativa dos biológicos em geral sobre o olfato, um dos seis critérios para indicação desses fármacos é a presença de perda significativa de olfato avaliada por teste (hispomia grave ou anosmia) na maioria das diretrizes.[43]

Macrolídeos em baixas doses ou antifúngicos não têm apresentado bons resultados na melhora do olfato em pacientes com RSC.[41]

Cirúrgico

O tratamento cirúrgico para RSC em geral promove substancial melhora no olfato, tanto subjetivamente como no desempenho de testes objetivos. A maior magnitude de melhora é notada em pacientes com pólipo nasal, ou predomínio inflamatório do tipo 2,[12,44] especialmente quando há a desobstrução mecânica da fenda olfatória.[45,46] Quando a perda do olfato é um sintoma importante, a resposta em função olfatória para corticoides orais prediz o resultado da cirurgia para recuperação do olfato.

No entanto, alguns pacientes ainda persistem refratários tanto ao tratamento com corticoides orais quanto à cirurgia, mesmo após desbloqueio da fenda olfatória documentada na endoscopia nasal ou tomografia. Dentre alguns fatores de pior prognóstico para recuperação do olfato pós-cirurgia estão: inflamação neutrofílica, idade avançada, sexo masculino e doença mais extensa.[47]

CONCLUSÃO

Considerando que uma parcela significativa das deficiências olfatórias está relacionada com a RSC, e que muitos desses pacientes apresentam melhora quando adequadamente tratados, é importante que indivíduos com alterações do olfato sejam avaliados quanto ao diagnóstico de RSC. As deficiências olfativas relacionadas com a RSC mostram algumas características clínicas que devem ser procuradas, uma vez que ajudam a diagnosticar com precisão sua relação com a inflamação nasossinusal crônica.

Os tratamentos clínicos e cirúrgicos atualmente disponíveis visam, também, melhorar a disfunção olfatória em razão do seu delério impacto na qualidade de vida desses pacientes.

Pesquisas futuras são necessárias para preencher lacunas ainda existentes na compreensão da fisiopatogenia dessa doença, e a auxiliar no diagnóstico e tratamento dessa condição.

REFERÊNCIAS BIBLIOGRÁFICAS

1. Fokkens WJ, Lund VJ, Hopkins C, et al. European position paper on rhinosinusitis and nasal polyps. Rhinol J. 2020.
2. Anselmo-Lima WT, Sakano E, Tamashiro E, et al. Rhinosinusitis: evidence and experience. A summary. Braz J Otorhinolaryngol. 2015;81.
3. Orlandi RR, Kingdom TT, Smith TL, et al. International consensus statement on allergy and rhinology: rhinosinusitis 2021. International Forum of Allergy & Rhinology. 2021;11.
4. Reden J, Maroldt H, Fritz A, et al. A study on the prognostic significance of qualitative olfactory dysfunction. Eur Arch Oto-Rhino-Laryngol. 2006;264.
5. Hummel T, Whitcroft KL, Andrews P, et al. Position paper on olfactory dysfunction. Rhinol J. 2017;54.

6. Fornazieri MA, Borges BBP, Bezerra TFP, et al. Main causes and diagnostic evaluation in patients with primary complaint of olfactory disturbances. Braz J Otorhinolaryngol. 2014;80.
7. Xiao CC, Anderson M, Harless LD, Liang J. Shortcomings in the diagnosis of chronic rhinosinusitis: evaluating diagnosis by otolaryngologists and primary care physicians. Int Forum Allergy Rhinol. 2018;8.
8. Jiang R-S, Lu F-J, Liang K-L, et al. Olfactory function in patients with chronic rhinosinusitis before and after functional endoscopic sinus surgery. Am J Rhinol. 2008;22.
9. Abdalla S, Alreefy H, Hopkins C. Prevalence of sinonasal outcome test (SNOT-22) symptoms in patients undergoing surgery for chronic rhinosinusitis in the England and Wales National prospective audit. Clin Otolaryngol. 2012;37.
10. Passali GC, Passali D, Cingi C, Ciprandi G. Smell impairment in patients with chronic rhinosinusitis: a real-life study. Eur Arch Oto-Rhino-Laryngol. 2021.
11. Kohli P, Naik AN, Harruff EE, et al. The prevalence of olfactory dysfunction in chronic rhinosinusitis. Laryngoscope. 2017;127.
12. Kohli P, Naik AN, Farhood Z, et al. Olfactory Outcomes after Endoscopic Sinus Surgery for Chronic Rhinosinusitis: A Meta-analysis. Otolaryngology – Head and Neck Surgery (United States). 2016;155.
13. Litvack JR, Fong K, Mace J, et al. Predictors of Olfactory Dysfunction in Patients With Chronic Rhinosinusitis. Laryngoscope. 2008;118.
14. Stevens WW, Peters AT, Tan BK, et al. Associations between inflammatory endotypes and clinical presentations in chronic rhinosinusitis. J Allergy Clin Immunol: In Practice. 2019;7.
15. Bhattacharyya N. The economic burden and symptom manifestations of chronic rhinosinusitis. Am J Rhinol. 2003;17.
16. Orlandi RR, Terrell JE. Analysis of the adult chronic rhinosinusitis working definition. Am J Rhinol. 2002;16.
17. Ling FTK, Kountakis SE. Important clinical symptoms in patients undergoing functional endoscopic sinus surgery for chronic rhinosinusitis. Laryngoscope. 2007;117.
18. Kohli P, Soler ZM, Nguyen SA, et al. The association between olfaction and depression: A systematic review. Chemical Senses. 2016;41.
19. Schlosser RJ, Gage SE, Kohli P, Soler ZM. Burden of illness: a systematic review of depression in chronic rhinosinusitis. Am J Rhinol Allerg. 2016;30.
20. Mattos JL, Edwards C, Schlosser RJ, et al. A brief version of the questionnaire of olfactory disorders in patients with chronic rhinosinusitis. Int Forum Allergy Rhinol. 2019;9.
21. Rowan NR, Soler ZM, Storck KA, et al. Impaired eating-related quality of life in chronic rhinosinusitis. Int Forum Allergy Rhinol. 2019;9.
22. Othieno F, Schlosser RJ, Storck KA, et al. Retronasal olfaction in chronic rhinosinusitis. Laryngoscope. 2018;128.
23. Ganjaei KG, Soler ZM, Storck KA, et al. Variability in retronasal odor identification among patients with chronic rhinosinusitis. Am J Rhinol Allerg. 2018;32.
24. Yan X, Whitcroft KL, Hummel T. Olfaction: sensitive indicator of inflammatory burden in chronic rhinosinusitis. Laryngoscope Investigative Otolaryngology. 2020;5.
25. Kern RC. Chronic sinusitis and anosmia: pathologic changes in the olfactory mucosa. Laryngoscope. 2000;110.
26. Ge Y, Tsukatani T, Nishimura T, et al. Cell death of olfactory receptor neurons in a rat with nasosinusitis infected artificially with Staphylococcus. Chemical Senses. 2002;27.
27. Turner JH, Liang KL, May L, Lane AP. Tumor necrosis factor alpha inhibits olfactory regeneration in a transgenic model of chronic rhinosinusitis-associated olfactory loss. Am J Rhinol Allerg. 2010;24.
28. Acharya KR, Ackerman SJ. Eosinophil granule proteins: form and function. J Biol Chemistry. 2014;289.
29. Rombaux P, Potier H, Bertrand B, et al. Olfactory bulb volume in patients with sinonasal disease. Am J Rhinol. 2008;22.

30. Han P, Whitcroft KL, Fischer J, et al. Olfactory brain gray matter volume reduction in patients with chronic rhinosinusitis. Int Forum Allergy Rhinol. 2017;7.
31. Rimmer J, Hellings P, Lund VJ, et al. European position paper on diagnostic tools in rhinology. Rhinology. 2019;57.
32. Soter A, Kim J, Jackman A, et al. Accuracy of self-report in detecting taste dysfunction. Laryngoscope. 2008;118.
33. Seiden AM, Duncan HJ. The diagnosis of a conductive olfactory loss. Laryngoscope. 2001;111.
34. Bogdanov V, Walliczek-Dworschak U, Whitcroft KL, et al. Response to Glucocorticosteroids Predicts Olfactory Outcome After ESS in Chronic Rhinosinusitis. Laryngoscope. 2020;130.
35. Whitcroft KL, Cuevas M, Haehner A, Hummel T. Patterns of olfactory impairment reflect underlying disease etiology. Laryngoscope. 2017;127.
36. Haxel BR. Recovery of olfaction after sinus surgery for chronic rhinosinusitis: A review. Laryngoscope. 2019;129.
37. Sorokowska A, Drechsler E, Karwowski M, Hummel T. Effects of olfactory training: a meta-analysis. Rhinology. 2017;55.
38. Mori E, Merkonidis C, Cuevas M, et al. The administration of nasal drops in the "Kaiteki" position allows for delivery of the drug to the olfactory cleft: a pilot study in healthy subjects. Eur Arch Oto-Rhino-Laryngol. 2016;273.
39. Stjärne P, Blomgren K, Cayé-Thomasen P, et al. The efficacy and safety of once-daily mometasone furoate nasal spray in nasal polyposis: a randomized, double-blind, placebo-controlled study. Acta Oto-Laryngologica. 2006;126.
40. Mott AE, Cain WS, Lafreniere D, et al. Topical corticosteroid treatment of anosmia associated with nasal and sinus disease. Arch Otolaryngol – Head Neck Surg. 1997;123.
41. Banglawala SM, Oyer SL, Lohia S, et al. Olfactory outcomes in chronic rhinosinusitis with nasal polyposis after medical treatments: a systematic review and meta-analysis. Internat Forum Allerg Rhinol. 2014;4.
42. Agache I, Song Y, Alonso-Coello P, et al. Efficacy and safety of treatment with biologicals for severe chronic rhinosinusitis with nasal polyps: a systematic review for the EAACI guidelines. Allergy: Eur J Allerg Clin Immunol. 2021.
43. Anselmo-Lima WT, Tamashiro E, Romano FR, et al. Guideline for the use of immunobiologicals in chronic rhinosinusitis with nasal polyps (CRSwNP) in Brazil. Braz J Otorhinolaryngol. 2021.
44. Zhao R, Chen K, Tang Y. Olfactory changes after endoscopic sinus surgery for chronic rhinosinusitis: A meta-analysis. Clinical Otolaryngology. 2021;46.
45. Kuperan AB, Lieberman SM, Jourdy DN, et al. The effect of endoscopic olfactory cleft polyp removal on olfaction. Am J Rhinol Allerg. 2015;29.
46. Zhang W, Meng Y, Wang C, et al. Self-reported course of olfactory impairment determines outcome for successful surgical intervention in nasal polyps with anosmia. Acta Oto-Laryngologica. 2020;140.
47. Vandenhende-Szymanski C, Hochet B, Chevalier D, Mortuaire G. Olfactory cleft opacity and ct escore are predictive factors of smell recovery after surgery in nasal polyposis. Rhinology. 2015;53.

PERDA OLFATÓRIA PÓS-INFECCIOSA

CAPÍTULO 6

Marcel Menon Miyake ▪ Ricardo Landini Lutaif Dolci

INTRODUÇÃO

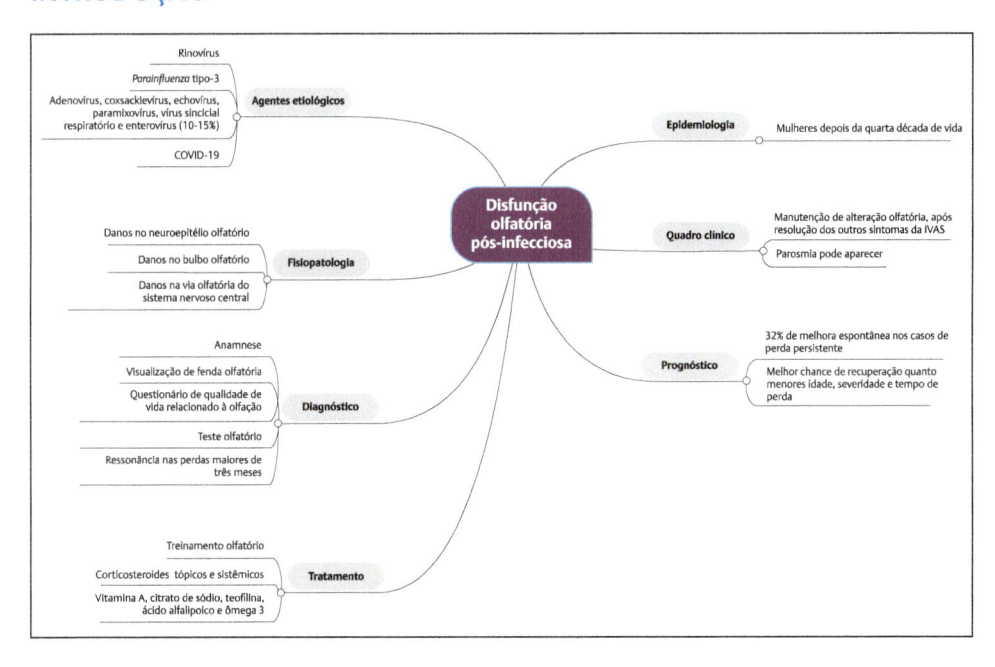

Mapa conceitual – Disfunção olfatória pós-infecciosa:

- **Agentes etiológicos**
  - Rinovírus
  - *Parainfluenza* tipo-3
  - Adenovírus, coxsackievírus, echovírus, paramixovírus, vírus sincicial respiratório e enterovírus (10-15%)
  - COVID-19
- **Fisiopatologia**
  - Danos no neuroepitélio olfatório
  - Danos no bulbo olfatório
  - Danos na via olfatória do sistema nervoso central
- **Diagnóstico**
  - Anamnese
  - Visualização de fenda olfatória
  - Questionário de qualidade de vida relacionado à olfação
  - Teste olfatório
  - Ressonância nas perdas maiores de três meses
- **Tratamento**
  - Treinamento olfatório
  - Corticosteroides tópicos e sistêmicos
  - Vitamina A, citrato de sódio, teofilina, ácido alfalipoico e ômega 3
- **Epidemiologia**
  - Mulheres depois da quarta década de vida
- **Quadro clínico**
  - Manutenção de alteração olfatória, após resolução dos outros sintomas da IVAS
  - Parosmia pode aparecer
- **Prognóstico**
  - 32% de melhora espontânea nos casos de perda persistente
  - Melhor chance de recuperação quanto menores idade, severidade e tempo de perda

O impacto dos distúrbios do olfato na qualidade de vida dos pacientes é subestimado na prática médica diária, tanto por médicos generalistas, quanto por especialistas.[1-3] O comprometimento da habilidade de sentir cheiros vai muito além da restrição do prazer obtido com os aromas e fragrâncias, e pode provocar ansiedade ambiental e social, depressão, distúrbios alimentares e alteração de peso, além de estar associado a um risco quatro vezes maior de mortalidade em 5 anos. Além da sensação de prazer, a via olfatória também está intimamente associada ao sistema límbico e, consequentemente, às funções de emoção e memória, e é também fundamental para a noção de segurança, permitindo identificar situações de risco, como eventual incêndio, vazamento de gás ou alimento estragado.[4-7]

As infecções de vias aéreas superiores (IVAS) são uma das principais causas de perda olfatória, apresentando uma prevalência entre 18 e 26%.[8] No período de 1 ano, crianças apresentam de 6 a 10 episódios de IVAS viral, enquanto os adultos, de 2 a 4. Na fase aguda da IVAS, a perda olfatória ocorre por alteração condutiva, secundária ao edema da mucosa nasal. Na maioria dos casos, após alguns dias, a mucosa nasal se regenera e a função olfatória tende a normalizar. Entretanto, em alguns pacientes haverá persistência do déficit olfatório mesmo na ausência de congestão nasal residual ou doença sinusal, caracterizando uma perda sensorioneural secundária ao vírus.[9]

EPIDEMIOLOGIA

Os relatos de disfunção olfatória pós-infecciosa (DOPI) são mais comuns em mulheres entre a 4ª e a 8ª década de vida. Em relação ao gênero, acredita-se que as mulheres sejam mais assíduas em procurar consultórios médicos caso apresentem alguma alteração; já a faixa etária pode ter relação com a capacidade de regeneração diminuída do sistema olfatório não só pela idade em si, mas também pelo acúmulo de potenciais agressões prévias.[8-11]

QUADRO CLÍNICO

Os pacientes com DOPI relatam que os outros sintomas clínicos e nasossinusais são mais intensos quando comparado com IVAS sem acometimento do olfato e mesmo após o desaparecimento dos sintomas nasais persistem com perda do olfato. Na maioria das vezes, a DOPI é transitória e secundária à inflamação na mucosa nasal, que altera a condução natural do ar pelas cavidades nasais, dificultando o transporte das substâncias odoríferas até o epitélio olfatório. Entretanto, em alguns casos, a perda olfatória é permanente, sugerindo acometimento sensorioneural. Nesses casos, a parosmia pode acompanhar o quadro clínico. Há pouca flutuação na capacidade olfativa ao longo do tempo.[2,9,12]

AGENTES ETIOLÓGICOS

Estudos que identifiquem o exato agente etiológico viral responsável pela perda olfatória no quadro agudo são escassos, mas de forma geral, são semelhantes aos patógenos causadores de outros sintomas de IVAS. Suzuki *et al.* e Tian *et al.* relatam alta prevalência da DOPI secundária ao rinovírus que é mais comum entre os 200 agentes etiológicos das IVAS, representando de 30 a 35% dessas infecções em adultos. Wang *et al.* identificaram o *parainfluenza* tipo 3 como potencial causador.[13-15] Os adenovírus, coxsackievírus, echovírus, paramixovírus, vírus sincicial respiratório e enterovírus são responsáveis juntos por 10 a 15%.[16] Novos estudos de prevalência indicarão qual porcentagem desses distúrbios é devida ao SARS-CoV-2.

FISIOPATOLOGIA

A fisiopatologia da agressão viral ao sistema olfatório na DOPI persistente ainda não está totalmente compreendida, podendo ocorrer dano tanto no neuroepitélio olfatório (perda sensorial) como na via olfatória do sistema nervoso central, desde o nervo até o bulbo olfatório (perda neural).[9,11] Biópsias realizadas no epitélio e nervo olfatório sugerem que um dano epitelial seja o principal responsável pelo distúrbio olfatório pós-IVAS.[17]

Em relação aos danos sensoriais, três alterações foram descritas. Na primeira, o neuroepitélio olfatório mantém sua estrutura celular padrão, porém, com menos células receptoras. Na segunda, o epitélio olfatório é mais fino e consiste apenas em células de suporte e células basais. Na última e mais grave, o neuroepitélio olfatório é substituído por epitélio escamoso metaplásico.[10,18,19] De forma geral, o que se observa no padrão histológico do epitélio olfatório acometido pela DOPI é uma diminuição e desorganização das células receptoras ciliadas, com dendritos que geralmente não atingem a superfície epitelial. A substituição do epitélio olfatório pelo epitélio respiratório pode ocorrer, diminuindo o número de receptores olfatórios.[10]

Um estudo experimental em animais observou que o contágio do vírus *influenza* A pela via nasal ocasionou apoptose do epitélio olfatório, sem resultar em morte do animal. Quando a contaminação se deu através de injeção direta do vírus no bulbo olfatório, a infecção se disseminou para áreas cerebrais adjacentes e resultou em morte de todos os animais. Esses achados sugerem que a apoptose do epitélio olfatório induzida por vírus pode ser uma resposta protetora do hospedeiro.[18]

Quanto às alterações neurológicas centrais, pacientes com DOPI persistente podem apresentar redução do bulbo olfatório e, nesses pacientes, quanto menor o volume, pior o prognóstico de recuperação olfatória. A avaliação do volume do bulbo olfatório deve ser feita em conjunto com outras alterações que tenham associação a tal relação, como idade, sexo, tempo de perda olfatória, entre outros.[20,21]

DIAGNÓSTICO

O diagnóstico da DOPI é clínico e será detalhado em capítulo específico deste livro. Alguns pontos importantes a serem destacados são:

- Anamnese completa sugestiva da perda de olfato súbito após episódio de IVAS;
- Rinoscopia anterior com endoscopia nasal rígida, se possível de 30°, para examinar a fenda olfatória. Evitar anestésicos tópicos que estão associados à alteração do olfato previamente a um teste objetivo de olfato;
- Considerar a aplicação de questionários clínicos específicos, como o *Olfactory Disorder Questionnaire*;
- Realizar, sempre que possível, testes específicos para a avaliar a função do olfato, como o Teste de Connecticut (CCCRC) e o Teste UPSIT;
- Recomenda-se a realização de ressonância magnética de crânio com ênfase em região olfatória em todo paciente com perda olfatória persistente por mais de 3 meses e sem causa determinada.

PROGNÓSTICO

O prognóstico da melhora espontânea da DOPI de forma geral é bom e pelo menos um terço dos pacientes (32%) melhora, mesmo sem nenhum tipo de tratamento.[22] Este número deve ser ainda maior, pois boa parte dos pacientes que apresentam DOPI recupera a função olfatória sem nem ao menos procurar auxílio médico. A recuperação geralmente inicia-se nos primeiros 6 meses após a infecção e é mais frequente nos pacientes jovens quando comparados com os idosos.[23] Há melhor prognóstico de recuperação nos primeiros 2 anos, porém, quanto mais persistente e quanto mais intenso é o distúrbio, menor a chance de recuperação.[22]

TRATAMENTO

Assim como em outras etiologias da perda olfatória, existem muito poucos estudos robustos com alternativas terapêuticas para DOPI. Isto se deve a uma série de obstáculos metodológicos de se desenvolver um estudo clínico randomizado, duplo-cego, placebo controlado nestes pacientes, entre eles a dificuldade de se obter uma amostra homogênea com etiologia da perda olfatória bem estabelecida, a necessidade de tratamento por longo período de tempo e a pequena diferença de resposta entre o grupo tratamento e o grupo controle. Estes obstáculos resultam em projetos de pesquisa com um cálculo amostral e custo demasiadamente elevados, que acabam inviabilizando os projetos. Deste modo, as condutas atuais para o tratamento de DOPI são baseados em poucos estudos, que muitas vezes englobam outras etiologias de perda olfatória e que são extrapoladas para esta população de estudo, além de consensos de especialistas.

Dentre todas as alternativas terapêuticas, o treinamento olfatório apresenta o melhor conjunto de evidência científica de eficácia no tratamento da DOPI, com diversos estudos clínicos e metanálises.[24-26] Consiste na inalação de 4 diferentes odores (rosa, eucalipto, limão e cravo), duas vezes ao dia, com o intuito de estimular e neuromodular a via olfatória acometida pelo processo inflamatório viral. Uma versão modificada do treinamento olfatório, que consiste no uso das 4 substâncias do treinamento tradicional por 12 semanas, seguido de mais 12 semanas de treinamento com outras 4 substâncias (mentol, tomilho, tangerina e jasmim), e mais 12 semanas com um terceiro conjunto de odores (chá verde, mexerica, alecrim e gardênia), apresentou em estudo clínico eficácia ainda mais importante que o treinamento original na capacidade de identificação e discriminação de substâncias.[27]

Os corticosteroides, em suas diferentes apresentações e vias de administração, também apresentam estudos com desfechos favoráveis, porém, nenhum incluindo apenas pacientes com DOPI. Em tese, essa classe de medicação poderia agir tanto na inflamação da mucosa nasal na fase aguda da IVAS como na proteção do neuroepitélio olfatório. Entretanto, não há evidência definitiva quanto a estes possíveis mecanismos de ação. A apresentação oral, apesar de ser a mais prescrita e apresentar alguns estudos sugerindo sua eficácia, apresenta fraco nível de evidência que sustenta seu uso na perda olfatória.[28] Além disso, apresenta uma série de efeitos colaterais que impossibilitam seu uso por longo período.

Os *sprays* nasais de corticosteroides, amplamente utilizados no tratamento de rinites, não apresentam benefício no tratamento de alterações olfatórias em razão da baixa dosagem e da baixa disponibilidade na fenda olfatória.[28] A irrigação nasal com corticosteroides parece ser uma alternativa eficiente, com menos riscos e podendo ser prescrita por um período maior que a apresentação oral e, por outro lado, atingindo o epitélio olfatório de forma mais eficiente e com maior dosagem que o *spray* nasal. Apesar de ter apresentado bons resultados na melhora olfatória em ensaios clínicos,[29,30] mais estudos são necessários para comprovar sua eficácia.

Vitamina A, citrato de sódio, teofilina, ácido alfalipoico e o ômega 3 são algumas outras possibilidades de tratamento apontadas por especialistas em consensos médicos, porém, ainda com menos estudos que as terapias descritas anteriormente. Entretanto, considerando o contexto atual de escassez de alternativas eficazes, podem ser considerados no tratamento da DOPI.[24]

Por fim, assim como nas perdas olfatórias de outras etiologias, o tratamento da DOPI é um desafio e apresenta grande variância entre os especialistas. Com exceção do treinamento olfatório, que deve ser recomendado a todos os pacientes, cabe ao médico avaliar o contexto de vida do paciente, discutir sobre a grande chance de recuperação espontânea, mas também a possibilidade de piora e disfunção persistente e, finalmente, avaliar o risco-benefício das opções terapêuticas disponíveis, para poder decidir a melhor conduta a ser tomada.

REFERÊNCIAS BIBLIOGRÁFICAS
1. McNeill E, Ramakrishnan Y, Carrie S. Diagnosis and management of olfactory disorders: Survey of UK-based consultants and literature review. J Laryngol Otol. 2007;121(8):713-20.
2. Murphy C, Cruickshanks KJ, Klein B, et al. Prevalence of olfactory impairment. JAMA. 2002;288(18):2307-12.
3. DelGaudio JM, Panella NJ. Presbynasalis. Internat Forum Allerg Rhinol. 2016;6(10):1083-7.
4. Croy I, Nordin S, Hummel T. Olfactory disorders and quality of life-an updated review. Chemical Senses. 2014;39(3):185-94.
5. Croy I, Hummel T. Olfaction as a marker for depression. J Neurol. 2017;264(4):631-8.
6. Kohli P, Soler ZM, Nguyen SA, et al. The association between olfaction and depression: A systematic review. Chemical Senses. 2016;41(6):479-86.
7. Pinto JM, Wroblewski KE, Kern DW, et al. Olfactory dysfunction predicts 5-year mortality in older adults. Hummel T, editor. PLoS ONE [Internet]. 2014;9(10):e107541.
8. Deems DA, Doty RL, Settle RG, et al. Smell and taste disorders, a study of 750 patients from the university of pennsylvania smell and taste center. Arch Otolaryngol--Head Neck Surg. 1991;117(5):519-28.
9. Seiden AM. Postviral olfactory loss. Otolaryngologic Clinics of North America. 2004;37(6 SPEC. ISS.):1159-66.
10. Jafek BW, Murrow B, Michaels R, Restrepo D, Linschoten M. Biopsies of human olfactory epithelium. Chemical Senses. 2002;27(7):623-8.
11. Hummel T, Whitcroft KL, Andrews P, Altundag A, Cinghi C, Costanzo RM, et al. Position paper on olfactory dysfunction. Rhinology. 2017;54:1-30.
12. Whitcroft KL, Cuevas M, Haehner A, Hummel T. Patterns of olfactory impairment reflect underlying disease etiology. Laryngoscope. 2017;127(2):291-5.
13. Suzuki M, Saito K, Min WP, Vladau C, Toida K, Itoh H, et al. Identification of viruses in patients with postviral olfactory dysfunction. Laryngoscope. 2007;117(2):272-7.
14. Wang JH, Kwon HJ, Jang YJ. Detection of parainfluenza virus 3 in turbinate epithelial cells of postviral olfactory dysfunction patients. Laryngoscope. 2007;117(8):1445-9.
15. Tian J, Pinto JM, Li L, et al. Identification of viruses in patients with postviral olfactory dysfunction by multiplex reverse-transcription polymerase chain reaction. Laryngoscope. 2021;131(1):158-64.
16. Heikkinen T, Järvinen A. The common cold. Lancet. 2003;361(9351):51-9.
17. Baker H, Genter MB. The Olfactory System and the Nasal Mucosa as Portals of Entry of Viruses, Drugs, and Other Exogenous Agents into the Brain. In: Doty RL. Handbook of Olfaction and Gustation. 2nd ed. CRC Press; 2003. p. 549-73.
18. Yamagishi M, Nakano Y. Immunohistochemical Studies of Olfactory Mucosa in Patients with Olfactory Disturbances. Am J Rhinol. 1989;3(4):205-10.
19. Yamagishi M, Hasegawa S, Nakano Y. Examination and classification of human olfactory mucosa in patients with clinical olfactory disturbances. Arch Oto-Rhino-Laryngol. 1988;245(5):316-20.
20. Mueller A, Rodewald A, Reden J, et al. Reduced olfactory bulb volume in post-traumatic and post-infectious olfactory dysfunction. NeuroReport. 2005;16(5):475-8.
21. Buschhüter D, Smitka M, Puschmann S, et al. Correlation between olfactory bulb volume and olfactory function. NeuroImage. 2008;42(2):498-502.
22. Reden J, Mueller A, Mueller C, et al. Recovery of olfactory function following closed head injury or infections of the upper respiratory tract. Arch Otolaryngol Head Neck Surg. [Internet]. 2006;132.
23. Hummel T. Perspectives in olfactory loss following viral infections of the upper respiratory tract. Vol. 126, Arch Otolaryngol Head Neck Surg. 2000.
24. Addison AB, Wong B, Ahmed T, et al. Clinical Olfactory Working Group consensus statement on the treatment of postinfectious olfactory dysfunction. J Allerg Clin Immunol. 2021;147(5):1704-19.
25. Damm M, Pikart L , Reimann H, et al. Olfactory training is helpful in postinfectious olfactory loss: A randomized, controlled, multicenter study. Laryngoscope. 2014;124(4).

26. Sorokowska A, Drechsler E, Karwowski M, Hummel T. Effects of olfactory training: a meta-analysis. Rhinol J. 2017;55(1).
27. Altundag A, Cayonu M, Kayabasoglu G, et al. Modified olfactory training in patients with postinfectious olfactory loss. Laryngoscope. 2015;125(8).
28. Yan CH, Overdevest JB, Patel ZM. Therapeutic use of steroids in non-chronic rhinosinusitis olfactory dysfunction: a systematic evidence-based review with recommendations. Internat Forum Allerg Rhinol. 2019;9(2).
29. Nguyen TP, Patel ZM. Budesonide irrigation with olfactory training improves outcomes compared with olfactory training alone in patients with olfactory loss. Internat Forum Allerg Rhinol. 2018;8(9).
30. Vaira L A, Hopkins C, Petrocelli M, et al. Efficacy of corticosteroid therapy in the treatment of long- lasting olfactory disorders in COVID-19 patients. Rhinol J. 2020;0(0).

COVID-19

CAPÍTULO 7

Deusdedit Brandão Neto ▪ Fabrizio Ricci Romano ▪ Edwin Tamashiro

INTRODUÇÃO

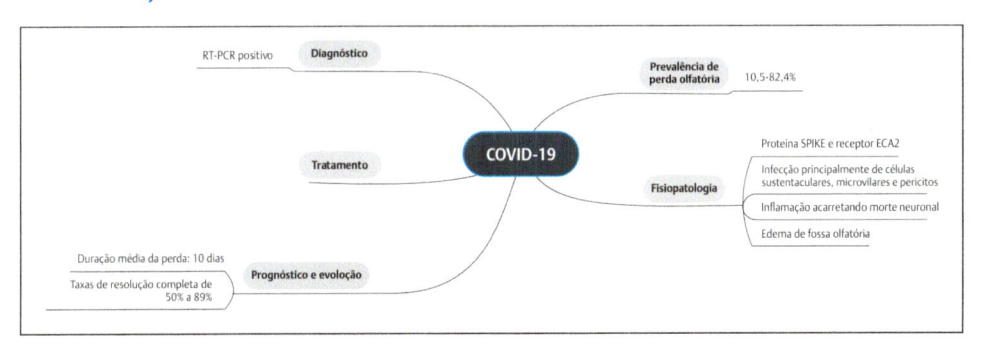

Os coronavírus pertencem a uma família viral isolada pela primeira vez em 1937, mas que ganharam essa nomenclatura apenas em 1965 em razão de seu aspecto de coroa à microscopia. São causadores de infecção respiratória e intestinal tanto em humanos como em animais, em sua maioria por agentes de baixa patogenicidade que levam a sintomas do resfriado comum, podendo, eventualmente, ocorrer formas graves em pacientes dos grupos de risco (doentes crônicos, idosos e crianças).[1]

Um novo agente etiológico pertencente à família dos coronavírus surgiu na China no ano de 2019 e foi batizado de SARS-CoV-2. É um vírus de RNA, da subfamília betacoronavírus, que infecta mamíferos e é altamente patogênico e responsável por quadros de síndrome respiratória aguda grave e manifestações gastrointestinais.[2]

Em março de 2020, a disseminação da doença já havia tomado proporções mundiais e passou a ser oficialmente considerada pela Organização Mundial da Saúde (OMS) como uma pandemia. Até maio de 2021, a doença causada pelo SARS-CoV-2, denominada de COVID-19, já contabilizava quase 167 milhões de casos confirmados e cerca de 3,5 milhões de mortes em todo o mundo.[2]

A doença tem espectro clínico amplo, variando desde pacientes assintomáticos, passando por quadro de resfriado comum até formas com acometimento pulmonar grave com insuficiência respiratória aguda. A OMS estratifica os pacientes em gravidade conforme ilustrado na Figura 7-1.[2]

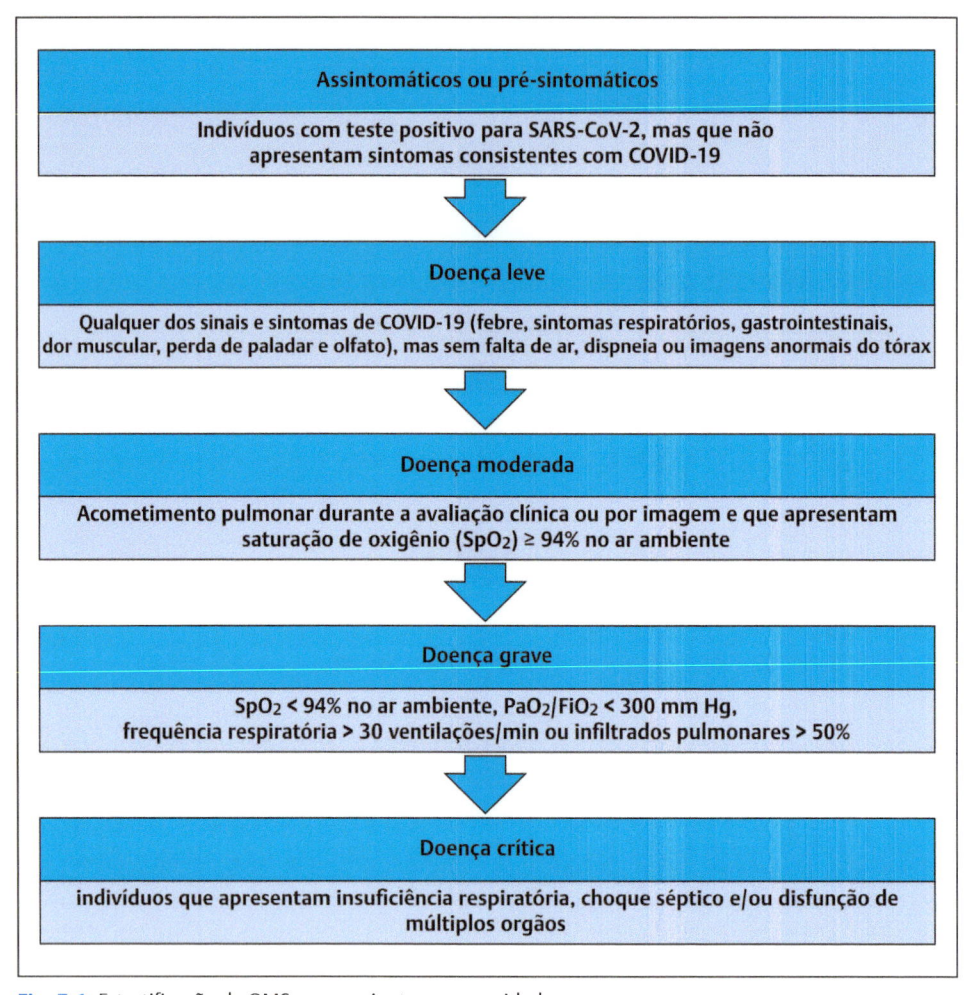

```
┌─────────────────────────────────────────────────────────────────┐
│              Assintomáticos ou pré-sintomáticos                 │
├─────────────────────────────────────────────────────────────────┤
│   Indivíduos com teste positivo para SARS-CoV-2, mas que não   │
│        apresentam sintomas consistentes com COVID-19            │
└─────────────────────────────────────────────────────────────────┘
                              ▼
┌─────────────────────────────────────────────────────────────────┐
│                         Doença leve                             │
├─────────────────────────────────────────────────────────────────┤
│ Qualquer dos sinais e sintomas de COVID-19 (febre, sintomas respiratórios, gastrointestinais, │
│ dor muscular, perda de paladar e olfato), mas sem falta de ar, dispneia ou imagens anormais do tórax │
└─────────────────────────────────────────────────────────────────┘
                              ▼
┌─────────────────────────────────────────────────────────────────┐
│                       Doença moderada                           │
├─────────────────────────────────────────────────────────────────┤
│ Acometimento pulmonar durante a avaliação clínica ou por imagem e que apresentam │
│       saturação de oxigênio (SpO₂) ≥ 94% no ar ambiente         │
└─────────────────────────────────────────────────────────────────┘
                              ▼
┌─────────────────────────────────────────────────────────────────┐
│                         Doença grave                            │
├─────────────────────────────────────────────────────────────────┤
│        SpO₂ < 94% no ar ambiente, PaO₂/FiO₂ < 300 mm Hg,        │
│  frequência respiratória > 30 ventilações/min ou infiltrados pulmonares > 50%  │
└─────────────────────────────────────────────────────────────────┘
                              ▼
┌─────────────────────────────────────────────────────────────────┐
│                        Doença crítica                           │
├─────────────────────────────────────────────────────────────────┤
│ indivíduos que apresentam insuficiência respiratória, choque séptico e/ou disfunção de │
│                         múltiplos orgãos                        │
└─────────────────────────────────────────────────────────────────┘
```

Fig. 7-1. Estratificação da OMS para pacientes em gravidade.

PREVALÊNCIA

Além do acometimento respiratório, uma miríade de outros sinais e sintomas pode estar presente nos pacientes com COVID-19, incluindo alterações quimiossensoriais, como mudanças no olfato e paladar. Já no início da pandemia, diversos relatos anedóticos se espalhavam entre as sociedades de otorrinolaringologia em diferentes regiões do planeta, relatando os efeitos da COVID-19 sobre o olfato e o paladar.[3]

Em maio de 2020, a OMS reconheceu as alterações de olfato como sintomas cardinais da COVID-19 em razão de sua frequência nos estágios iniciais da doença. Corroborando a importância da identificação das alterações olfatórias no diagnóstico precoce da COVID-19, um estudo brasileiro demonstrou que as alterações olfatórias se iniciam, em média, 3,5 dias após o início dos outros demais sintomas da COVID-19.[4] De modo importante, em 12,8% dos casos de COVID-19 a alteração de olfato foi o único sintoma ou apareceu de modo concomitante a outros demais sintomas.[4]

Os dados de prevalência podem variar conforme a época do estudo, região estudada e método com o qual os pacientes foram avaliados. Eventualmente, até mutações no vírus podem acarretar novas cepas com manifestações fenotípicas distintas, impactando de modo desigual nas alterações olfatórias. Prevalências tão distintas quanto 10,7% na Oceania, 25,3% na Ásia Oriental, 59% no Oriente Médio, 41% na América do Norte e 82,4% no Brasil têm sido reportadas.[5,6] Metanálises mais recentes retratam uma prevalência de alterações de olfato em cerca de 50% nos pacientes com COVID-19.[5]

FISIOPATOLOGIA

A fisiopatogenia das alterações do olfato na infecção pelo SARS-CoV-2 ainda não está inteiramente compreendida, embora alguns achados clínicos desses pacientes, assim como estudos experimentais mais recentes têm permitido inferir possíveis mecanismos patogênicos.

Conforme mencionado anteriormente em outros capítulos, as alterações olfatórias podem ser divididas em causas condutivas ou sensorioneurais. Diversos vírus respiratórios podem causar alterações no olfato, incluindo os coronavírus. As alterações olfatórias causadas por vírus respiratórios geralmente se estabelecem alguns dias após o início dos sintomas nasossinusais, em decorrência de alterações inflamatórias na mucosa nasal, com rinorreia associada e bloqueio de acesso dos componentes voláteis ao neuroepitélio respiratório.[7,8]

Curiosamente, mais de 80% dos pacientes com alteração de olfato acometidos pela COVID-19 não apresentam congestão ou rinorreia nasal, diferentemente de outros vírus respiratórios.[9] Tal fato tem levado a distinguir o modo de infecção do SARS-CoV-2, seja pelo tropismo celular ou distribuição das células infectadas. Um estudo de dispersão demonstrou que as partículas de aerossol, como as que carreiam preferencialmente o SARS-CoV-2, tendem a se impactar em porções mais altas da cavidade nasal, local onde se encontra o neuroepitélio olfatório. Em contrapartida, gotículas como as que transmitem outras infecções respiratórias virais, mais volumosas e mais pesadas, tendem a se precipitar em porções mais baixas da cavidade nasal, local de maior predomínio de epitélio respiratório.[10]

Para causar infecção celular, é reconhecido que o SARS-CoV-2 necessita da interação entre a proteína viral Spike (S) e de receptores celulares, como a enzima conversora de angiotensina 2 (ECA2), além da ação de enzimas proteolíticas hospedeiras, como a TMPRSS2.[11] Um fato interessante é que os neurônios olfatórios, assim como as células mitrais do bulbo olfatório não expressam a proteína ECA2, e que, portanto, o SARS-CoV-2 não poderia infectar tais células diretamente.[12] No entanto, antígenos de SARS-CoV-2 têm sido detectados em neurônios olfatórios em modelos animais de infecção em hamster, assim como a presença de RNA do SARS-CoV-2 em amostras de pacientes com COVID-19 *post mortem*.[13,14] Por outro lado, diversas outras células de suporte do epitélio respiratório, como as células sustentaculares, células microvilares e pericitos perivasculares expressam, de modo significativo, ECA2, sendo hipotetizadas como as principais candidatas celulares de entrada no epitélio respiratório.[15] Além disso, células vasculares do bulbo olfatório, células gliais ou outros neurônios cerebrais expressam receptores ECA2, o que poderia corroborar para uma potencial disseminação sistêmica via sistema nervoso central ou mesmo por contiguidade direta.[16-18] Até o momento, as evidências sugerem que as alterações olfatórias presentes na COVID-19 são decorrentes, principalmente, da inflamação gerada no epitélio olfatório através da infecção primária de células de suporte (células sustentaculares, microvilares e pericitos vasculares), que pode levar à morte dessas células, danos indiretos ou mesmo infecção secundária dos neurônios olfatórios, levando à perda da função olfativa.[11,19] Além disso, as alterações olfatórias podem estar relacionadas com outros mecanismos condutivos locais, decorrentes de edema da fenda olfatória.

DIAGNÓSTICO

Para o diagnóstico da alteração olfativa secundária à infecção pela COVID-19 é necessária história epidemiológica compatível, preferencialmente com teste de RT-PCR positivo em pelo menos uma ocasião e que os sintomas tenham iniciado, concomitante ou imediatamente após os sintomas gerais da doença. Não há, até o presente momento, evidência robusta de início tardio de alteração olfativa pós-infecciosa.

TRATAMENTO

Não existem, até o momento, evidências robustas sobre o tratamento específico das perdas quimiossensorias decorrentes da COVID-19. Desta maneira, o tratamento utilizado se baseia no que é usado para o tratamento de outras perdas pós-infecciosas e que é discutido em detalhes em outro capítulo deste livro.

PROGNÓSTICO E EVOLUÇÃO

O prognóstico de pacientes com alterações olfatórias na COVID-19 geralmenre é satisfatório e com evolução variável. Em pacientes com manifestações leves, a duração média das alterações olfatórias gira em torno de 10 dias, com resolução completa de 89% dos casos após 4 semanas do diagnóstico.[20,21]

Em uma enquete realizada no Brasil pela Academia Brasileira de Rinologia em pacientes com perda súbita de olfato relacionada com a COVID-19, foi observada melhora total da anosmia (avaliação subjetiva) em 50% dos casos após 1 mês.[6]

Em geral, os pacientes com COVID-19 apresentam melhora significativa nos 2 primeiros meses após a infecção, e se mantêm estáveis nos meses subsequentes. Ao final de 6 meses, Petrocelli *et al.* demonstraram que 27% dos pacientes ainda apresentavam algum distúrbio olfatório (medido por teste de detecção de limiar e discriminatório), incluindo anosmia em 5% dos participantes.[22]

REFERÊNCIAS BIBLIOGRÁFICAS

1. Weiner LP. Coronaviruses: a historical perspective. In: Coronaviruses [Internet]. Springer US. 1987:1-5.
2. WHO – Press Conference.https://www.who.int/emergencies/diseases/novel-coronavirus-2019.
3. Mao L, Jin H, Wang M, et al. Neurologic Manifestations of Hospitalized Patients With Coronavirus Disease 2019 in Wuhan, China. JAMA Neurol [Internet]. 2020;77(6):683.
4. Brandão Neto D, Fornazieri MA, Dib C, et al. Chemosensory Dysfunction in COVID-19: Prevalences, Recovery Rates, and Clinical Associations on a Large Brazilian Sample. Otolaryngol Head Neck Surg [Internet]. 2020;164(3):512-8.
5. Kim JW, Han SC, Jo HD, et al. Regional and chronological variation of chemosensory dysfunction in COVID-19: a Meta-Analysis. J Korean Med Sci [Internet]. 2021;36(4).
6. Kosugi EM, Lavinsky J, Romano FR, et al. Incomplete and late recovery of sudden olfactory dysfunction in COVID-19. Braz J Otorhinolayngol [Internet]. 2020;86(4):490-6.
7. Beltrán-Corbellini Á, Chico-García JL, Martínez-Poles J, et al. Acute-onset smell and taste disorders in the context of COVID-19: a pilot multicentre polymerase chain reaction based case – control study. Eur J Neurol [Internet]. 2020;27(9):1738-41.

8. Cocco A, Amami P, Desai A, et al. Neurological features in SARS-CoV-2-infected patients with smell and taste disorder. J Neurol [Internet]. 2020;268(5):1570-2.
9. Sbrana MF, Fornazieri MA, Bruni-Cardoso A, et al. Olfactory Dysfunction in Frontline Health Care Professionals During COVID-19 Pandemic in Brazil. Front Physiol [Internet]. 2021;12.
10. Workman AD, Jafari A, Xiao R, Bleier BS. Airborne aerosol olfactory deposition contributes to anosmia in COVID-19. Mikheev V (Ed.). PLoS ONE [Internet]. 2021;16(2):e0244127.
11. Butowt R, von Bartheld CS. Anosmia in COVID-19: underlying mechanisms and assessment of an olfactory route to brain infection. Neuroscientist [Internet]. 2020;107385842095690.
12. Chen M, Shen W, Rowan NR, et al. Elevated ACE-2 expression in the olfactory neuroepithelium: implications for anosmia and upper respiratory SARS-CoV-2 entry and replication. Eur Respir J [Internet]. 2020;56(3):2001948.
13. Kirschenbaum D, Imbach LL, Ulrich S, et al. Inflammatory olfactory neuropathy in two patients with COVID-19. Lancet [Internet]. 2020;396(10245):166.
14. Zhang AJ, Lee AC-Y, Chu HC et al. Severe Acute Respiratory Syndrome Coronavirus 2 Infects and Damages the Mature and Immature Olfactory Sensory Neurons of Hamsters. Clin Infect Dis [Internet]. 2020.
15. Fodoulian L, Tuberosa J, Rossier D, et al. SARS-CoV-2 Receptors and Entry Genes Are Expressed in the Human Olfactory Neuroepithelium and Brain. iScience [Internet]. 2020;23(12):101839.
16. Baig AM, Khaleeq A, Ali U, Syeda H. Evidence of the COVID-19 Virus Targeting the CNS: Tissue Distribution, Host–Virus Interaction, and Proposed Neurotropic Mechanisms. ACS Chem Neurosci [Internet]. 2020;11(7):995-8.
17. Meinhardt J, Radke J, Dittmayer C, et al. Olfactory transmucosal SARS-CoV-2 invasion as a port of central nervous system entry in individuals with COVID-19. Nat Neurosci [Internet]. 2020;24(2):168-75.
18. Zhou Z, Kang H, Li S, Zhao X. Understanding the neurotropic characteristics of SARS-CoV-2: from neurological manifestations of COVID-19 to potential neurotropic mechanisms. J Neurol [Internet]. 2020;267(8):2179-84.
19. Mastrangelo A, Bonato M, Cinque P. Smell and taste disorders in COVID-19: From pathogenesis to clinical features and outcomes. Neuroscience Letters [Internet]. 2021;748:135694.
20. Boscolo-Rizzo P, Borsetto D, Fabbris CA, et al. Evolution of altered sense of smell or taste in patients with mildly symptomatic COVID-19. JAMA [Internet]. 2020;146(8):729.
21. Hopkins C, Surda P, Whitehead E, Kumar BN. Early recovery following new onset anosmia during the COVID-19 pandemic – An observational co-hort study. J Otolaryngol – Head Neck Surg [Internet]. 2020;49(1).
22. Petrocelli M, Cutrupi S, Salzano G, et al. Six-month smell and taste recovery rates in coronavirus disease 2019 patients: a prospective psychophysical study. J Laryngol Otol [Internet]. 2021:1-6.

DISFUNÇÃO OLFATÓRIA PÓS-TRAUMÁTICA: CAUSAS E DIAGNÓSTICO

CAPÍTULO 8

Maria Júlia Abrão Issa ▪ Renato Roithmann ▪ Eduardo Macoto Kosugi

INTRODUÇÃO

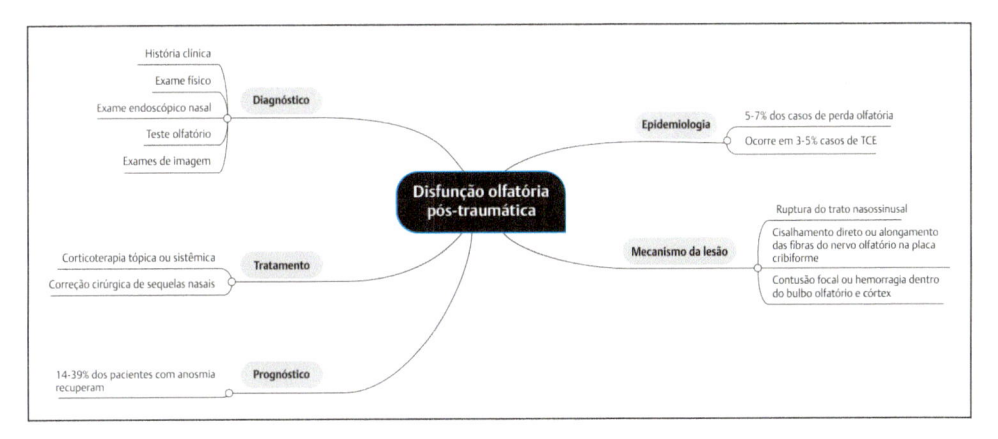

Os traumas cranioencefálicos (TCE) e de face são responsáveis por 5 a 17% dos casos de perda do olfato, ficando atrás somente das infecções de vias aéreas superiores (também chamadas de pós-infecciosas) e das doenças nasossinusais (como as rinites e rinossinusites crônicas).[1,2]

Alteração de olfato e paladar são as sequelas neurológicas mais comuns relacionadas com os traumas cranioencefálicos e de face. A lesão traumática do nervo olfatório está presente em 3 a 5% dos casos de TCE e aumenta para 15 a 20% quando há contusão cerebral associada, sendo que os acidentes com veículos automobilísticos são a causa principal. A disfunção olfatória pode resultar de qualquer causa de trauma na face e/ou crânio, e estima-se que ocorra em 23,6% dos acidentes automobilísticos e 26,6% das quedas domésticas.[3]

Como nem todo traumatismo cranioencefálico produz perda olfatória, a probabilidade de disfunção quimiossensorial pós-traumática foi associada à gravidade da lesão e à duração do coma pós-traumático.[4,5] A correlação entre o grau do TCE medido pelo escore da escala de coma de Glasgow (ECG) e o grau do distúrbio do olfato está bem documentada. Trabalhos mostram que pacientes com TCE leve (ECG entre 13 e 15) apresentaram anosmia completa em 13% e hiposmia em 27%. Além disso, 19% dos pacientes com TCE moderado (ECG entre 9 e 12) e 25% dos pacientes com TCE grave (ECG entre 3 e 8) apresentaram anosmia.[4,6]

Gudziol et al.[7] investigaram a prevalência de dano quimiossensorial em pacientes com trauma cranioencefálico, classificando-a de acordo com o tempo de inconsciência em graus I a III. Eles mostraram déficit olfatório em 18% dos pacientes com grau I (< 30 min de inconsciência) comparado a 57% dos pacientes com graus II e III (> de 60 min).[7]

Embora as alterações quantitativas na percepção do olfato (hiposmia/anosmia) sejam as sequelas olfativas mais comuns decorrentes de traumatismo cranioencefálico, 25 a 33% dos pacientes também podem apresentar distorções qualitativas descritas como percepções distorcidas – parosmia ou fantosmia, dependendo da gravidade e da localização do trauma.[8-10]

MECANISMO DA LESÃO DO SISTEMA OLFATÓRIO

Um sistema olfatório funcional requer uma via aérea nasal não obstruída e vias neuronais intactas. Assim, lesões traumáticas que levam ao rompimento de qualquer parte dessas vias podem levar à perda olfatória, sendo classificadas, de acordo com a topografia, em:

- *Perdas olfatórias condutivas*: quando há lesão ou bloqueio na via nasal da olfação;
- *Perdas olfatórias neurossensoriais*: quando há lesão nas vias neurais da olfação, desde o nervo olfatório até os centros olfatórios do cérebro;
- *Perdas olfatórias mistas*: quando ambos os mecanismos estão envolvidos.[11]

A disfunção olfatória em pacientes vítimas de traumatismo de face ou cranioencefálico ocorre secundariamente a três mecanismos específicos (Fig. 8-1):

- Ruptura do trato nasossinusal;
- Cisalhamento direto ou alongamento das fibras do nervo olfatório na placa cribiforme;
- Contusão focal ou hemorragia dentro do bulbo olfatório e córtex.

Vale ressaltar que a probabilidade de disfunção neurossensorial está associada à gravidade da lesão e à duração do coma pós-traumático.

Ruptura do Trato Nasossinusal

A via condutiva do sistema olfatório pode sofrer obstrução mecânica, dificultando ou impedindo o acesso dos odores à fenda olfatória. Fraturas do esqueleto ou septo nasal, edema ou lacerações da mucosa, hematomas, sinéquias ou dano direto ao neuroepitélio olfatório podem provocar sintomas olfatórios. Além disso, o trauma nasal pode causar perturbação da função mucociliar desencadeando rinossinusite, que é mais um fator de bloqueio ao fluxo de ar na cavidade nasal. Esses mecanismos geralmente resultam em hiposmia unilateral e, raramente, em sintomas bilaterais ou anosmia completa.[4,12]

Cisalhamento Direto ou Alongamento das Fibras do Nervo Olfatório na Placa Cribriforme

O traumatismo cranioencefálico também pode causar lesão direta às fibras do nervo olfatório na altura da lâmina cribriforme[8,12] através de fraturas em terço médio da face (p. ex.: fraturas naso-orbitais-etmoidais) ou por lesões de desaceleração que produzam golpe-contragolpe do cérebro, com alongamento ou cisalhamento das fibras olfatórias, mesmo sem fratura de base do crânio associada. Os traumas direcionados à parte posterior do crânio têm maior probabilidade de causar disfunção olfatória do que os direcionados à parte anterior.[4,13,14] Ao contrário da ruptura do trato nasossinusal, o cisalhamento das fibras olfatórias leva, mais comumente, à anosmia bilateral ou hiposmia grave.

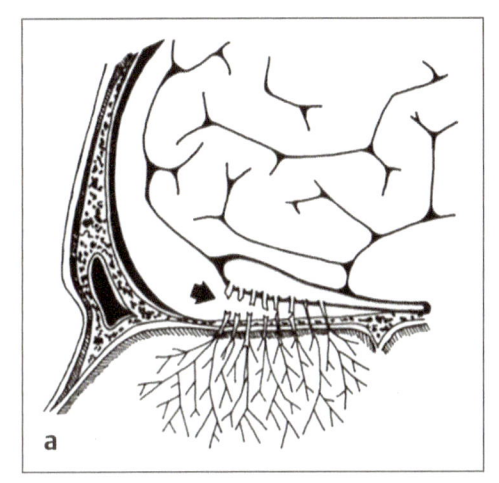

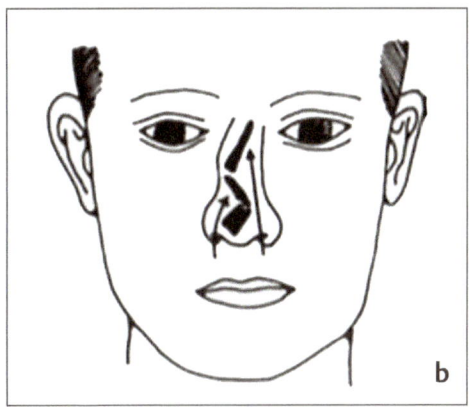

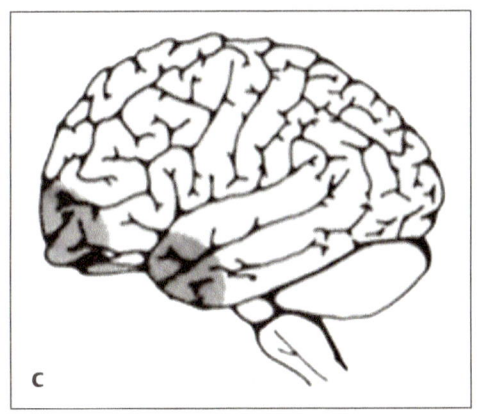

Fig. 8-1. Mecanismos envolvidos na disfunção olfatória pós-traumatismo de face e/ou do crânio: (**a**) Traumatismo direto das fibras olfatórias na placa cribriforme. (**b**) Obstrução mecânica no trato nasossinusal. (**c**) Contusão focal ou hemorragia dentro do córtex olfatório.[1]

Contusão Focal ou Hemorragia no Bulbo Olfatório e/ou Córtex

Por último, a disfunção olfatória pode ser consequência de danos aos componentes centrais. Dada sua localização em relação à base do crânio, os lobos temporais e a região fronto-orbital são os córtices olfatórios centrais mais envolvidos. Um ponto importante a ressaltar é que essas lesões olfatórias podem ser observadas mesmo sem envolvimento de outras estruturas intracranianas, possivelmente em razão da vulnerabilidade dessas regiões a forças isquêmicas ou compressivas.[12] Além disso, por conta das extensas projeções corticais bilaterais, o dano intracraniano ao sistema olfatório raramente resulta em anosmia. Nessa situação, é mais comum o comprometimento do reconhecimento olfatório.[12,15-18]

Apesar destes mecanismos descritos, a disfunção olfatória pode ocorrer sem nenhum sinal de trauma visível nos estudos de imagem.[2]

AVALIAÇÃO E DIAGNÓSTICO

Apesar de comum, a disfunção olfatória pós-TCE nem sempre é diagnosticada em um primeiro momento, em função das prioridades neurológicas e ortopédicas presentes, intubação prolongada, sedação, entre outros fatores. Isto pode resultar em um tempo grande para detecção e caracterização da perda, e impactar de forma negativa na recuperação da disfunção.[5] Gudziol et al.[7] mostraram que, enquanto 28,4% dos pacientes com traumatismo cranioencefálico apresentavam disfunção olfatória por meio de teste objetivo, apenas 6,3% relataram, inicialmente, alguma perda subjetiva. A autoavaliação da função olfatória, portanto, não parece ser confiável, enfatizando ainda mais a necessidade de uma avaliação metódica dessa população de pacientes.

Uma boa avaliação é composta por história clínica detalhada, exame físico, exame endoscópico nasal, exame olfatório objetivo e exames de imagem.

Na história clínica é importante tentar excluir déficits olfatórios preexistentes, o que nem sempre é possível. No entanto, devem-se investigar traumatismos anteriores, doença neurodegenerativa, rinossinusite, infecções respiratórias virais superiores, uso de medicamentos e considerar o envelhecimento. Além disso, a irradiação prévia da região de cabeça e pescoço ou intervenções cirúrgicas nasossinusais devem ser discutidas, pois a disfunção mucociliar ou a cicatriz nasossinusal por tais causas podem contribuir para os déficits basais. A natureza e o mecanismo do traumatismo e duração do coma pós-traumático, se houver, também devem ser avaliados. A intensidade, a lateralidade e a natureza qualitativa da alteração olfatória devem ser exploradas. Sintomas sugestivos de vazamento de líquido cefalorraquidiano, que pode resultar de fraturas na base anterior do crânio também devem ser investigados. Pode haver associação da disfunção olfatória pós-TCE com sintomas vestibulococleares como perda auditiva, zumbido, tonturas e distúrbios visuais, e com déficits cognitivos e de atenção.

O exame físico deve começar com um exame abrangente da cabeça, procurando sinais de lesão como lacerações, equimoses, assimetrias, degraus ósseos palpáveis e enfisema subcutâneo. A rinoscopia anterior possibilita a limpeza da cavidade nasal com remoção de coágulos para melhor avaliação da mucosa, septo nasal e fendas olfatórias, além da prevenção de sinéquias cicatriciais. A vasoconstrição tópica da mucosa permite determinar o grau de edema reversível da mucosa e melhora a inspeção.

A endoscopia nasal deve ser realizada com foco na integridade e na perviedade das fendas olfatórias, bem como na identificação de fontes de obstrução nasal como edema de mucosa, hipertrofia de conchas inferiores, desvio septal ou hematoma, polipose nasal ou rinossinusite.

A avaliação objetiva através do teste de olfato é fundamental para a confirmação de um déficit e a quantificação do seu grau. Muitos testes estão disponíveis, diferindo amplamente na sua natureza, equipamentos necessários e facilidade de administração. Os testes atualmente validados no Brasil são o Teste de Identificação do Olfato da Universidade da Pensilvânia (UPSIT) e o Teste *Chemosensory Clinical Research Center da University of Connecticut* (CCCRC). O teste objetivo do olfato deve ser realizado antes da endoscopia nasal, e do uso de vasoconstritores ou anestésicos. Qualquer manipulação da cavidade nasal antes da realização do teste pode alterar seu resultado. Por isso, deve-se analisar cada caso para escolher o melhor momento para a sua aplicação.

Exames de imagem são imprescindíveis para identificar possíveis lesões no sistema olfatório. Como a avaliação inicial de pacientes com trauma frequentemente inclui neuroimagem, esses estudos, embora muitas vezes não sejam direcionados, devem ser revisados como ponto de partida. Nos casos em que as imagens iniciais da cabeça são sugestivas de lesão, mas inconclusivas, as estruturas nasossinusais são visualizadas de maneira incompleta ou existem deficiências funcionais sem explicação, exames de imagem direcionados são indicados. A tomografia computadorizada de alta resolução da face e seios paranasais, com cortes finos (menores que 1 mm), é o exame de imagem de escolha. Ela permite a visualização de tecidos moles, deformidades ósseas da cavidade nasossinusal e da base anterior do crânio e uma avaliação precisa das fendas olfatórias. Para suspeitas de lesões corticais, e especialmente na presença de outros achados neurológicos, a ressonância magnética (RM) é indicada por sua capacidade de demonstrar lesões cerebrais sutis, incluindo hematomas intraparenquimatosos ou contusão.

PROGNÓSTICO

A recuperação da função olfatória após o trauma é variável e depende de diversos fatores como a gravidade do trauma, o tempo de inconsciência pós-trauma, estado de saúde prévio do paciente, tipo de traumatismo, mecanismo responsável, tempo para a detecção da disfunção, entre outros. A maioria das grandes séries relata um retorno da função olfatória em 14 a 39% dos pacientes com anosmia,[5,13,19] especialmente se o intervalo de inconsciência pós-traumática for inferior a 24 horas.

Enquanto 74% dos pacientes que recuperam a função olfatória o fazem em 12 semanas, um estudo relatou que outros 22% recuperarão a função no segundo ano após a lesão.[5] Entretanto, relatos de retorno da função olfatória em até 7 anos após a lesão foram publicados, embora poucos estudos tenham utilizado testes quantitativos da função olfatória.[5,13] A idade desempenha papel significativo na recuperação da função olfatória.[20]

TRATAMENTO

O prognóstico da disfunção olfatória pós-traumática depende do mecanismo da perda olfatória e do tempo de instituição do tratamento.

Lesões relacionadas com a ruptura do trato nasossinusal (perdas condutivas) são potencialmente tratáveis. Edema ou hematoma da mucosa nasal podem causar déficits olfatórios menores e têm uma grande chance de resolução espontânea, mesmo antes que os pacientes tomem conhecimento de sua existência. O edema mais duradouro pode ser tratado com corticoterapia tópica ou sistêmica. Outras sequelas nasais, como desvio de septo nasal, fraturas do osso nasal, estreitamento ou bloqueio das fendas olfatórias e rinossinusite secundárias a cicatrizes pós-traumáticas podem ser corrigidas por meio de cirurgia.

Por outro lado, déficits neurossensorias, como as lesões diretas aos neurônios da lâmina cribriforme ou as lesões centrais, ainda não são passíveis de tratamento. Como a recuperação espontânea de tais lesões pode ocorrer em virtude da regeneração dos axônios das células receptoras bipolares, permitindo que o neuroepitélio olfatório restabeleça o contato com o bulbo olfatório, os esforços de pesquisa têm-se concentrado em potencializar esse processo.[21,22]

REFERÊNCIAS BIBLIOGRÁFICAS

1. Howell J, Costanzo R M, Reiter E. Head trauma and olfactory function. W J Otorhinolaryngol H N Surg. 2018;4:39-45.
2. Hummel T, Whitcroft KL, Andrews P, et al. Position paper on olfactory dysfunction. Rhinology. 2017;54(26):1-30.
3. Costanzo RM, Becker DP. Smell and taste disorders in head injury and neurosurgery patients. In: Meiselman HL, Rivlin RS (Eds.). Clinical Measurements of Taste and Smell. New York, NY: MacMillan Publishing Company. 1986:565e578.
4. Reiter ER, DiNardo LJ, Costanzo RM. Effects of head injury on olfaction and taste. Otolaryngol Clin North Am. 2004;37:1167e1184.
5. Sumner D. Post-traumatic anosmia. Brain. 1964;87:107e120.

6. Costanzo RM, Zasler ND. Head trauma. In: Getchell TV, Doty RL, Bartoshuk LM, Snow Jr JB (Eds.). Smell and taste in health and disease. New York, NY: Raven Press. 1991:711e730.
7. Gudziol V, Hoenck I, Landis B, et al. The impact and prospect of traumatic brain injury on olfactory function: a cross-sectional and prospective study. Eur Arch Otorhinolaryngol. 2014;271:1533-40.
8. Costanzo RM, DiNardo LJ, Reiter ER. Head injury and olfaction. In: Doty RL (Ed.). Handbook of Olfaction and Gustation. 2nd ed. New York, NY: Marcel Dekker; 2003. p. 629e638.
9. Duncan HJ, Seiden AM. Long-term follow-up of olfactory loss secondary to head trauma and upper respiratory tract infec- tion. Arch Otolaryngol Head Neck Surg. 1995;121:1183e1187.
10. Doty RL, Yousem DM, Pham LT, et al. Olfactory dysfunction in patients with head trauma. Arch Neurol. 1997;54:1131e1140.
11. Costanzo RM, Miwa T. Posttraumatic olfactory loss. Adv Otorhinolaryngol. 2006;63:99-107.
12. Costanzo RM, Reiter RJ, Yelverton JC. Smell and taste. In: Zasler ND, Katz DI, Zafonte RD (Eds.). Brain Injury Medicine: Principles and practice. New York, NY: Demos, 2012. p. 794e808.
13. Zusho H. Posttraumatic anosmia. Arch Otolaryngol. 1982;108:90-2.
14. Sumner D. Disturbance of the senses of smell and taste after head injuries. In: Vinken PJ, Bruyn GW (Eds.). Handbook of Clinical Neurology. Amsterdam: North- Holland Publishing; 1975:1e25.
15. Heywood PG, Zasler ND, Costanzo RM. Olfactory screening test for assessment of smell loss following traumatic brain injury. In: Proceedings of the 14th Annual Conference on Rehabilitation of the Brain Injured. Williamsburg, Virginia. 1990.
16. Levin HS, High WM, Eisenberg HM. Impairment of olfactory recognition after closed head injury. Brain. 1985;108(3):579e591.
17. Yousem DM, Geckle RJ, Bilker WB, et al. Posttraumatic olfactory dysfunction: MR and clinical evalua- tion. AJNR Am J Neuroradiol. 1996;17:1171e1179.
18. Yee KK, Costanzo RM. Changes in odor quality discrimination following recovery from olfactory nerve transection. Chem Senses. 1998;23:513e519.
19. Varney NR. Prognostic significance of anosmia in patients with closed-head trauma. J Clin Exp Neuropsychol 1988;10:250-4.
20. Reden J, Mueller A, Mueller C, et al. Recovery of olfactory function following closed head injury or infections of the upper respiratory tract. Arch Otolaryngol Head Neck Surg. 2006;132(3):265- 9.
21. Koster NL, Costanzo RM. Electrophysiological characterization of the olfactory bulb during recovery from sensory deafferentation. Brain Res. 1996;724:117e120.
22. Yee KK, Costanzo RM. Restoration of olfactory mediated behavior after olfactory bulb deafferentation. Physiol Behav. 1995;58:959e968.

NEOPLASIAS E SEQUELAS CIRÚRGICAS

Miguel Soares Tepedino ▪ Leonardo Balsalobre
Marco Cesar Jorge dos Santos ▪ Ana Clara Miotello Ferrão
Camila Soares Dassi ▪ Jair Demétrio de Souza

INTRODUÇÃO

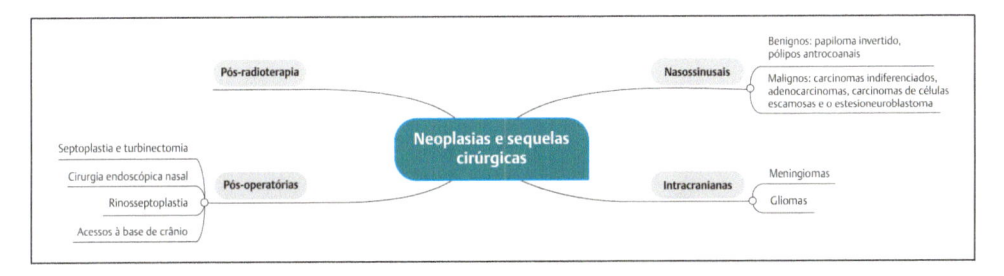

[Diagrama: Neoplasias e sequelas cirúrgicas
- Pós-radioterapia
- Pós-operatórias: Septoplastia e turbinectomia; Cirurgia endoscópica nasal; Rinosseptoplastia; Acessos à base de crânio
- Nasossinusais: Benignos: papiloma invertido, pólipos antrocoanais; Malignos: carcinomas indiferenciados, adenocarcinomas, carcinomas de células escamosas e o estesioneuroblastoma
- Intracranianas: Meningiomas; Gliomas]

O sistema olfatório pode ser alterado por diferentes lesões que, ao prejudicarem o olfato, geram um quadro de disosmia aos pacientes. Dentre as variadas etiologias capazes de alterar a percepção olfatória, as neoplasias e as sequelas cirúrgicas devem ser amplamente conhecidas pelo médico, permitindo um diagnóstico correto que possibilite um tratamento precoce e eficiente.

Neste capítulo dividiremos didaticamente tais possibilidades etiológicas em 4 grupos principais.

NEOPLASIAS NASOSSINUSAIS

Dividimos os distúrbios olfatórios em dois grupos etiológicos principais: as etiologias condutivas, associadas à obstrução do fluxo aéreo nasal, e as neurossensoriais, resultantes de danos às estruturas do sistema nervoso periférico ou central.[1]

Dentre os inúmeros diagnósticos diferenciais, as neoplasias do nariz e seios paranasais devem ser aventadas e, neste contexto, podem gerar disfunções olfatórias condutivas e/ou neurossensoriais.[2]

As alterações olfatórias condutivas decorrentes de neoplasias nasais ocorrem porque o fluxo de ar na cavidade nasal geralmente é um pré-requisito do olfato. A restrição do fluxo de ar para o neuroepitélio olfatório é suficiente para alterar a capacidade de sentir cheiro porque, à medida que o fluxo de ar se distribui na cavidade nasal, cerca de 15% flui para a fenda olfatória. Tendo em vista que a maior parte dos tumores nasais gera obstrução nasal unilateral, a principal queixa relacionada com o olfato, nestes casos, costuma ser a hiposmia, ou seja, perda parcial do olfato.

As alterações neurossensoriais, em contrapartida, ocorrem nos casos em que os tumores destroem os neurônios olfatórios centrais.[3,4] Estes neurônios encontram-se no neuroepitélio situado na placa cribriforme, medialmente à concha nasal média, com uma área de superfície de 1,5 a 2,5 cm em cada fossa nasal. Algumas áreas do epitélio olfatório também estão presentes na concha nasal superior, no septo superior e na concha nasal média.[5] Pacientes que apresentam tumores com origem na placa olfatória cursam com alteração de olfato e, em geral, não melhoram após a ressecção cirúrgica.

Os tumores nasais que ocasionam queixas olfatórias podem ser benignos ou malignos, com apresentações variadas. Dentre os tumores benignos, o papiloma invertido merece destaque, acompanhado do pólipo antrocoanal. No caso dos tumores malignos, os principais diagnósticos diferenciais incluem carcinomas indiferenciados, adenocarcinomas, carcinomas de células escamosas e o estesioneuroblastoma.[6]

Papiloma Invertido

É um tumor benigno que representa cerca de 0,5 a 4% dos tumores nasossinusais. É mais frequentemente unilateral e possui tendência recidivante, capacidade de invasão multicêntrica e potencial de transformação maligna.[7] O principal local de origem é a parede nasal lateral, sendo que sua expansão medial resulta em obstrução das vias aéreas nasais parcial ou completa. Além da obstrução nasal comumente apresentada, a hiposmia é relatada em aproximadamente 15% dos pacientes e, em geral, ocorre por mecanismo condutivo.[8] O tratamento é eminentemente cirúrgico, sendo a cirurgia endoscópica nasal a via de escolha atualmente. É fundamental a exérese completa do tumor e a remoção de sua área de inserção através de cauterização ou drilagem, a fim de diminuir as chances de recidiva local.[9] Em razão da origem condutiva da alteração de olfato neste paciente, a ressecção completa da lesão tende a cursar com melhora da queixa de hiposmia, uma vez que há restabelecimento do fluxo aéreo nasal.

Carcinoma Epidermoide

No que se refere às neoplasias malignas da cabeça e do pescoço, este tumor, também chamado de carcinoma de células escamosas (CEC), é o tipo histológico mais prevalente. Apesar da baixa incidência na população geral, estes tumores são clinicamente significativos e apresentam prognóstico reservado. A sintomatologia é semelhante à de outros tumores nasais, incluindo obstrução nasal unilateral, epistaxe, hiposmia, dor e parestesia facial.[10] O tratamento do CEC envolve uma abordagem de equipe multidisciplinar, com várias opções de tratamento potenciais. As estratégias de tratamento atuais geralmente envolvem terapia multimodal usando uma combinação de cirurgia, radioterapia e quimioterapia. A cirurgia primária é considerada a base do tratamento inicial nos tumores considerados ressecáveis, seguida da radioterapia adjuvante com ou sem quimioterapia. A ocorrência de anosmia como consequência do tratamento radioterápico é amplamente discutida na literatura e será discutida neste capítulo.[11]

Adenocarcinoma

É um tumor maligno com etiologia principalmente associada à exposição ao pó de madeira. Classicamente é descrito como originário do labirinto etmoidal. Contudo, o advento das cirurgias endoscópicas tem demonstrado que grande parte dos adenocarcinomas tem origem na fenda olfatória.[12] O quadro clínico comumente apresentado inclui, em geral, sintomas nasais inespecíficos, como obstrução nasal unilateral, rinorreia, anosmia e epistaxe, podendo ou não estar associados a alterações oftalmológicas e neurológicas, a depender da extensão do tumor. A anosmia é, em muitos casos, o sintoma que motiva estes pacientes a procurar atendimento médico e deve ser valorizado durante a anamnese. Discute-se a fisiopatologia da anosmia nestes casos, sendo aventadas as possibilidades de compressão ou reação inflamatória da fenda olfatória. Apesar de não haver um consenso, presume-se que o mecanismo de compressão seja o fator principal, com base no fato de grande parte dos pacientes recuperarem o sentido do olfato no pós-operatório imediato.[13,14] Em relação ao tratamento, a ressecção cirúrgica completa possui papel principal, sendo a cirurgia endoscópica nasal a principal via de tratamento. Os benefícios das ressecções endoscópicas compreendem a ausência de incisões externas, melhor visualização do campo cirúrgico, tempo de internação hospitalar reduzido e menor morbidade cirúrgica. A proximidade do tumor com estruturas nobres dificulta a obtenção de margens cirúrgicas livres de neoplasia. Dessa forma, a realização de radioterapia adjuvante é preconizada, principalmente em tumores localmente avançados e de alto grau.[15]

Carcinoma Nasossinusal Indiferenciado

É uma neoplasia epitelial maligna com alto grau de agressividade. É caracterizado por evolução rápida, tendência à recorrência local e metástases à distância. Assintomáticos no início, de forma semelhante aos outros tumores dos seios paranasais, são de difícil diagnóstico em fases iniciais. A sintomatologia é variada e inespecífica, incluindo obstrução nasal, epistaxe, rinorreia, dor facial e anosmia.[16] No que diz respeito ao tratamento, não há um consenso sobre a abordagem, devendo ser individualizada. Quando a neoplasia se limita à cavidade nasal, a cirurgia e a radioterapia adjuvante, bem como a radioterapia isolada, podem ser o tratamento de escolha. Independentemente do tratamento inicial de escolha, é inquestionável que uma terapia multimodal (incluindo cirurgia, radioterapia e/ou quimioterapia) leva a um incremento na sobrevida.[17,18]

Estesioneuroblastoma

Também conhecido como neuroblastoma olfatório, é uma neoplasia maligna da cavidade nasal de suma importância dentre os tumores que cursam com anosmia, uma vez que é originária do neuroepitélio olfatório. Representa cerca de 3-6% de todas as doenças malignas da cavidade nasal e seios paranasais e apresenta uma distribuição bimodal com picos na 2ª e 6ª décadas de vida.[19] Deve-se suspeitar deste diagnóstico em pacientes com obstrução nasal unilateral persistente e epistaxe recorrente. A anosmia justifica-se pela penetração na placa cribriforme, podendo ser o primeiro sintoma apresentado. Outros sintomas como cefaleia e dor facial podem ser apresentados e, ocasionalmente, a descoberta é acidental, através de massa nasal assintomática.[20]

A extensão do estesioneuroblastoma aos compartimentos anatômicos adjacentes é considerada a característica principal na concepção de um plano terapêutico adequado, além de determinar o prognóstico da doença. O método mais utilizado de estadiamento é o desenvolvido por Kadish, et al.,[21] que divide os tumores em 3 grupos: as lesões do grupo A são limitadas à cavidade nasal, as do grupo B envolvem cavidade nasal e seios paranasais, e as lesões do grupo C estendem-se além da cavidade nasal e seios paranasais. A modificação deste sistema de estadiamento foi realizada por Morita, *et al.*[22] e estabeleceu o grupo D para englobar tumores com metástases regionais (linfonodo cervical) ou à distância.[23]

A cirurgia é o tratamento preferencial, sendo que as técnicas endoscópicas podem ser realizadas em grande parte dos casos. Além de ser minimamente invasiva, a técnica endoscópica possibilita melhor exposição do ápice orbitário e da nasofaringe, quando comparada à ressecção craniofacial aberta. As restrições à abordagem endoscópica incluem envolvimento dos tecidos moles faciais, extensão lateral sobre a órbita ou invasão intracraniana extensa. A associação de radioterapia como tratamento neoadjuvante ou adjuvante oferece melhor controle local. As taxas de sobrevivência para terapia combinada, exérese cirúrgica e radioterapia são 72,5%, 62,5% e 53,8%, respectivamente.[24-26] A combinação de cirurgia e quimiorradioterapia concomitante pode ser considerada, especialmente, para tumores classificados com Kadish avançado e para pacientes com margem cirúrgica positiva.[27]

NEOPLASIAS INTRACRANIANAS

Neoplasias intracranianas, particularmente aquelas localizadas ou envolvendo a fossa craniana anterior, podem evoluir com déficits olfatórios. Tumores mais comumente encontrados nesta localização incluem os meningiomas da goteira olfatória e os gliomas. Além disso, casos de neoplasia ou epilepsia de lobo temporal podem cursar com disfunções olfatórias, principalmente a fantosmia.[28]

Meningiomas

Os meningiomas da goteira olfatória (MGO) representam 9 a 12% de todos os meningiomas intracranianos. Este tipo tumoral origina-se da aracnoide localizada ao longo da lâmina cribriforme (da crista *galli* até o plano esfenoidal), podendo projetar-se uni ou bilateralmente a partir da linha média. Tanto o crescimento lento quanto sua localização contribuem para uma apresentação clínica tardia. Cefaleia, alterações de humor e personalidade, anosmia e diminuição da acuidade visual fazem parte dos principais sintomas relacionados com a doença.[29]

Embora a anosmia esteja presente em até 65% dos casos, ela raramente é um sintoma que leva ao diagnóstico da doença visto que a percepção do paciente sobre sua capacidade de sentir cheiros é perdida progressivamente.[29]

Durante a ressecção tumoral, a avulsão dos filamentos olfatórios da placa cribriforme causada pela retração do lobo frontal ou manipulação do tumor são os principais mecanismos que resultam em anosmia. Além disso, a anosmia pode ser resultado da compressão direta da microvasculatura do nervo olfatório. Retração mínima do lobo frontal, identificação precoce do nervo olfatório e dissecção da aracnoide em uma direção proximal para distal são altamente recomendadas em acessos abertos para ressecção de MGO.[30] Acessos endoscópicos endonasais geralmente cursam com anosmia persistente visto a necessidade de transposição do aparato olfatório para ressecção tumoral.[31]

Gliomas

Os gliomas são tumores de células gliais que muito raramente podem ter origem primariamente no trato e bulbo olfatório. Na maioria dos casos, o envolvimento olfatório ocorre por infiltração secundária em pacientes já com diagnóstico prévio de glioma. Eles podem ser classificados em diferentes subtipos dependendo do tipo de célula glial que o origina, sendo o mais comum o astrocitoma.[32]

Os sintomas relacionados com os gliomas geralmente envolvem cefaleia e crises convulsivas, mas podem variar dependendo da localização e do tipo de lesão. Anosmia e hiposmia não são sintomas comumente relatados em quadros inicias da doença.[32]

RADIOTERAPIA E OLFATO

Distúrbios do olfato e paladar estão entre os efeitos colaterais da radioterapia para tumores da cabeça e pescoço. Quando realizada para lesões que não se localizam próximo à região do trato e bulbo olfatório, a hiposmia é, em geral, temporária e apresenta tendência de melhora após o terceiro mês do tratamento.[33]

Alguns tipos tumorais que envolvem o trato olfatório exigem tratamento adjuvante à cirurgia para controle local da doença. Entre eles destacam-se, principalmente, os neuroblastomas olfatórios que, em grande parte, e a depender da classificação histopatológica e extensão do tumor, são tratados com máxima ressecção cirúrgica seguida de radioterapia. Neste cenário, a anosmia permanente é esperada como efeito colateral do tratamento.[34,35]

DISFUNÇÕES OLFATÓRIAS PÓS-OPERATÓRIAS

A percepção do olfato é dependente da permeabilidade do fluxo de ar nasal, da integridade do neuroepitélio olfatório e da integridade das vias olfatórias centrais. Visto isso, os distúrbios da olfação são comumente causados por doenças que interferem no contato das moléculas de odor com o neuroepitélio olfatório (perda do olfato por condução), lesão da região receptora (perda do olfato sensorial) ou danos às vias olfatórias centrais.[36] Em um contexto de hiposmia ou anosmia de início no período pós-operatório, alguns fatores principais devem ser levados em consideração:

- Trauma direto ao epitélio olfatório durante a cirurgia;
- Tração de filetes olfatórios por movimentação inadvertida da placa cribriforme;
- Comprometimento vascular do neuroepitélio olfatório;
- Efeito de substâncias tópicas usadas durante a cirurgia;
- Edema de mucosa durante o período de convalescência cirúrgica que diminuem o contato dos odores com o neuroepitélio olfatório;
- Alterações anatômicas residuais que diminuem o contato dos odores com o neuroepitélio olfatório;
- Aspectos psicológicos do paciente;
- Hiposmia preexistente não reconhecida.

Discutir a possibilidade de alteração do olfato é especialmente importante em pacientes submetidos à cirurgia endoscópica dos seios paranasais para tratamento da rinossinusite crônica (RSC) e em cirurgias endoscópicas transnasais para tratamento de tumores da base do crânio. As expectativas dos pacientes precisam ser abordadas e o aconselhamento sobre a possível persistência ou piora de perda olfatória preexistente deve ser esclarecida visto que mesmo a diminuição temporária na percepção do cheiro pode reduzir a satisfação do paciente com o procedimento.[37,38] Além disso, é importante expor ao paciente que a anosmia, apesar de infrequente, é uma complicação possível e sua prevalência pode chegar em até 1,1% após cirurgias nasais e nasossinusais.[38]

Septoplastia e Turbinectomia

A obstrução nasal como resultado de desvios septais e hipertrofia das conchas nasais inferiores pode ser acompanhada de hiposmia em decorrência da diminuição do fluxo aéreo nasal na fossa olfatória do lado afetado. Mudanças na área da válvula nasal e região olfatória localizadas no meato nasal superior, abaixo da placa cribriforme, impactarão de forma expressiva nos padrões de fluxo de ar e transporte de odores pela região olfatória. A septoplastia visa a melhora da obstrução nasal e por isso pode afetar positivamente os limiares olfatórios. Por outro lado, a capacidade olfatória após este tipo de procedimento pode ser prejudicada quando há trauma direto ao neuroepitélio olfatório, tração de filetes olfatórios ou comprometimento vascular deste epitélio.[38,39]

Durante o período de cicatrização da mucosa nasal após o procedimento cirúrgico, o edema da mucosa e a presença de crostas e coágulos podem diminuir o volume da cavidade nasal levando à perda de olfato por condução. Em geral, o retorno da função olfatória é proporcional à melhora do edema da mucosa, do restabelecimento do fluxo aéreo, principalmente, na fossa olfatória e da melhora no *clearance* mucociliar.[40]

O tempo de recuperação do olfato após a septoplastia, associada ou não à turbinectomia, é variável. Alguns autores, como Kilicaslan *et al.*, referem que há diminuição global da função olfatória no pós-operatório e que a melhora completa da disfunção olfatória ocorre no período entre 6 e 12 meses.[41] Outros autores referem que os limiares de odor, discriminação de odor e identificação do odor são pouco afetados durante a primeira semana pós-operatória e que, de qualquer forma, estes sintomas melhoram 3 meses após o procedimento.[36] Quando em associação à turbinectomia parcial ou turbinoplastia, o tempo necessário para o retorno da função olfatória basal do paciente pode prolongar-se em razão de aumento do edema na cavidade e na produção prolongada de crostas nas conchas nasais inferiores.

Cirurgia Endoscópica dos Seios Paranasais

A principal doença tratada pelas cirurgias endoscópicas dos seios paranasais é a RSC. Neste cenário, mesmo sem procedimentos cirúrgicos prévios, a história natural desta doença com padrão inflamatório do tipo 2 já engloba sintomas como hiposmia e anosmia que estão presentes no pré-operatório. Isto é resultado de dois mecanismos principais:

1. O bloqueio da fenda olfatória por pólipos, secreção e edema da mucosa que diminui a capacidade do odorante em atingir os receptores olfatórios;
2. O dano que a inflamação crônica do epitélio causa aos neurônios olfatórios.[37]

Intervenções cirúrgicas nos seios paranasais podem, inadvertidamente, alterar a função olfatória. Wrobel e Leopold dividiram os mecanismos que levam a esta disfunção em 4 grupos principais: lesão mecânica, modificadores do fluxo de ar, lesão vascular/neural, e outros.[42]

As lesões mecânicas seriam aquelas decorrentes do trauma direto ao epitélio olfatório como, por exemplo, a lesão térmica por eletrocautério, a tração dos filetes olfatórios (septoplastia e osteotomias), cicatrizes fibróticas e rinite atrófica por ressecção excessiva de estruturas intranasais. Modificadores de fluxo de ar incluem quaisquer sequelas anatômicas que podem alterar o fluxo de ar para o neuroepitélio olfatório. Já o comprometimento vascular pode surgir quando há isquemia do epitélio olfatório com consequente infecção local que pode resultar em lesão neural. Outros mecanismos incluem medicamentos tópicos ou infiltrados localmente distribuídos, além disso, distúrbios olfativos anteriormente não reconhecidos.[42,43]

A preservação das estruturas nasais em que há predomínio de neurônios olfatórios (fossa olfatória, concha nasal superior, septo superior e algumas áreas da concha nasal média) é preconizada, sempre que possível, com o objetivo de manter a integridade do epitélio olfatório. A manipulação cuidadosa de áreas próximas às conchas e ao septo superior visam a diminuir a chance de extirpação da mucosa, turbinectomias não intencionais e mobilização inadvertida à placa cribriforme. No entanto, a remoção parcial ou total das conchas médias pode ser considerada quando estas estruturas obstruem gravemente o fluxo de ar nasal, impedem o correto desbridamento no pós-operatório ou quando estão severamente comprometidas por degeneração polipoide. Além disso, a ressecção do terço inferior da concha nasal superior muitas vezes é realizada durante as sinusotomias esfenoidais para visualização e acesso ao óstio natural do seio esfenoide. Estudos já mostraram que a ressecção parcial da concha nasal superior e a sutura ou remoção da concha média não têm impacto negativo sobre o olfato.[38,44,45]

Rinosseptoplastia

A maioria dos pacientes que buscam se submeter à cirurgia estética do nariz não relata queixas funcionais, informando percepção olfativa normal antes da cirurgia. O impacto da rinosseptoplastia na percepção do olfato é controverso e varia desde melhora na sua percepção até sua perda completa. No entanto, na maioria dos pacientes, a perda é temporária.[44,45]

As alterações olfatórias causadas por rinosseptoplastia geralmente são resultantes de trauma direto causado na região da placa olfatória (cautério, abrasão ou tração do septo nasal superior), osteotomias altas, edema da mucosa nasal, estreitamento das narinas e válvulas, isquemia resultante de anestesia local com vasoconstritor, lesão direta dos ramos do nervo olfatório ou distúrbios psicológicos.[46]

No geral, anosmia ou hiposmia moderada a grave são encontradas em pacientes durante a primeira semana após a rinosseptoplastia. A grande maioria desses pacientes evoluirá com melhora progressiva da olfação e retornará aos níveis olfatórios pré-operatórios em no máximo 6 meses.[47]

Acessos à Base do Crânio

As abordagens transnasais endoscópicas à base do crânio anterior têm por objetivo o tratamento de tumores intracranianos, tumores nasossinusais com extensão para o compartimento intracraniano ou correções de defeitos durais e carregam importante risco de complicações olfatórias dada a proximidade entre estruturas essenciais à olfação e o campo cirúrgico.[43] Embora essas abordagens sejam conceitualmente minimamente invasivas, as cirurgias endonasais frequentemente requerem exposição ampla da base do crânio. De forma geral, isto implica no comprometimento de porções significativas do neuroepitélio olfatório e, potencialmente, do bulbo olfatório como nos acessos transcribriformes para ressecção de tumores como os meningiomas de goteira olfatória, estesioneuroblastomas e carcinomas nasossinusais indiferenciados, como mencionado anteriormente neste capítulo.[48]

A abordagem endoscópica transnasal transfenoidal à sela túrcica para ressecção de tumores hipofisários é o procedimento mais executado dentre as abordagens à base do crânio. Em geral, este acesso requer a ressecção do aspecto posterior do septo (septotomia posterior) para obtenção de exposição adequada do seio esfenoidal e acesso à sela. Embora esta seja apenas uma das áreas em que o neuroepitélio olfatório se localiza, é razoável considerar que a ressecção dessa região pode impactar no olfato.[49]

Atualmente, o principal método para reconstrução dos defeitos da base do crânio envolve a confecção do retalho nasosseptal de Hadad-Bassagasteguy (RNS): retalho de mucosa septal vascularizado que é pediculado no ramo posterior da artéria esfenopalatina.[50]

A elevação deste retalho envolve incisões na mucosa septal superior, que podem resultar na transecção de fibras olfatórios do neuroepitélio olfatório.[51] Na descrição inicial do retalho nasosseptal, os autores reconheceram esta potencial complicação pós-operatória e aconselharam incisar a mucosa 1 a 2 cm abaixo da parte superior do septo visando preservar o neuroepitélio olfatório desta região. Existe ainda a discussão sobre o impacto negativo na olfação decorrente do uso do eletrocautério, em vez de instrumentos cortantes não elétricos como tesouras e lâminas de bisturi, para confecção da incisão superior do retalho nasosseptal. Puccinelli *et al.* referem não haver diferença significativa entre as duas técnicas.[50] Contrariamente, Kim *et al.* e Hong *et al.*, apesar da carência de significância estatística em seus estudos, defendem que o uso de instrumentos cortantes não elétricos na região septal superior podem reduzir as taxas de hiposmia pós-operatórias.[52,53]

Disfunção olfatória permanente, seja ela total ou parcial, após acessos à base do crânio, ainda é alvo de debate. Alguns estudos mostram que, após 3 meses de pós-operatório, a função olfatória não está significativamente alterada na maioria dos pacientes, indicando que a ressecção de uma pequena porção do neuroepitélio olfatório septal não altera a função olfatória em um nível clinicamente detectável. Mostram, ainda, que queixas olfatórias antes dos 3 meses podem ocorrer, porém, geralmente são atribuídas ao edema pós-operatório e às crostas ao longo do septo que podem alterar os padrões normais de fluxo de ar e bloquear este fluxo para a fossa olfatória.[49,55,56] Por outro lado, Dusick *et al.* mostraram que cerca de 33% dos pacientes submetidos a cirurgias endoscópicas endonasais da base do crânio, com acessos estendidos ou não, queixavam-se de hiposmia moderada a severa no terceiro mês pós-operatório.[57] Além disso, Tam *et al.* encontraram uma diferença estatisticamente significativa na queixa de hiposmia entre dois grupos de pacientes (1. reconstrução utilizando RNS, e 2. reconstrução sem RNS) que foram avaliados objetivamente com 6 meses de pós-operatório: 19,63% apresentaram hiposmia no grupo com RNS *versus* 9,11% no grupo sem RNS.[51]

Visando evitar alterações olfatórias após os acessos à base do crânio, é recomendado que o cirurgião evite a coagulação excessiva da parede nasal lateral, especialmente concha nasal superior e parte superior da concha nasal média e também evite a utilização de eletrocautério em alta potência em regiões próximas à fossa olfatória.[58] Algumas técnicas que podem impactar na preservação do olfato também foram descritas com o objetivo de evitar a utilização da septotomia posterior em associação ao RNS de Hadad-Bassagasteguy para o acesso e reconstrução da base do crânio: retalhos de resgate, preservação de faixa de neuroepitélio olfatório septal durante o descolamento da mucosa e utilização de acesso transeptal/transnasal combinado.[59-61]

CONCLUSÃO

Identificar a etiologia de uma alteração olfatória é, em muitos casos, um desafio para o médico assistente. Dessa forma, é fundamental estabelecer uma estratégia de investigação com uma anamnese detalhada e um exame físico minucioso, com base na busca dos principais diagnósticos diferenciais. No caso dos tumores nasossinusais e intracranianos, o mais importante é realizar o diagnóstico precocemente, tendo em vista a necessidade de instituir um tratamento correto com incremento no prognóstico. Em relação às sequelas pós-cirúrgicas, o conhecimento aprofundado da anatomia e o domínio de diferentes técnicas cirúrgicas pelo cirurgião, diminui de forma considerável o risco de iatrogenia.

REFERÊNCIAS BIBLIOGRÁFICAS

1. Mann NM, Lafreniere D. Anosmia and nasal sinus disease. Otolaryngol Clin North Am. 2004;37(2):289-300.
2. Nordin S, Brämerson A. Complaints of olfactory disorders: epidemiology, assessment and clinical implications. Curr Opin Allerg Clin Immunol. 2008;8(1):10-5.
3. Gregorio LL, Caparroz F, Nunes LM, Neves LR, Macoto EK. Olfaction disorders: retrospective study. Braz J Otorhinolaryngol. 2014;80:11-7. Braz J Otorhinolaryngol. 2014;80(1):11-7.
4. Allis TJ, Leopold DA. Smell and Taste Disorders. Facial Plastic Surg Clin North Am. 2012;20(1):93-111.
5. Rombaux P, Collet S, Eloy P, et al. Smell disorders in ENT clinic. B-ENT. 2005;(1):97-109.
6. Doty R. The Olfactory System and Its Disorders. Semin Neurol. 2009;29(01):074-81.
7. Lisan Q, Laccourreye O, Bonfils P. Sinonasal inverted papilloma: From diagnosis to treatment. Eur Ann Otorhinolaryngol, Head Neck Dis. 2016;133(5):337-41.
8. Vrabec DP. The inverted schneiderian papilloma: A 25-year study. Laryngoscope. 1994;104(5):582-605.
9. Healy DY, Chhabra N, Metson R, et al. Surgical risk factors for recurrence of inverted papilloma: Surgical Risk Factors for Recurrence of IP. Laryngoscope. 2016;126(4):796-801.
10. Pickhard A, Durst F, Staudenmaier R, Reiter R. Management und Prognose von Patienten mit Plattenepithelkarzinomen der Nasenhaupt- und Nasennebenhöhlen. Laryngo-Rhino-Otol. 2012;91(10):627-32.
11. Mani N, Shah JP. Squamous Cell Carcinoma and Its Variants. In: Nicolai P, Bradley PJ, organizadores. Advances in Oto-Rhino-Laryngology [Internet]. S. Karger AG. 2020:124-36.
12. Georgel T, Jankowski R, Henrot P, et al. CT Assessment of Woodworkers' Nasal Adenocarcinomas Confirms the Origin in the Olfactory Cleft. AJNR Am J Neuroradiol. 2009;30(7):1440-4.
13. Jankowski R, Georgel T, Vignaud J M, et al. Endoscopic surgery reveals that woodworkers' adenocarcinomas originate in the olfactory cleft. Rhinology. 2007;45(4):308-14.
14. Kacha S, Jankowski R, Georgel T, et al. Anosmie révélatrice d'un adénocarcinome nasal chez les travailleurs du bois. Annales d'Otolaryngologie et de Chirurgie Cervico-faciale. 2009;126(1):6-10.
15. Meccariello G, Deganello A, Choussy O, et al. Endoscopic nasal versus open approach for the management of sinonasal adenocarcinoma: a pooled-analysis of 1826 patients: Endoscopic surgery for sinonasal adenocarcinoma. Eisele DW, organizador. Head Neck. 2016;38(S1):E2267-74.
16. Tanase I, Virlan A. Sinonasal undifferentiated carcinoma: Case report and short literature review. Roman J Rhinol. 2021;11(42):74-80.
17. Diogo N. An Atypical Etiology of Anosmia. JOENTR [Internet]. 2017;6(1).
18. Leonard CG, Padhye V, Witterick IJ. Management of squamous cell carcinomas of the skull-base. J Neuro-oncol. 2020;150(3):377-86.
19. Klironomos G, Gonen L, Au K, et al. Endoscopic management of Esthesioneuroblastoma: Our experience and review of the literature. J Clin Neuroscience. 2018;58:117-23.
20. Fiani B, Quadri SA, Cathel A, et al. Esthesioneuroblastoma: A Comprehensive Review of Diagnosis, Management, and Current Treatment Options. World Neurosurgery. 2019;126:194-211.
21. Kadish S, Goodman M, Wang CC. Olfactory neuroblastoma: a clinical analysis of 17 cases. Cancer.1976;37(3):1571-6.
22. Morita A, Ebersold MJ, Olsen KD, Foote RL, Lewis JE, Quast LM. Esthesioneuroblastoma: prognosis and management. Neurosurgery. 1993 May;32(5):706-14; discussion 714-5.
23. Jethanamest D, Morris L G, Sikora A G, Kutler D I. Esthesioneuroblastoma: A Population-Based Analysis of Survival and Prognostic Factors. Arch Otolaryngol Head Neck Surg. 2007;133(3):276.
24. Faragalla H, Weinreb I. Olfactory Neuroblastoma: A Review and Update. Advances in Anatomic Pathology. 2009;16(5):322-31.

25. Benfari G, Fusconi M, Ciofalo AT, et al. Radiotherapy alone for local tumour control in esthesioneuroblastoma. Acta Otorhinolaryngol Ital. 2008;28(6):292-7.
26. Lapierre A, Selmaji I, Samlali H, et al. Esthésioneuroblastome : étude rétrospective et revue de la littérature. Cancer/Radiothérapie. 2016;20(8):783-9.
27. Sun M, Wang K, Qu Y, et al. Long-term analysis of multimodality treatment outcomes and prognosis of esthesioneuroblastomas: a single center results of 138 patients. Radiat Oncol. 2020;15(1):219.
28. Li C, Yousem DM, Doty RL, Kennedy DW. Neuroimaging in patients with olfactory dysfunction. Am J Roentgenol. 1994;162(2):411-8.
29. Dedeciusova M, Svoboda N, Benes V, et al. Olfaction in olfactory groove meningiomas. J Neurol Surg A Cent Eur Neurosurg. 2020;81(04):310-7.
30. Algattas HN, Wang EW, Zenonos GA, et al. Endoscopic endonasal surgery for anterior cranial fossa meningiomas. J Neurosurg Sci. 2021;65(2):118-32.
31. Cardali S, Romano A, Angileri FF, et al. Microsurgical anatomic features of the olfactory nerve: relevance to olfaction preservation in the pterional approach. Neurosurgery. 2005;57(1):17-21.
32. Ostrom QT, Bauchet L, Davis FG, et al. The epidemiology of glioma in adults: a state of the science review. Neuro Oncol. 2014;16(7):896-913.
33. Gurushekar PR, Isiah R, John S, et al. Effects of radiotherapy on olfaction and nasal function in head and neck cancer patients. Am J Otolaryngol. 2020;41(4):102537.
34. Dulguerov P, Allal AS, Calcaterra TC. Esthesioneuroblastoma: a meta-analysis and review. Lancet Oncol. 2001;2(11):683-90.
35. Veyrat M, Vérillaud B, Fiaux-Camous D, et al. Olfactory neuroblastoma. Adv Otorhinolaryngol. 2020;84:154-67.
36. Dalgic A, Is A, Dinc ME, et al. The Effects of Nasal Packing and Transseptal Suturing After Septoplasty on Olfactory Function, Patient Comfort, and Mucociliary Clearance. J Craniofacial Surg. 2016;27(5):e487-90.
37. Thompson CF, Kern RC, Conley DB. Olfaction in Endoscopic sinus and skull base surgery. Otolaryngol Clin North Am. 2015;48(5):795-804.
38. Kimmelman CP. The risk to olfaction from nasal surgery. Laryngoscope. 1994;104(8-1):981-8.
39. Fyrmpas G, Tsalighopoulos M, Constantinidis J. Lateralized olfactory difference in patients with a nasal septal deviation before and after septoplasty*. Hippokratia. 2012;16(2):166-9.
40. Valsamidis K, Printza A, Titelis K, et al. Olfaction and quality of life in patients with nasal septal deviation treated with septoplasty. Am J Otolaryngol. 2019;40(5):747-54.
41. Kilicaslan A, Acar GO, Tekin M, Ozdamar OI. Assessment the long-term effects of septoplasty surgery on olfactory function. Acta Oto-Laryngologica. 2016;136(10):1079-84.
42. Wrobel BB, Leopold DA. Smell and taste disorders. Facial Plastic Surgery Clin North Am. 2004;12(4):459-68.
43. Schwartz JS, Tajudeen BA, Kennedy DW. Diseases of the nasal cavity. In: Handbook of Clinical Neurology [Internet]. Elsevier; 2019. p. 285-302.
44. Dutton JM, Hinton MJ. Middle Turbinate suture conchopexy during endoscopic sinus surgery does not impair olfaction. Am J Rhinol Allergy. 2011;25(2):125-7.
45. Mariano F, Hamerschmidt R, Soares C, Moreira A. The Middle turbinate resection and its repercussion in olfaction with the University of Pennsylvania Smell Identification Test (UPSIT). Int Arch Otorhinolaryngol. 2018;22(03):280-3.
46. Kokubo LCP, Carvalho TBO, Fornazieri MA, et al. Effects of septorhinoplasty on smell perception. Eur Arch Otorhinolaryngol. 2019;276(4):1247-50.
47. Shemshadi H, Azimian M, Onsori MA, AzizAbadi Farahani M. Olfactory function following open rhinoplasty: A 6-month follow-up study. BMC Ear Nose Throat Disord. 2008;8(1):6.
48. Schwartz JS, Palmer JN, Adappa ND. Contemporary management of esthesioneuroblastoma. Curr Opin Otolaryngol Head Neck Surg. 2016;24(1):63-9.
49. Hart CK, Theodosopoulos PV, Zimmer LA. Olfactory changes after endoscopic pituitary tumor resection. Otolaryngol Head Neck Surg. 2010;142(1):95-7.

50. Hadad G, Bassagasteguy L, Carrau RL, et al. A novel reconstructive technique after endoscopic expanded endonasal approaches: vascular pedicle nasoseptal flap. Laryngoscope. 2006;116(10):1882-6.
51. Tam S, Duggal N, Rotenberg B W. Olfactory outcomes following endoscopic pituitary surgery with or without septal flap reconstruction: a randomized controlled trial. Int Forum Allergy Rhinol. 2013;3(1):62-5.
52. Puccinelli CL, Yin LX, O'Brien EK, et al. Long-term olfaction outcomes in transnasal endoscopic skull-base surgery: a prospective co-hort study comparing electrocautery and cold knife upper septal limb incision techniques. Int Forum Allergy Rhinol. 2019;9(5):493-500.
53. Hong SD, Nam D-H, Park J, et al. Olfactory outcomes after endoscopic pituitary surgery with nasoseptal rescue flaps: electrocautery versus cold knife. Am J Rhinol Allergy. 2014;28(6):517-9.
54. Kim S-W, Park KB, Khalmuratova R, et al. Clinical and histologic studies of olfactory outcomes after nasoseptal flap harvesting. Laryngoscope. 2013;123(7):1602-6.
55. Puccinelli CL, Yin LX, O'Brien EK, et al. Long-term olfaction outcomes in transnasal endoscopic skull-base surgery: a prospective co-hort study comparing electrocautery and cold knife upper septal limb incision techniques. Int Forum Allergy Rhinol. 2019;9(5):493-500.
56. Chaaban MR, Chaudhry AL, Riley KO, Woodworth BA. Objective Assessment of olfaction after transsphenoidal pituitary surgery. Am J Rhinol Allergy. 2015;29(5):365-8.
57. Dusick JR, Esposito F, Mattozo CA, et al. Endonasal transphenoidal surgery: the patient's perspective—survey results from 259 patients. Surgical Neurology. 2006;65(4):332-41.
58. Berker M, Hazer DB, Yücel T, et al. Complications of endoscopic surgery of the pituitary adenomas: analysis of 570 patients and review of the literature. Pituitary. 2012;15(3):288-300.
59. Griffiths CF, Cutler AR, Duong HT, et al. Avoidance of postoperative epistaxis and anosmia in endonasal endoscopic skull base surgery: a technical note. Acta Neurochir (Wien). 2014;156(7):1393-401.
60. Fujimoto Y, Balsalobre L, Santos FP, et al. Endoscopic combined transseptal/transnasal approach for pituitary adenoma: reconstruction of skull base using pedicled nasoseptal flap in 91 consecutive cases. Arq Neuropsiquiatr. 2015;73(7):611-5.
61. Harvey RJ, Winder M, Davidson A, et al. The olfactory strip and its preservation in endoscopic pituitary surgery maintains smell and sinonasal function. J Neurol Surg B Skull Base. 2015;76(6):464-70.

TOXICIDADE

CAPÍTULO 10

Carolina Cincurá ▪ Eulalia Sakano ▪ Otavio Bejzman Piltcher

INTRODUÇÃO

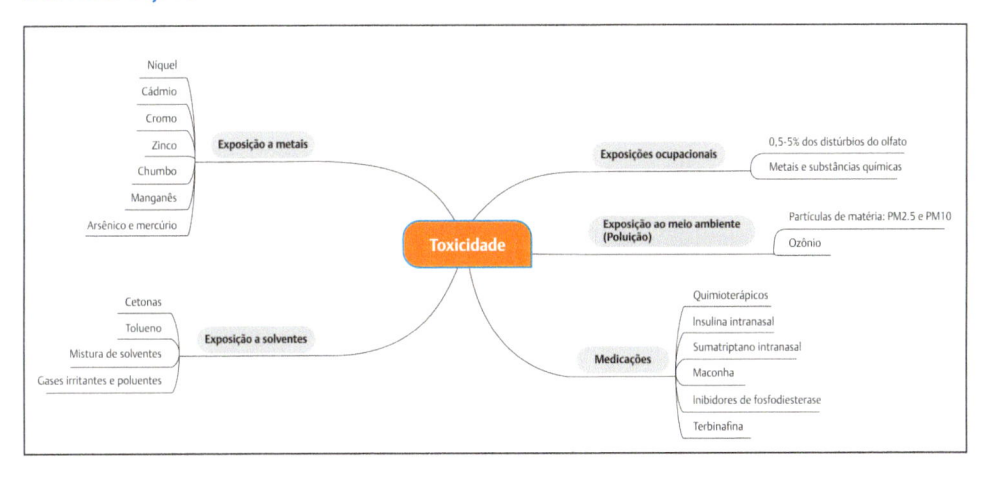

```
                                                              0,5-5% dos distúrbios do olfato
    Níquel
    Cádmio
    Cromo
    Zinco        Exposição a metais         Exposições ocupacionais
    Chumbo                                                    Metais e substâncias químicas
    Manganês
    Arsênico e mercúrio                                       Partículas de matéria: PM2.5 e PM10
                                    Toxicidade   Exposição ao meio ambiente
                                                 (Poluição)
                                                              Ozônio
    Cetonas                                                   Quimioterápicos
    Tolueno                                                   Insulina intranasal
    Mistura de solventes  Exposição a solventes  Medicações   Sumatriptano intranasal
    Gases irritantes e poluentes                              Maconha
                                                              Inibidores de fosfodiesterase
                                                              Terbinafina
```

Grande número de agentes tóxicos encontrados na poluição do ar, tanto em área urbana quanto em área industrial, podem lesar a olfação e o paladar ocasionando impacto negativo significativo nas funções do dia a dia. Em decorrência do contato direto dos receptores olfatórios com o meio ambiente, a olfação é muito suscetível à lesão pelos tóxicos, não só das células receptoras olfatórias, mas também de estruturas do sistema nervoso central, através da mucosa olfatória. O impacto dos agentes tóxicos sobre o paladar ainda é pouco conhecido.

Além da exposição ambiental e ocupacional, muitos medicamentos ou interações medicamentosas podem ocasionar alterações no olfato ou no paladar. Diferente do impacto maior da exposição ambiental sobre o olfato, sabe-se que muitos medicamentos podem alterar mais o paladar do que o olfato.[1]

EXPOSIÇÕES OCUPACIONAIS

O conhecimento acerca da anatomia e fisiologia do sistema olfativo, principalmente pela exposição do neuroepitélio ao fluxo aéreo nasal, torna um tanto óbvio que algumas situações ocupacionais específicas podem ser, no mínimo, de risco para sua integridade e função, dependendo do tipo de substância, de sua concentração e do tempo de exposição. Essa noção fez com que, já no meio do século passado, em paralelo com o desenvolvimento de diferentes tipos de indústrias nas quais variadas substâncias químicas passaram a ser utilizadas, fossem surgindo estudos, primeiramente em modelos animais e depois através de diferentes metodologias observacionais, dos efeitos dessas substâncias na função olfativa.[2]

Estima-se que a etiologia ocupacional varie entre 0,5 a 5% dos casos dos distúrbios do olfato, mas é possível que esses números sejam subestimados, com vários casos considerados idiopáticos sendo, na realidade, consequência dessa exposição ocupacional.[3]

Entre estas substâncias destacam-se os metais, reconhecidamente de fácil absorção por organismos vivos e de elevada toxicidade quando em seu estado catiônico, fato que ocorre, corriqueiramente, pela característica de fácil perda de elétrons. Ao serem absorvidos por diferentes tecidos, levariam em curto e longo prazos, com maior ou menor depósito tecidual dependendo do tipo de substância, a um desarranjo dos processos metabólicos por um desequilíbrio nos mecanismos antioxidantes, diante da produção excessiva de radicais livres.[4]

Entretanto, chama a atenção que não se encontram, de forma regular e clara, os efeitos olfativos dessas substâncias, tampouco entre os exemplos de alterações entre os efeitos tóxicos neurológicos ou respiratórios. É possível hipotetizar que isso ocorra pela prioridade a distúrbios neurológicos, cardiovasculares, renais e imunológicos em pacientes sintomáticos, e não se investigue especificamente o olfato. Por outro lado, como veremos a seguir, apesar dos vários problemas metodológicos, alterações de limiares e de discriminação olfativa podem ser detectados sem qualquer outra alteração sistêmica, potencializando os temores de efeitos diretos ao revestimento nasal e ao neuroepitélio.

Entre os principais metais relacionados com situações de exposição ocupacional estão: arsênico, cádmio, cobre, cromo, mercúrio, níquel e zinco; assim como algumas outras substâncias químicas como: acetona, benzeno, acrilato e metacrilato, tricloetileno, hexano, tolueno, xileno e misturas de solventes.

Estes metais são utilizados ou manipulados por trabalhadores das indústrias mineradoras, de galvanoplastia, manufatureiras de produtos eletrônicos, produção e manuseio de tintas, pilhas, fertilizantes, pesticidas, canos para água, termômetros e lâmpadas, que têm diferentes graus de exposição isoladamente ou em conjunto com estes metais.[2]

Independentemente do metal estudado, a maior parte dos estudos tem limitações importantes pelo caráter transversal das avaliações e pela variabilidade dos métodos de avaliação do olfato, quer seja em termos de limiares como qualitativos, ou da falta de controle de alguns potenciais vieses de confusão, como, por exemplo, consumo de bebidas alcoólicas. A ausência de estudos longitudinais com avaliações no início da exposição, em fases preestabelecidas de tempo de exposição, ao término do emprego e, ainda, algum tempo após não ser mais exposto, com uso das mesmas ferramentas, tanto quantitativas como qualitativas, dificulta conclusões definitivas.[5]

De forma geral, os estudos apontam diretamente ou através de regressões logísticas, pelo menos piora dos limiares olfativos nas populações estudadas em relação aos controles não expostos a praticamente todos os metais. Chama a atenção que alguns achados apontam para reversibilidade dos efeitos sobre o olfato, apontando, neste sentido, para algum tipo de lesão condutiva e não sensorioneural no sistema olfativo.[6-13] Do ponto de vista legal, na Lista de Doenças do Sistema Nervoso relacionadas com o Trabalho, de acordo com a Portaria/MS nº 1.399/1999, no código internacional de doenças (CID-10), as alterações do olfato estão incluídas no grupo VI, entre as doenças do sistema nervoso, e requerem atenção e conhecimento tanto sobre os potenciais efeitos tóxicos dessas substâncias como das variadas e irregulares apresentações clínicas.

EXPOSIÇÃO AO MEIO AMBIENTE (POLUIÇÃO)

Da mesma forma que existe uma lógica baseada na fragilidade do neuroepitélio olfativo pela sua exposição ao meio externo em relação a situações ocupacionais, há um consenso que as substâncias constituintes do ar que respiramos, ou seja, poluentes, possam contribuir também para disfunções e deteriorações desse sentido tão importante para nossa segurança e qualidade de vida. Importante esclarecer que a denominada poluição é uma composição de pequenas partículas e gotas líquidas também chamadas partículas de matéria (PM) na atmosfera. Existem as PM2.5, definidas com pequenas e as PM10, mais grossas. As fontes primárias da poluição são oriundas de processos de combustão incompleta, emissões de automóveis, poeira e cozimentos. Existem também as fontes secundárias, onde se destacam as reações químicas na atmosfera.

Existem evidências que algumas partículas, dependendo de suas características físicas, não só entram no epitélio respiratório e neuroepitélio, como chegam ao bulbo olfativo e também córtex olfativo.[14]

Uma extensa revisão da literatura analisou 18 estudos realizados para avaliação de diferentes contextos de poluição sobre a função olfativa. Fica clara a necessidade de estudos populacionais maiores, nos moldes do que se tem em relação a doenças respiratórias e cardiovasculares.[15]

Especificamente em relação ao ar ambiente, apesar de as hipóteses serem antigas, somente nas últimas duas décadas estudos foram publicados. Neles, o modelo mais utilizado era comparação de duas cidades próximas, porém, com índices de poluição muito diferentes, até cidades de países distintos, populações e características geográficas também muito distintas. Com algumas variações, os indivíduos de áreas mais poluídas sempre tinham piores resultados, às vezes nos limiares, sem diferenças na discriminação, outras em ambos. Foram observadas diferenças nos resultados dependentes da idade, isto é, populações mais jovens apresentavam impactos mais significativos, levando à hipótese de que o envelhecimento e suas consequências sobre o olfato não permitiriam detectar os efeitos da poluição. Por outro lado, estes achados deveriam levantar o questionamento se populações idosas de regiões poluídas não deveriam ter deterioração mais precoce ou mais intensa que aqueles que vivem em regiões menos poluídas. Mas não se tem esta reposta ainda. Já estudos com cidades em países com culturas e genéticas distintas carregam o questionamento de até que ponto esses aspectos intrínsecos também não poderiam contribuir para os efeitos da poluição, assim como indivíduos de regiões mais primitivas poderiam ter o olfato mais desenvolvido que regiões industrializadas pelo papel primário que esse sentido tem sobre a sobrevivência dos mesmos. Composição desequilibrada das populações estudadas em termos de gênero, já que mulheres têm o olfato mais desenvolvido, também levantou algumas críticas. Todos estes aspectos não inviabilizam a impressão dos estudos de um impacto deletério da poluição sobre os seres humanos, mas levanta a necessidade de se encontrarem formas investigacionais de serem minimizados estes aspectos para fins de análise dos resultados.[16-21]

Outras substâncias encontradas no ar, na terra e na água, também consideradas poluentes, foram discutidas no item anterior como potenciais elementos tóxicos ocupacionais. Ou seja, vários metais pesados poderiam, em regiões próximas a fábricas ou fazendas que os utilizam, causar problemas olfativos da população não trabalhadora. Se entre os trabalhadores ainda se carece de estudos com desenho metodológico e ferramentas de mensuração adequadas, o problema se repete e parece ainda maior entre a população que vive em regiões onde se encontram tais elementos no meio ambiente. Exceção seria o ozônio, sabidamente tóxico em caráter agudo com estudo indicando alteração da função olfativa.[22] Todavia, cabe salientar que com passar do tempo pela produção de antioxidantes pelo organismo o efeito do ozônio parece ser suprimido.

Em termos de fisiopatogenia, com base em estudos de autópsias de habitantes da Cidade do México, assim como os metais relacionados com as perdas ocupacionais, as partículas da poluição podem deteriorar a função olfativa tanto por inflamação e modificações da mucosa nasal e do neuroepitélio, como por neuropatologia, em princípio também inflamatória pela presença desses elementos em estruturas já consideradas neurais do processo olfativo, como e, principalmente, o bulbo olfatório.[23,24]

Estudos com animais corroboram para alterações histopatológicas inflamatórias e citotóxicas tanto do bulbo olfatório como no córtex olfativo.[14,25-28]

A revisão da literatura em estudos observacionais de prevalência comparando populações associado a análises de autópsias e vários modelos animais indicam que existe um processo inflamatório e citotóxico, com alterações de mucosa e, posteriormente, das vias neurais olfativas que poderia, ao longo do tempo, determinar uma deterioração mais precoce da função olfativa em pacientes expostos a poluentes. Estudos populacionais com grandes amostras ainda são esperados para uma conclusão mais definitiva nesta área. Esta carência não deveria, por princípios óbvios e pelo que já se tem disponível de evidências, esmorecer o importante trabalho para que se tenha mais controle sobre os níveis de poluição, sobre a emissão de poluentes e formas para que os seres humanos possam se proteger, não só, mas também, pelos efeitos danosos sobre essa diferenciada função sensitiva intimamente relacionada com nossa segurança e qualidade de vida.

EXPOSIÇÃO A METAIS

A exposição crônica a metais pesados pode cursar com disfunção olfatória. O mecanismo fisiopatológico desta disfunção pode estar associado à lesão periférica neuroepitelial ou a um dano central através do transporte das toxinas via nervo olfatório.[29]

Níquel

Diversos metais têm sido implicados como possíveis agentes etiológicos na disfunção olfatória. Dentre eles, o níquel é considerado um composto que está classicamente associado à toxicidade olfatória com manifestações que variam desde uma simples rinorreia até anosmia e carcinoma escamocelular.[30]

Cádmio

Outro importante metal associado à disfunção olfatória é o cádmio. A exposição a esse metal se dá, principalmente, em trabalhadores da indústria de metais primário (soldadores, fundidores) e na produção de baterias alcalinas.[5,31] Disfunção olfatória é identificada em 27 a 65% dos trabalhadores que lidam com baterias. A maioria dos autores atribui a anosmia ou hiposmia nesses trabalhadores ao cádmio, porém, essa toxicidade também pode ser secundária à exposição ao hidróxido de níquel, outro componente neurotóxico presente nas baterias.[6,7,32-34]

Cromo
Além do risco de perfuração septal em trabalhadores expostos ao cromo,[35] alguns estudos demonstraram que essa exposição também aumenta o risco de distúrbios do olfato.[8] O cromo é utilizado na fabricação de ligas de aço de alta qualidade. Estudos mostram que os níveis ambientais de Cr^{3+} e Cr^{6+}, mesmo em níveis abaixo do limite proposto pela American Conference of Governmental Industrial Hygienists, podem afetar a função olfatória.[36]

Zinco
O zinco é um metal essencial, importante cofator em diversas funções orgânicas, cuja deficiência pode estar associada a consequências sistêmicas como alterações do sistema imunológico e deficiência de crescimento.[37-42] Em contrapartida, quando os níveis de zinco ultrapassam os níveis fisiológicos, pode ocorrer toxicidade.[36] Existem três tipos de exposição que podem levar a essa toxicidade: inalação, oral e dérmica.[43] A administração intranasal de formulações com gluconato de zinco para o tratamento, por exemplo, do resfriado comum, já foram relatadas como causa de disfunção olfatória em humanos.[44-46]

Chumbo
O chumbo possui efeitos adversos no sistema nervoso central bem documentados na literatura. Porém, seu efeito no olfato ainda permanece controverso.[36] Dois estudos epidemiológicos envolvendo trabalhadores expostos ao chumbo não evidenciaram disfunção olfatória significativa no grupo exposto ao chumbo quando comparados ao placebo.[47,48] O tetraetil chumbo é adicionado à gasolina. No Brasil está proibida a adição deste composto à gasolina de veículos terrestres, estando restrita à aviação. Estudos adicionais ainda precisam ser realizados para avaliar o real impacto da exposição ao chumbo no olfato.[49]

Manganês
O manganês é um metal essencial que atua como cofator para diversas enzimas em nosso organismo. Consequentemente, sua deficiência ou excesso podem ser prejudiciais. A exposição ambiental excessiva pode causar neurotoxicidade.[36] Uma das vias de entrada do manganês para o sistema nervosa central é o epitélio olfatório, chegando, através do bulbo olfatório, ao diencéfalo e telencéfalo.[49] Além da exposição ocupacional ao manganês, que é vista, principalmente, em trabalhadores da indústria de fabricação de aço, soldagem e mineração, acredita-se que o manganês também esteja presente no ar ambiente como resultado de plantas industriais e liberação da crosta terrestre.[50] Alguns estudos avaliando trabalhadores expostos cronicamente ao manganês observaram que os trabalhadores que tinham níveis mais altos deste metal apresentaram menores limiares de percepção ao odor nos testes olfatórios.[10,51,52] Os autores sugerem que essa hipersensibilidade paradoxal e inesperada poderia ser secundária a uma fase excitatória inicial da intoxicação pelo manganês.

Arsênico e Mercúrio
A alta exposição aos metais arsênico e mercúrio pode estar associada à disfunção olfatória. Existem relatos de hiposmia e anosmia em mineradores, expostos a arsênico.[53,54] Hiposmia também é uma das manifestações clínicas da intoxicação por mercúrio vista em pacientes com doença de Minamata, doença neurológica causada pela ingestão de mercúrio.[55,56]

EXPOSIÇÃO A SOLVENTES
Assim como os metais, os solventes também causam danos significativos ao neuroepitélio olfatório, com consequente distúrbio do olfato.

Metilisobutilcetona (MIBK)
O metilisobutilcetona (MIBK) é um solvente volátil, relacionado com a acetona, usado na fabricação de lacas, nitrocelulose, polímeros e resinas. Alguns estudos avaliaram o efeito da exposição aguda ao MIBK no sistema olfatório[57,58] com achado de alteração do limiar olfatório. Porém, não se sabe se a exposição em longo prazo a esse agente teria efeitos prejudiciais no sistema olfatório.[36]

Tolueno
O tolueno é um solvente que pode ser encontrado em produtos como gasolina, esmalte de unha, tintura de cabelo, tinta em *spray*, cola para aviões, cimento plástico, produtos de limpeza e diluentes de tinta. Além disso, é uma droga volátil amplamente utilizada por abusadores.[59] Em um estudo de 1992, Mergler & Beauvais avaliaram a exposição aguda ao tolueno, mostrando aumento do limiar com um distúrbio olfatório reversível, sugerindo possível adaptação ao odor, em vez de um insulto tóxico direto ao neuroepitélio olfatório.[60]

Mistura de Solventes
A exposição a diferentes solventes orgânicos como o butanol, piridina e dissulfeto de dimetila (DMDS) é comum em trabalhadores responsáveis pela fabricação de tintas e limpeza de óleo combustível industrial.[61] Alguns trabalhos que avaliaram a exposição a essas misturas de solventes em ambiente laboral evidenciaram disfunção olfatória nesses trabalhadores, com alteração objetiva no UPSIT.[13,48,62,63]

GASES IRRITANTES E POLUENTES
Vários gases irritantes estão relacionados com disfunção olfatória.

Acetaldeído
Semelhante ao formaldeído em relação à toxicidade. É utilizado na manufatura do ácido acético, condimentos, corantes de anilina, plástico, borracha sintética ou como subproduto da combustão de cigarro, madeira e papel. Em exposições agudas por 4 horas de acetaldeído (50 ppm) ou ar, em dias separados, numa câmara de exposição, testando o limiar do n-butanol em adultos jovens, Muttray *et al.* observaram não haver diferença nos valores do limiar entre as duas condições.[64]

Formaldeído
Muito utilizado em laboratórios de pesquisa, departamentos de anatomia e patologia e na indústria no desenvolvimento de polímeros de resinas encontradas mais frequentemente em materiais de construção como madeira compensada, espuma de isolamento. Em estudo avaliando estudantes de medicina antes, imediatamente após e 6 meses após um curso de dissecção em cadáveres, com níveis de formaldeído que excedia o limite ideal, foi observado que 1/3 dos estudantes apresentaram disfunção olfatória imediatamente após o curso, com resolução dentro de 6 meses. O estudo demonstrou, também, que o formaldeído pode causar aumento temporário na produção de muco nasal.[65]

Ácido Acrílico e Acrilatos

O ácido acrílico forma os acrilatos e são utilizados na manufatura de tipos de plásticos, adesivos, tintas, polidor de piso e revestimentos.

Ocasionam dano à mucosa nasal e ao trato respiratório por serem muito corrosivos. A disfunção olfatória decorrente parece ser reversível ao evitar a exposição.[36]

Cloro

Desinfetante de sistemas de água e piscina. O cloro utilizado nas piscinas tem sido relacionado com irritação de mucosa nasal em alguns nadadores. É utilizado, também, na manufatura de plásticos, na forma de hipoclorito de sódio. Poucos estudos relacionam alterações de olfato com exposição ao vapor de cloro.[36]

Sulfato de Hidrogênio

É um subproduto de muitos processos industriais e produto da decomposição de materiais orgânicos. O H_2S é detectado pelos humanos em baixas concentrações (cheiro de ovo podre) e não detectado nas altas concentrações.[66]

Este fenômeno é conhecido como paralisia do nervo olfatório, trazendo grandes riscos, pois também pode diminuir a capacidade de detectar outros gases voláteis tóxicos. Embora ainda não claramente definido, o H_2S parece causar neurotoxicidade via inativação do citocromo-c oxidase e redução da fosforilação oxidativa.

Fluoreto de Sulfurila e Brometo de Metila

Usados como pesticida, não apresentam cheiro, nem cor. Em decorrência das influências adversas do brometo na camada de ozônio ele foi amplamente substituído pelo fluoreto embora este também cause problemas ambientais. Alteração na função olfatória, medidas neurológicas e neuropsicológicas podem ser observadas.[67]

Estireno

Líquido sem cor, usado na produção de polímeros e copolímeros na manufatura de plásticos, borrachas e fibra de vidro. Exposição ao produto é feita por inalação. Poucos estudos existem relatando associação entre exposição ao estireno e a função olfatória.

Segundo os estudos, muitos tipos de exposições químicas têm potencial para produzir neurotoxicidade e causar alterações no olfato e no paladar. Entretanto, são estudos isolados para determinados agentes e para determinada população, sendo, dessa maneira, necessário que cada um dos produtos químicos acima mencionados seja avaliado usando métodos mais rigorosos.[1]

MEDICAÇÕES

Muitos medicamentos ou interações medicamentosas podem ocasionar alterações do olfato ou paladar, mais especificamente do paladar. Os inibidores da enzima de conversão da angiotensina, drogas usadas em anestesia e drogas utilizadas no tratamento de câncer são os mais frequentemente relacionados.

Agentes Quimioterápicos

Ocasionam alterações do paladar e do olfato, ocasionando diminuição do apetite, aversão a alimentos e perda de peso em pacientes com câncer em tratamento quimioterápico.[68,69]

Hipersensibilidade a certos odores como produtos de limpeza ou perfumes podem ser observados.[70]

Os antineoplásicos e imunossupressores relacionados com o desenvolvimento de eventos adversos sobre o paladar são 5-fluorouracil, adriamicina, metotrexato, azatioprina, bleomicina, cisplatina e sulfato de vincristina.[71]

Em relação às alterações de olfato, pacientes em quimioterapia podem relatar gosto metálico e alterações importantes no limiar olfatório, na discriminação e identificação de odores, quando em uso de oxaliplatina e antimetabólitos (F-fluorouracil ou capecitabina), taxanos e análogos de platina (cisplatina e carboplatina) ou taxanos e antraciclinas (doxorrubicina).[72,73]

A radioterapia também pode ocasionar lesões olfatórias nos tratamentos da região de cabeça e pescoço.[74]

Insulina Intranasal

Tem sido utilizada como estratégia terapêutica em doenças envolvendo o sistema nervoso central como depressão, ansiedade, desordens alimentares, obesidade, dependência de drogas. Sais de zinco são componentes estabilizadores de muitas formulações da insulina intranasal e, de acordo com a sua concentração (concentrações tóxicas entre 0,01 e 0,05% de Zn), pode ser observada diminuição da sensibilidade olfatória.[75]

Sumatriptano Intranasal

Utilizado no tratamento de migrânea, com melhor resposta no controle da dor quando comparado com o uso oral, porém, com maior desconforto nasal e gosto alterado.[76]

Maconha

Em uso para tratamento em algumas condições médicas, a maconha pode afetar o epitélio olfatório embora os dados sejam insuficientes para a sua confirmação. Não foram observados efeitos da droga no paladar.[36]

Inibidores da Fosfodiesterase

Importantes no tratamento da hipertensão pulmonar, vasospasmos cerebrais, disfunção erétil. Algumas fosfodiesterases como sildenafil, pentoxifilina e teofilina têm sido estudadas em relação ao impacto na olfação. Os achados são discrepantes e estudos adicionais são necessários.[36]

Terbinafina

É um agente antifúngico utilizado em *tinea capis* e micose de unha, que pode estar associado à perda de paladar.[36]

REFERÊNCIAS BIBLIOGRÁFICAS

1. Aulisio MC, Glueck AC, Dobbs MR, et al. Neurotoxicity and chemoreception. Neurol Clin. 2020;38:965-81.
2. Amoore JE, et al. Effects of chemical exposure on olfaction in humans. In: Barrow CS (Ed.). Toxicology of the nasal passages. Washington, DC: Hemisphere Publishing, 1986. p. 155-90.
3. Mott AE, Leopold DA. Disorders in taste and smell. Med Clin North Am. 1991;75:1321-53.
4. Mudgal V, Madaan N, Mudgal A, et al. Effect of toxic metals on human health. Open Nutraceut J. 2010;3:94-9.

5. Gobba F. Olfactory toxicity: long-term effects of occupational exposures. Int Arch Occup Environ Health. 2006;79:322-31.
6. Rydzewski B, Sulkowski W, Miarzynska M. Olfactory disorders induced by cadmium exposure: a clinical study. Int J Occup Med Environ Health. 1998;11:235-45.
7. Sulkowski WJ, Rydzewski B, Miarzynska M. Smell impairment in workers occupationally exposed to cadmium. Acta Otolaryngol. 2000;120:316-8.
8. Mascagni P, Consonni D, Bregante G, et al. Olfactory function in workers exposed to moderate airborne cadmium levels. Neurotoxicology. 2003;24:717-24.
9. Watanabe S, Fukuchi Y. Occupational impairment of the olfactory sense of chromate producing workers. Sangyo Igaku. 1981;23:606-11.
10. Lucchini R, Bergamaschi E, Smargiassi A, et al. Motor function, olfactory threshold, and hematological indices in manganese-exposed ferroalloy workers. Environ Res. 1997;73:175-80.
11. Schwartz BS, Stewart WF, Bolla KI, et al. Past adult lead exposure is associated with longitudinal decline in cognitive function. Neurology. 2000;55:1144-50.
12. Schwartz BS, Doty RL, Monroe C, et al. Olfactory function in chemical workers exposed to acrylate and methacrylate vapors. Am J Public Health. 1989;79:613-8.
13. Sandmark B, Broms I, Lofgren L, Ohlson CG. Olfactory function in painters exposed to organic solvents. Scand J Work Environ Health. 1989;15:60-3.
14. Calderón-Garcidueñas L, Azzarelli B, Acuna H, et al. Air pollution and brain damage. Toxicol Pathol. 2002;30:373-89.
15. Ajmani GS, Suh HH, Pinto JM. Effects of ambient air pollution exposure on olfaction: a review environmental health perspectives. 2016;124(11):1683-93.
16. Hudson R, Arriola A, Martínez-Gómez M, Distel H. Effect of air pollution on olfactory function in residents of Mexico City. Chem Senses. 2006;31:79-85.
17. Guarneros M, Hummel T, Martínez-Gómez M, Hudson R. Mexico City air pollution adversely affects olfactory function and intranasal trigeminal sensitivity. Chem Senses. 2009;34:819-26.
18. Guarneros M, Ortiz-Romo N, Alcaraz-Zubeldia M, et al. Nonoccupational environmental exposure to manganese is linked to deficits in peripheral and central olfactory function. Chem Senses. 2013;38:783-79.
19. Sorokowska A, Sorokowski P, Frackowiak T. Determinants of human olfactory performance: a cross-cultural study. Sci Total Environ. 2015:196-200;506-507.
20. Sorokowska A, Sorokowski P, Hummel T, Huanca T. Olfaction and environment: Tsimane' of Bolivian rainforest have lower threshold of odor detection than industrialized German people. PLoS One. 2013;8:e69203.
21. Ranft U, Schikowski T, Sugiri D, et al. Long-term exposure to traffic-related particulate matter impairs cognitive function in the elderly. Environ Res. 2009;109:1004-11.
22. Prah JD, Benignus VA. Decrements in olfactory sensitivity due to ozone exposure. Percept Mot Skills. 1979;48:317-8.
23. Calderón-Garcidueñas L, Osnaya N, Rodríguez-Alcaraz A, Villarreal-Calderón A. DNA damage in nasal respiratory epithelium from children exposed to urban pollution. Environ Mol Mutagen. 1997;30:11-20.
24. Calderón-Garcidueñas L, Solt AC, Henríquez-Roldán C, et al. Long-term air pollution exposure is associated with neuroinflammation, an altered innate immune response, disruption of the blood-brain barrier, ultrafine particulate deposition, and accumulation of amyloid β-42 and α-synuclein in children and young adults. Toxicol Pathol. 2008;36:289-310.
25. Calderón-Garcidueñas L, Rodriguez-Alcaraz A, Valencia-Salazar G, et al. Nasal biopsies of children exposed to air pollutants. Toxicol Pathol. 2001a;29:558-64.
26. Calderón-Garcidueñas L, Valencia-Salazar G, Rodríguez-Alcaraz A, et al. Ultrastructural nasal pathology in children chronically and sequentially exposed to air pollutants. Am J Respir Cell Mol Biol. 2001b;24:132-8.
27. Long CM, Nascarella MA, Valberg PA. Carbon black vs. black carbon and other airborne materials containing elemental carbon: physical and chemical distinctions. Environ Pollut. 2013;181:271-86.

28. Tjälve H, Mejàre C, Borg-Neczak K. Uptake and transport of manganese in primary and secondary olfactory neurones in pike. Pharmacol Toxicol. 1995;77:23-31.
29. Hummel T, Whitcroft KL, Andrews P, et al. Position paper on olfactory dysfunction. Rhinol Suppl. 2017;54(26):1-30.
30. Murphy C, Doty RL, Duncan HJ. Clinical disorders of olfaction. In: Doty RL (Ed.). Handbook of olfaction and gustation. 3rd ed. New York: Marcel Dekker, 2003. p. 461-78.
31. Wang B, Du Y. Cadmium and its neurotoxic effects. Oxid Med Cell Longev. 2013:898034.
32. Sunderman Jr FW. Nasal toxicity, carcinogenicity, and olfactory uptake of metals. Ann Clin Lab Sci. 2001;31(1):3-24.
33. Adams RG, Crabtree N. Anosmia in alkaline battery 38. workers. Br J Indust Med. 1961;18:216-21.
34. Potts CL. Cadmium proteinuria: the health of battery workers exposed to cadmium oxide dust. Ann Occup Hyg. 1965;8:55-61.
35. Kuo HW, Lai JS, Lin TI. Nasal septum lesions and lung function in workers exposed to chromic acid in electroplating factories. Int Arch Occup Environ Health. 1997;70:272-6.
36. Genter MB, Doty RL. Toxic exposures and the senses of taste and smell. Handb Clin Neurol. 2019;164:389-408.
37. Katz RL, Keen CL, Litt IF, et al. Zinc deficiency in anorexia nervosa. J Adolesc Health Care. 1987;8(5):400-6.
38. Favier AE. The role of zinc in reproduction. Hormonal mechanisms. Biol Trace Elem Res. 1992a;32:363-82.
39. Favier AE. Hormonal effects of zinc on growth in children. Biol Trace Elem Res. 1992b;32:383-98.
40. Golub MS, Keen CL, Gershwin ME, et al. Developmental zinc deficiency and behavior. J Nutr. 1995;125:2263S-2271S.
41. Li Y V. Zinc and insulin in pancreatic beta-cells. Endocrine. 2014;45(2):178-189.
42. Bonaventura P, Benedetti G, Albarede F, et al. Zinc and its role in immunity and inflammation. Autoimmun Rev. 2015;14:277-85.
43. Agnew UM, Slesinger TL. Zinc toxicity. In: StatPearls [Internet]. Treasure Island (FL): StatPearls Publishing. 2021.
44. DeCook C, Hirsch A. Anosmia due to inhalational zinc: a case report. Chem Senses. 2000;25:593-659.
45. Jafek BW, Linschoten MR, Murrow BW. Anosmia after intranasal zinc gluconate use. Am J Rhinol. 2004;18:137-41.
46. Alexander TH, Davidson TM. Intranasal zinc and anosmia: the zinc-induced anosmia syndrome. Laryngoscope. 2006;116:217-20.
47. Schwartz BS, Bolla KI, Stewart W, et al. Decrements in neurobehavioral performance associated with mixed exposure to organic and inorganic lead. Am J Epidemiol. 1993;137(9):1006-21.
48. Bolla KI, Schwartz BS, Stewart W, et al. Comparison of neurobehavioral function in workers exposed to a mixture of organic and inorganic lead and in workers exposed to solvents. Am J Ind Med. 1995;27(2):231-46.
49. Upadhyay UD, Holbrook EH. Olfactory loss as a result of toxic exposure. Otolaryngol Clin North Am. 2004;37(6):1185-207.
50. Tjalve H, Henriksson J. Uptake of metals in the brain via olfactory pathways. Neurotoxicology. 1999;20(2-3):181-95.
51. Mergler D, Huel G, Bowler R, et al. Nervous system dysfunction among workers with long-term exposure to manganese. Environ Res. 1994;64(2):151-80.
52. Antunes MB, Bowler R, Doty RL. San-Francisco/Oakland Bay bridge welder study: olfactory function. Neurology. 2007;69:1278-84.
53. Ishinishi N, Kodama Y, Nobutomo K, et al. Outbreak of chronic arsenic poisoning among retired workers from an arsenic mine in Japan. Environ Health Perspect. 1977;19:121-5.

54. Kawasaki S, Yazawa S, Ohnishi A, Ohi T. Chronic and predominantly sensory polyneuropathy in Toroku Valley where a mining company produced arsenic. Rinsho Shinkeigaku. 2002;42:504-11.
55. Furuta S, Nishimoto K, Egawa M, et al. Olfactory dysfunction in patients with Minamata disease. Am J Rhinol. 1994;8:259-63.
56. Hamada R, Osame M. Minamata disease and other mercury syndromes. In: Chang LW, Magos L, Suzuki T (Eds.). Toxicology of Metals. Boca Ranton: Lewis/CRC Publishers, 1996. p. 337-51.
57. Gagnon P, Mergler D, Lapare S. Olfactory adaptation, threshold shift and recovery at low levels of exposure to methyl isobutyl ketone (MIBK). Neurotoxicology. 1994;15:637-42.
58. Dalton PH, Dilks DD, Banton MI. Evaluation of odor and sensory irritation thresholds for methyl isobutyl ketone in humans. AIHAJ. 2000;61(3):340-350.
59. Vitale CM, Gutovitz S. Aromatic Toxicity. 2020 Aug 13. In: StatPearls [Internet]. Treasure Island (FL): StatPearls Publishing; 2021.
60. Mergler D, Beauvais B. Olfactory threshold shift following controlled 7-hour exposure to toluene and/or xylene. Neurotoxicology. 1992;13:211-5.
61. Park SW, Kang YJ, Eom H, et al. Work-related olfactory disorder: a case series and review. Ann Occup Environ Med. 2018;30:18.
62. Schwartz BS, Ford DP, Bolla KI. Solvent-associated decrements in olfactory function in paint manufacturing workers. Am J Indust Med. 1990;18:697-706.
63. Schwartz BS, Ford DP, Bolla KI, et al. Solvent- associated olfactory dysfunction: not a predictor of deficits in learning and memory. Am J Psychiat. 1991;148:751-6.
64. Muttray A, Gosepath J, Brieger J, et al. No acute effects of an exposure to 50 ppm acetaldehyde on the upper airways. Int Arch Occup Environ Health. 2009;82:481-8.
65. Hisamitsu M, Okamoto Y, Chazono H, et al. The influence of environmental exposure to formaldehyde in nasal mucosa of medical students during cadaver dissection. Allergol Int. 2011;60:373-9.
66. Guidotti TL. Hydrogen sulfide intoxication. Handb Clin Neurol. 2015;131:111-33.
67. Calvert GM, Mueller CA, Fajen JM, et al. Health effects associated with sulfuryl fluoride and methyl bromide exposure among structural fumigation workers. Am J Public Health. 1998;88:1774-80.
68. Koizumi T, Fukushima T, Tatai T, et al. Successful treatment of crizotinib-induced dysgeusia by switching to alectinib in ALK-positive non-small cell lung cancer. Lung Cancer. 2015;88:112-3.
69. Visacri MB, Ferrari GB, Dias P, et al. Quality of life of patients with squamous cell carcinoma of the head and neck receiving high-dose cisplatin chemotherapy and radiotherapy. South Med J. 2015;108:343-9.
70. Coa KI, Epstein JB, Ettinger D, et al. The impact of cancer treatment on the diets and food preferences of patients receiving outpatient treatment. Nutr Cancer. 2015;67(2):339-53.
71. Mott AE, Grushka M, Sessle BJ. Diagnosis and management of taste disorders and burning mouth syndrome. Den Clin N Am. 1993;37:33-71.
72. Ijpma I, Renken RJ, Ter Horst GJ, et al. Metallic taste in cancer patients treated with chemotherapy. Cancer Treat Rev. 2015;41(2):179-86.
73. Riga M, Chelis L, Papazi T, et al. Hyposmia: an underestimated and frequent adverse effect of chemotherapy. Support Care Cancer. 2015;23(10):3053-8.
74. Bramerson A, Nyman J, Nordin S, et al. Olfactory loss after head and neck cancer radiation therapy. Rhinology. 2013;51(3):206-9.
75. Hamidovic A. Position on zinc delivery to olfactory nerves in intranasal insulin phase I–III clinical trials. Contem Clin Trials. 2015.
76. Tepper SJ, Cady RK, Silberstein S, et al. AVP-825 breath-powered intranasal delivery system containing 22 mg sumatriptan powder vs 100 mg oral sumatriptan in the acute treatment of migraines (The COMPASS study): a comparative randomized clinical trial across multiple attacks. Headache. 2015;55(5):621-35.

OLFATO E DOENÇAS NEUROLÓGICAS

CAPÍTULO 11

Maria Dantas Costa Lima Godoy ▪ Fabio de Rezende Pinna
Cassiana Burtet Abreu

INTRODUÇÃO

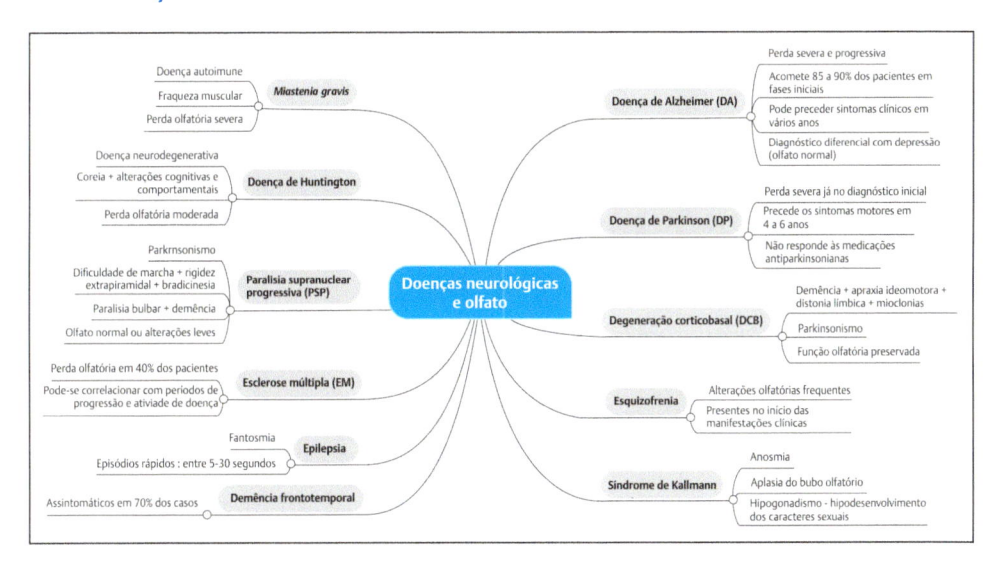

Doenças neurológicas e olfato

- **Miastenia gravis**
  - Doença autoimune
  - Fraqueza muscular
  - Perda olfatória severa
- **Doença de Huntington**
  - Doença neurodegenerativa
  - Coreia + alterações cognitivas e comportamentais
  - Perda olfatória moderada
- **Paralisia supranuclear progressiva (PSP)**
  - Parkinsonismo
  - Dificuldade de marcha + rigidez extrapiramidal + bradicinesia
  - Paralisia bulbar + demência
  - Olfato normal ou alterações leves
- **Esclerose múltipla (EM)**
  - Perda olfatória em 40% dos pacientes
  - Pode-se correlacionar com períodos de progressão e atividade da doença
- **Epilepsia**
  - Fantosmia
  - Episódios rápidos: entre 5-30 segundos
- **Demência frontotemporal**
  - Assintomáticos em 70% dos casos
- **Doença de Alzheimer (DA)**
  - Perda severa e progressiva
  - Acomete 85 a 90% dos pacientes em fases iniciais
  - Pode preceder sintomas clínicos em vários anos
  - Diagnóstico diferencial com depressão (olfato normal)
- **Doença de Parkinson (DP)**
  - Perda severa já no diagnóstico inicial
  - Precede os sintomas motores em 4 a 6 anos
  - Não responde às medicações antiparkinsonianas
- **Degeneração corticobasal (DCB)**
  - Demência + apraxia ideomotora + distonia límbica + mioclonias
  - Parkinsonismo
  - Função olfatória preservada
- **Esquizofrenia**
  - Alterações olfatórias frequentes
  - Presentes no início das manifestações clínicas
- **Síndrome de Kallmann**
  - Anosmia
  - Aplasia do bulbo olfatório
  - Hipogonadismo - hipodesenvolvimento dos caracteres sexuais

Os distúrbios do olfato têm apresentado importância crescente nos últimos anos e estão associados à redução na qualidade de vida dos pacientes,[1] prejuízo no comportamento social e depressão.[1,2]

São alterações frequentes, especialmente em idosos.[3,4] Doty *et al.* estimaram que aproximadamente 75% dos indivíduos com mais de 80 anos e 50% das pessoas entre 65 e 80 anos sofrem de diminuição considerável da função olfativa.[5]

Quanto à etiologia, mais de 200 causas de distúrbios olfatórios já foram descritas, dentre elas algumas doenças neurológicas e psiquiátricas.[6] Nas doenças neurodegenerativas, como doença de Alzheimer e doença de Parkinson, os distúrbios do olfato podem aparecer de maneira precoce[7] e se associam a aumento de mortalidade em 5 anos em pacientes com acidente vascular cerebral.[8]

Dessa forma, alterações no olfato devem ser avaliadas precocemente para conduzir ao diagnóstico correto, alertar para existência de associação a outras doenças e, quando possível, se instituir tratamento adequado. Pode ser uma importante ferramenta no diagnóstico diferencial das doenças neurológicas, marcadamente nas síndromes demenciais. Nesses casos, as perdas olfatórias podem ser o primeiro sinal da doença e anteceder em vários anos os sintomas neurológicos.[9]

DISFUNÇÃO OLFATIVA NOS DISTÚRBIOS NEUROLÓGICOS
Doença de Alzheimer (DA)

A DA é a forma mais prevalente das síndromes demenciais e corresponde a cerca de 50 a 75% de todos os casos de demência. O distúrbio do olfato pode preceder os sintomas clássicos de DA por vários anos, o que reflete o chamado período pré-clínico, e está presente em 85 a 90% dos pacientes em fase inicial da doença. O comprometimento cognitivo leve (CCL) amnésico é uma desordem que progride para DA em 65% dos casos em 5 anos.[10] A literatura sugere que a alteração do olfato, com o envelhecimento, pode aumentar o risco de CCL amnésico em indivíduos assintomáticos[11,12] e estar correlacionada com a progressão da doença e gravidade dos sintomas.[12] Wilson et al.[13] observaram que disfunção olfatória foi associada a declínio subsequente em memória episódica e velocidade perceptiva ao longo de acompanhamento de 3 anos. Acompanhamento subsequente mostrou que aqueles com perda olfativa (Percentil 25) estavam em risco 50% maior de desenvolver CCL em comparação com os do percentil 75 da função olfativa.[14]

Na DA, a gravidade do distúrbio de olfato está correlacionada com piora da demência, embora o teste em indivíduos com demência grave seja questionável.[12] Roberts et al.[15] estudaram 1.430 pacientes com média de idade de 80 anos durante período de 3,5 anos. Estes casos foram classificados, cognitivamente, como tendo cognição normal, CCL amnésico, CCL não amnésico ou demência. Eles usaram a identificação breve de olfato de 12 itens e encontraram uma associação significativa entre piora nas pontuações em teste de olfato e progressão para demência. Isso sugere que olfato prejudicado está associado a pior desempenho cognitivo entre indivíduos cognitivamente normais e prediz declínio na memória, função executiva e linguagem. Tabert et al.[16] avaliaram perda olfatória em pacientes com DA e aqueles com CCL que desenvolveram DA em comparação com controles e pacientes com CCL que não desenvolveram DA. Em uma pontuação de corte de 30 de 40, o UPSIT identificou DA com sensibilidade de 82 e 81% de especificidade.

Estudos histopatológicos têm mostrado emaranhados de placas amiloides e neurofibrilares (marcadores histopatológicos da DA) no lobo temporal medial (córtex entorrinal e piriforme), mas também no bulbo olfatório, trato e núcleo olfatório anterior.[9,17] Depósitos semelhantes também foram relatados no epitélio olfatório,[18] um tecido que pode ser biopsiado in vivo. Entretanto, o grau para quais biópsias são úteis na identificação de DA ainda é controverso.

Um estudo recente documentou claramente, pela primeira vez, a heterogeneidade da distribuição das proteínas tau e beta-amiloide entre as diferentes regiões epiteliais olfatórias (Fig. 11-1). A base de tais diferenças não é clara, mas pode refletir diferenças na composição intrínseca dos receptores olfativos, bem como outros fatores internos ou externos.[9]

Doty et al.[17] mostraram que mais de 90% dos pacientes com DA desconhecem seu problema de olfato até que seja testado. De forma semelhante às outras doenças neurológicas, a maior parte dos pacientes não tem conhecimento da disfunção olfatória até a aplicação

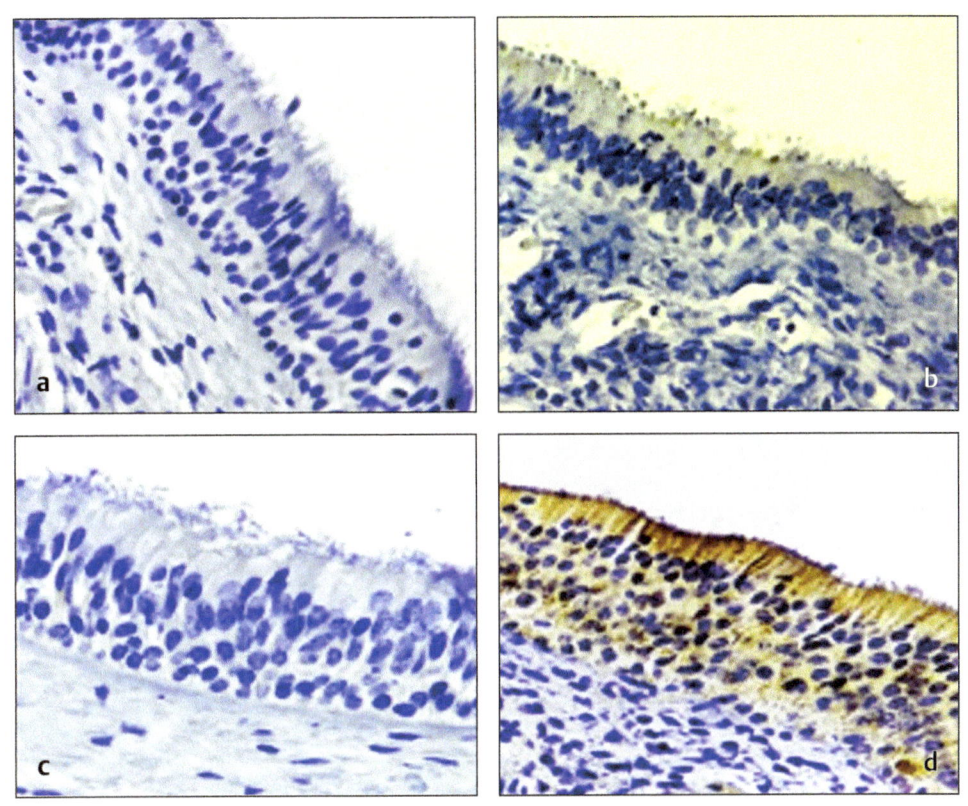

Fig. 11-1. Epitélio olfatório presente no septo nasal sem marcação (0% afetado) contra (a) proteínas tau e (c) β-amiloide e marcador (b) = 50% afetado, categoria 2; (d) 100% afetado, categoria 3.

de um teste olfatório. Uma questão a ser remarcada é perda lenta e progressiva da função olfatória e, portanto, muitas vezes é despercebida pelos pacientes afetados, além de preceder a deficiência cognitiva na maior parte dos casos.[19]

Os testes olfatórios podem ajudar no diagnóstico diferencial entre DA, demência vascular e a pseudodemência da depressão. Nas duas últimas doenças, que podem ter sintomas clínicos semelhantes à DA, o paciente tem olfato normal ou levemente alterado.[17] A falta de consciência da perda do olfato também foi observada em outros grupos de pacientes sem demência.[20]

Doença de Parkinson (DP) e Demência por Corpos de Lewy

O comprometimento do olfato na DP idiopática foi descrito pela primeira vez em 1975 e foi considerado estar presente em mais de 90% dos casos.[21] Não se correlacionou com deficiência motora, gravidade da doença ou tratamento da DP. Foi mais recentemente descrito como uma característica não motora de DP juntamente com deficiência cognitiva, distúrbio do comportamento do sono REM e características autonômicas. Além disso, DP tremor-dominante mostrou apresentar menos associação à deficiência olfatória do que o tipo rígido acinético.[22]

Na DP, anosmia total é exceção e não regra, nos quais 90% dos pacientes são assintomáticos, semelhante aos pacientes com DA. Por outro lado, não é relatada piora progressiva. É observada maior característica de estabilidade,[22] e a magnitude do déficit é muito pouco associada ao estágio da doença.[23]

O déficit olfatório da DP, habitualmente, pode ser detectado por uma vasta gama de testes, incluindo testes de detecção, discriminação e identificação do odor.[23]

Estudos de patologia mostraram anormalidades com acúmulo de fragmento amiloide. Ao se tornarem insolúveis no bulbo olfatório, núcleo olfatório anterior e no lobo temporal medial (entorrinal e córtex piriforme), nas fases posteriores da doença, formam a marca registrada da DP, os corpos de Lewy.[24]

Em casos idiopáticos de DP, aproximadamente 75% dos pacientes exibem olfato diminuído em comparação com sua faixa etária[25] e precede os sintomas motores por aproximadamente 4 a 6 anos. Assim, especialmente pacientes com disfunção olfatória idiopática e depressão ou distúrbios do comportamento do sono de movimento rápido dos olhos devem ser considerados para encaminhamento a um neurologista para excluir DP idiopática.

O comprometimento olfatório na demência com corpos Lewy é idêntico à DP idiopática. Nem todos os pacientes com DP são assintomáticos para deficiência do olfato, e essa, por si só, não deve induzir ao diagnóstico de DP. Além disso, nem todos os deficientes olfativos têm alteração nos sabores ou paladar. Isso ocorre devido à presença do olfato retronasal. Transtorno idiopático de comportamento do sono REM é um forte marcador de prodrômica de DP e demência com corpos de Lewy. Mais de 50% dos pacientes com distúrbio do sono desenvolvem esses distúrbios ao longo de um período de 10 anos.[26] Esses pacientes apresentam alta prevalência de disfunção olfatória, com 50% dos pacientes testando na faixa hipósmica.[27] Alterações olfatórias também se manifestam em outras doenças neurodegenerativas. Em algumas situações, pode ocorrer não como um sinal precoce, mas paralelamente ao início da doença, por exemplo, na doença de Huntington,[28] ataxia espinocerebelar tipos 2 e 3, e síndromes parkinsonianas, como demência com corpos de Lewy.[29]

Demência Frontotemporal

A demência frontotemporal também demonstrou resultar em perda de olfato assintomática em 70% dos casos, mas menos pesquisas foram feitas acerca desse transtorno.[30]

Não está claro se a deficiência do olfato piora com o tempo. Ao contrário da DA e DP, os receptores olfativos, bulbos e tratos se apresentam normais na análise anatomopatológica, sugerindo disfunção do córtex orbitofrontal e lobos temporais. Clinicamente os pacientes precisam ser questionados sobre seu sentido de olfato, paladar, apetite e peso, com subsequente teste olfatório, conforme indicado, para auxiliar no diagnóstico e no tratamento.

Esclerose Múltipla (EM)

Em 2015, estudo de revisão da literatura[31] sobre função olfativa em pacientes com EM mostrou prevalência geral da disfunção do olfato de 40%. Lesão nos lobos frontal inferior e temporal correlacionou-se com a perda olfativa, mas em alguns estudos incluiu, também, o bulbo e o trato olfatórios.[32]

Vários estudos têm sugerido que deficiência olfativa pode-se correlacionar com períodos de progressão e atividade de doença[33,34] e a alteração de olfato parece ocorrer mais tardiamente. Entretanto, mais evidências são necessárias para elucidar a relação entre olfato e atividade da doença/estágio da doença e a evolução da disfunção olfatória em pacientes com EM.

Epilepsia

Alucinações olfativas, chamadas auras, têm sido reconhecidas de longa data como parte de um distúrbio convulsivo complexo ou um evento isolado, e eles representam uma forma de disosmia (fantosmia). A alteração olfativa parece durar cerca de 5 a 30 segundos.[35] Essas alucinações olfativas têm bom valor para diagnóstico topográfico da lesão (amígdala), mas as causas variam e incluem esclerose medial temporal, glioma e lesões metastáticas, dentre outros. Em distinção a alucinações olfativas de curta duração (1 minuto ou menos) de convulsões, disosmia por disfunção primária em qualquer lugar ao longo da via olfativa geralmente dura 5 a 10 minutos a horas.

Miastenia Gravis

A *miastenia gravis* é uma doença imunomediada acompanhada por profunda perda de função olfatória. É caracterizada pela produção de autoanticorpos contra os receptores nicotínicos de acetilcolina na membrana pós-sináptica da junção neuromuscular. Estudos demonstram perda olfatória profunda associada a essa doença, embora ainda seja desconhecido o mecanismo fisiopatológico envolvido.[36]

Atrofia Multissistêmica

A atrofia multissistêmica apresenta insuficiência autonômica caracterizada por ataxia cerebelar e parkinsonismo, ainda com fisiopatologia desconhecida.

Trata-se de uma doença neurodegenerativa rapidamente progressiva, que apresenta sintomas semelhantes à DP, especialmente no início do quadro. Entretanto, diferentemente da DP, esses pacientes apresentam função olfatória normal ou levemente alterada, o que pode ajudar a diferenciar essas duas doenças.[37]

Doença de Huntington

A doença de Huntington é uma doença neurodegenerativa, geneticamente determinada, de transmissão autossômica dominante, associada a mutações no cromossomo 4, com prevalência de 4 a 10 por 100.000.[38]

Clinicamente se manifesta em pacientes de meia-idade com movimentos involuntários do tipo coreia, além de alterações cognitivas e comportamentais.[39]

Apresenta déficits moderados na olfação, tanto na identificação quanto na detecção e discriminação, podendo-se manifestar antes ou no momento do diagnóstico.[40]

A magnitude da disfunção olfatória é menor do que a encontrada em pacientes com DP, e as alterações da ressonância magnética (RM) foram mais observadas no córtex entorrinal, o giro para-hipocampal, o tálamo e o núcleo caudado.[41]

Paralisia Supranuclear Progressiva (PSP)

A PSP é um distúrbio neurológico progressivo, ainda sem etiologia conhecida, e uma das principais causas de parkinsonismo.[42] Clinicamente se manifesta em pessoas de meia-idade e idosos, com dificuldade de marcha, rigidez extrapiramidal, bradicinesia, paralisia bulbar, demência e oftalmoplegia supranuclear.

Doty *et al.* realizaram o primeiro grande estudo sobre olfato em pacientes com PSP. Não foi observada diferença significante nos testes de identificação e limiar de olfato entre pacientes e controles.[43] Estudos posteriores encontraram resultados congruentes.[44] A manutenção do olfato nos indivíduos com PSP pode ser explicada por uma preservação do bulbo olfatório no que concerne ao depósito de alfa-sinucleína e proteína tau.

Degeneração Corticobasal (DCB)

A DCB é uma desordem caracterizada por sintomas de demência, apraxia ideomotora, distonia límbica e mioclonias, alguns deles de forma semelhante aos encontrados em pacientes com DP. Entretanto, indivíduos com DCB apresentam função olfatória preservada,[30] que pode ser explicada pela preservação dos bulbos olfatórios no que tange ao depósito de proteína tau.[45]

Essa proteína mostra-se com acúmulo anormal no córtex frontoparietal e gânglios da base, com consequente perda progressiva das células nervosas e atrofia de várias áreas do cérebro.

Síndrome de Kallmann

A síndrome de Kallmann frequentemente está relacionada com anosmia secundária à aplasia do trato e bulbo olfatórios (Fig. 11-2).

A forma típica de apresentação é um distúrbio genético autossômico dominante ligado ao cromossomo X, cujo gene *KAL1* codifica uma proteína responsável pela migração dos neurônios do hormônio liberador de gonadotrofinas (GnRH) e nervos olfatórios ao hipotálamo.[46] Dessa forma, apresenta displasia dos bulbos olfatórios e do eixo hipotálamo/hipófise, juntamente com a degeneração dos axônios das células receptoras olfativas e formação de neuromas intraepiteliais.[40]

Entre as manifestações clínicas, observa-se endocrinopatia com hipotireoidismo e alterações olfatórias.[46] Portanto, especialmente em pacientes jovens com perda de olfato e pouco desenvolvimento de caracteres sexuais, a síndrome de Kallmann deve ser aventada.

Portanto, existe considerável variação na prevalência e magnitude das disfunções olfatórias entre as doenças neurológicas. Na DA, DP e no complexo Parkinson-demência de Guam, a disfunção olfatória é severa (UPSIT abaixo de 20), enquanto na doença de Huntington, esclerose lateral amiotrófica (ELA) e esquizofrenia o déficit é moderado.

PSP é associada a alterações olfatórias leves, embora compartilhe várias características com a DP. Esses dados sugerem que o teste olfatório possa auxiliar no diagnóstico diferencial dessas doenças.[47]

Em alguns distúrbios parkinsonianos, como PSP, DCB e atrofia de múltiplos sistemas, a deficiência olfativa é muito mais leve quando comparada aos pacientes com DP, mostrando pontuações de cheiro no UPSIT superiores a 30. A baixa pontuação no UPSIT (inferior a 25) foi 77% sensível e 85% específica para DP idiopática.[22] Dessa forma, avaliação do olfato mostra-se uma ferramenta útil na diferenciação da PSP e DCB dos casos de DP.[48]

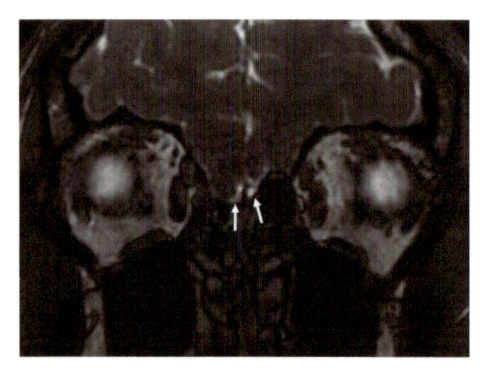

Fig. 11-2. Exame de RNM evidenciando ausência de bulbos olfatórios.

AVALIAÇÃO E DIAGNÓSTICO
História Clínica
Avaliação clínica inicial de pacientes com disfunção olfatória deve incluir história clínica e exame físico otorrinolaringológico completos.

Durante a obtenção da história, pontos centrais, como o início da disfunção, progressão, flutuação e gravidade devem ser documentadas, além de presença ou não de parosmia e fantosmia. Eventos precipitantes e os sintomas associados, como neurológicos, são relevantes. Em adultos mais velhos, principalmente, a possibilidade de neurodegeneração deve estar entre as hipóteses diagnósticas e a anamnese deve ser adaptada para questões neurológicas nesses casos. História médica pregressa (incluindo uso de medicamentos, drogas ou tabagismo) e história social (incluindo ocupação) também devem ser exploradas.[49]

Deve-se ter em mente que diminuição da função olfatória é muito comum na população idosa, estando presente em mais da metade daqueles com idades entre 65 e 80 anos e em mais de três quartos daqueles com idade superior a 80 anos.[3,50] Essa disfunção influencia significativamente o bem-estar físico e a qualidade de vida dessa população.[1,2]

Em contraste com pacientes com doenças nasossinusais, pacientes que sofrem de doenças neurodegenerativas também descrevem a perda de olfato como "diminuindo gradualmente" ou como "abrupta", mas raramente é flutuante. Além disso, o paciente deve ser questionado se lembra já ter apresentado alguma função olfativa para descartar uma doença congênita, especialmente a síndrome de Kallmann.[51]

Nos últimos anos, extensas investigações têm confirmado associação entre doenças neurodegenerativas e comprometimento olfatório e demonstrou grande relação, uma vez que é sintoma inicial de doença neurodegenerativa.[52,53] Essas alterações podem preceder em vários anos o início dos sintomas.[29,54] Portanto, a disfunção olfatória pode ser considerado um alerta precoce para doenças neurodegenerativas, especialmente DA e DP, e pode auxiliar no diagnóstico diferencial com outras síndromes demenciais.

Exame Físico
O exame físico envolve exame otorrinolaringológico completo, incluindo exame de endoscopia nasal, a fim de observarmos a fenda olfatória. Deve ser avaliada anatomia, bem como anormalidades estruturais (como desvio septal) e mucosa (como sinais de rinossinusite aguda ou crônica), podendo ser observado através de um validado sistema de pontuação, como o proposto por Lund e Kennedy.[55] A visibilidade e a permeabilidade da fenda olfatória devem ser observadas, bem como qualquer anormalidade desta área (incluindo secreção, pólipos, edema, crostas), podendo ser usado um sistema também validado como a Escala de Endoscopia de Fenda Olfatória.[56]

Quando uma causa neurológica de disfunção olfatória é suspeitada, um exame neurológico completo é recomendado (com especial atenção aos nervos cranianos V, VII, IX e X), com o Teste do Mini-Mental, além de exame de imagem e encaminhamento para neurologista assim que possível.[49]

Avaliação do estado nutricional do paciente é importante, pois pacientes com doenças neurológicas suspeitas ou conhecidas podem não estar cientes de suas queixas. Como alteração do olfato e paladar pode impactar no apetite e, consequentemente, perda do peso e desnutrição, isso pode fornecer uma informação indireta acerca do distúrbio olfatório.

Testes Olfatórios

Os testes de olfato podem contribuir para a localização da doença subjacente. Alteração do limiar olfatório tende a indicar dano periférico[57] e parece estar relativamente inalterada nas causas centrais da disfunção olfatória, além de se correlacionar mal com os testes de cognição.[57,58] Enquanto isso, discriminação e identificação de odores estão prejudicadas na disfunção olfatória central.[57]

Whitcroft *et al.* observaram que pacientes com DP foram particularmente prejudicados nas partes supraliminares dos testes.[59]

Atualmente, a Academia Americana de Neurologia recomenda a inclusão de testes olfatórios no diagnóstico de DP, porém, até o momento, apenas a distinção entre DP e PSP ou DCB é considerada confiável.[29]

Exame de Imagem

A ressonância magnética (RM) do cérebro e do trato olfatório deve ser realizada quando houver suspeita de doenças intracranianas (tumores, subdesenvolvimento do bulbo olfatório), lesões no sistema nervoso central, processos neurodegenerativos e nos quadros de perda olfatória idiopática.

Estudos têm demonstrado que a ressonância magnética apresenta boa relação custo-benefício no diagnóstico etiológico de distúrbios olfatórios, pois pode divulgar informações relevantes em até 25% dos casos de disosmia idiopática.[60]

Informações acerca do diagnóstico e prognóstico podem ser obtidas através da avaliação da profundidade do sulco olfatório e do volume do bulbo. A profundidade do sulco olfatório foi correlacionada com a função olfatória.[61] A função olfatória também está correlacionada com volume do bulbo olfatório, com hipoplasia ou aplasia sendo mais comumente visto em pacientes com função prejudicada. Esse achado relaciona-se com condições como doenças neurodegenerativas e disfunção olfatória congênita, o que é menos evidente em doença nasossinusal.[62,63]

Assim, o volume do bulbo olfatório é reduzido em doenças neurológicas, como a DA,[64] epilepsia,[65] EM,[66] DP,[67] ou outros distúrbios como depressão[68] e anosmia congênita, com ou sem Síndrome Kallmann.[63,69] Nessa última condição, a fim de confirmar a suspeita diagnóstica, a realização do exame de RM é fortemente recomendada.[29]

Além disso, alguns estudos sugerem que o volume do bulbo olfatório possa ser um marcador para a função olfatória em geral.[70-72] A literatura descreve os seguintes dados de padrões de normalidade: para pessoas com até 45 anos, o bulbo olfatório deve ter um volume mínimo de 58 mm³, e para pessoas mais de 45 anos, um volume mínimo de 46 mm³ (Fig. 11-3).[70]

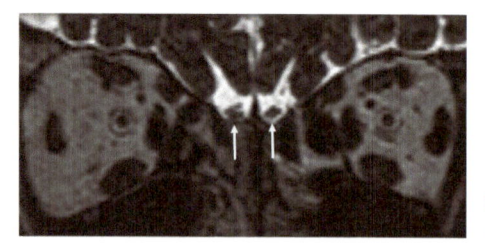

Fig. 11-3. Exame de RNM evidenciando bulbos olfatórios normais.

Biópsia do Epitélio Olfatório

Na biópsia do epitélio olfatório, as doenças olfatórias podem apresentar maior proporção de neurônios olfatórios imaturos, ausência de fascículos axonais dos nervos olfatórios e presença de neuromas (grupo de neurônios olfatórios desorganizados) intraepiteliais.[73]

Ao fazer a biópsia, deve-se tentar alcançar a porção posterior da concha nasal superior, sempre que possível, pois possui a maior concentração de epitélio olfatório dentre as estruturas nasais.[9,75]

Em nossa prática clínica, diante de um paciente com queixa olfatória sem outras causas aparentes ou classificadas como perda olfatória idiopática, realizamos teste olfatório, RM e avaliação conjunta com neurologista. Os objetivos desta conduta é não perder a oportunidade diagnóstica de doença neurológica subjacente e realizar acompanhamento clínico adequado.

TRATAMENTO

Inicialmente todos os pacientes com comprometimento olfatório devem receber aconselhamento de segurança. Alarmes de fumaça e gás devem ser instalados e bem mantidos, e os alimentos não devem ser consumidos após as datas de validade. Pacientes com possíveis causas neurológicas de disfunção ou com sequelas de saúde mental devem receber encaminhamentos apropriados.

Há poucas evidências que embasam o uso de drogas para melhora do olfato perdido por doenças neurodegenerativas. Infelizmente, na DP, o déficit olfatório habitualmente não responde aos medicamentos antiparkinsonianos.[29] O estudo de Haehner *et al.*[75] mostrou que pacientes com DP tratados com rasagilina apresentaram discriminação de odores significativamente melhor quando a duração de doença é inferior a 8 anos. Entretanto, mais estudos são necessários para confirmar seus benefícios.

Treinamento Olfatório (TO)

Já está estabelecido que a exposição a certos odores pode modular a capacidade regenerativa de neurônios receptores olfatórios.[76,77] Experimentos em humanos iniciais indicaram que o TO melhora a função olfatória.[78]

Existe recomendação para treinamento olfatório para disfunção de olfato por várias etiologias, incluindo doenças neurológicas e neurodegenerativas.[79,80] Na DP, o TO produz melhor sensibilidade olfatória e aumento geral da função olfativa, independente de idade, sexo, duração e gravidade da DP e gravidade de disfunção olfatória. Entretanto, duração do treinamento e manutenção da resposta requerem uma investigação adicional para mais evidências.[80]

CONCLUSÃO

Os distúrbios do olfato humano têm alcançado grande importância nos últimos anos. Ocorrem em ampla variedade de distúrbios neurológicos, podendo ser considerados marcadores precoces de doenças neurodegenerativas como DA e DP.

As causas neurológicas devem ser consideradas na avaliação inicial pela história clínica de perda olfatória em pacientes adultos, sem outras causas aparentes, sem achados endoscópicos ou alterações no exame otorrinolaringológico completo, associada ou não a alterações motoras ou cognitivas (Fig. 11-4).

Nesses casos, a realização de um teste olfatório é altamente recomendada, a fim de caracterizar e graduar a perda olfatória. Neste sentido, existem muitas evidências de que

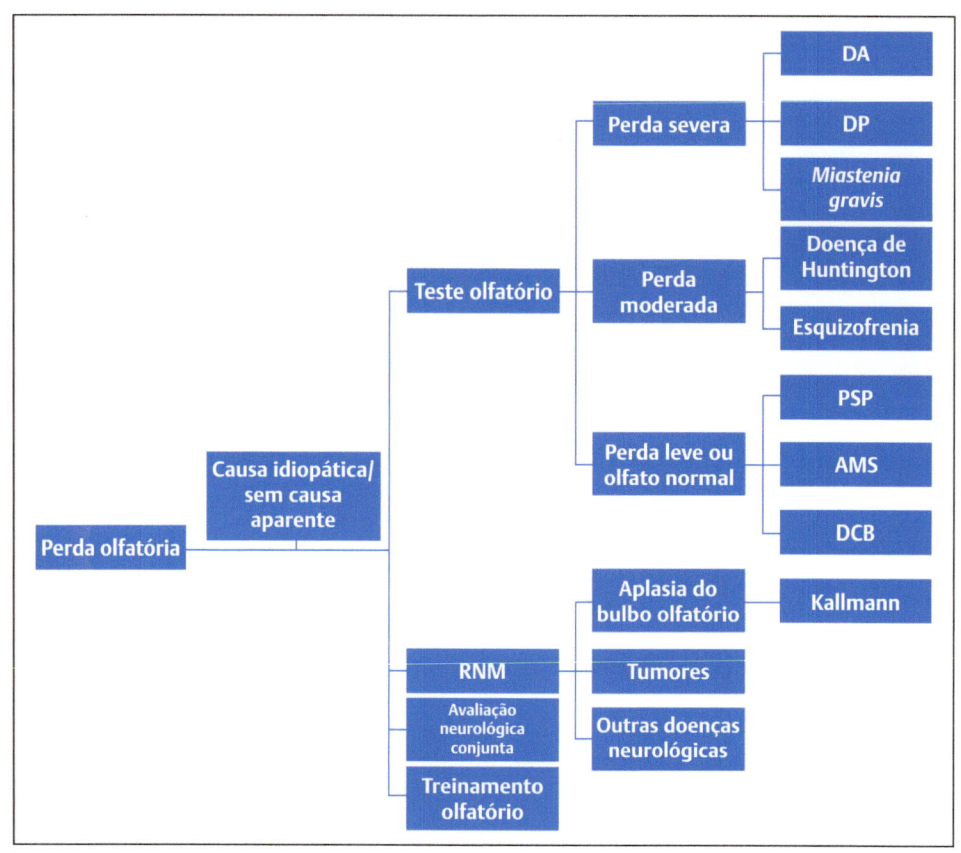

Fig. 11-4. Algoritmo para abordagem de distúrbios olfatórios secundários a doenças neurológicas. DA: doença de Alzheimer; DP: doença de Parkinson; PSP: paralisia supranuclear progressiva; AMS: atrofia multissistêmica; DCB: degeneração corticobasal; RNM: ressonância magnética.

os testes olfatórios põem ser utilizados como auxiliares no diagnóstico diferencial entre DP e outros tipos de parkinsonismo, bem como entre DA e depressão, com relativa sensibilidade e especificidade.

Além disso, exames de imagem devem ser solicitados, preferencialmente a RM, e a avaliação conjunta com neurologista está indicada.

A evidência mais robusta para tratamento de pacientes com doenças neurológicas é o treinamento olfatório, com pouca melhora observada no uso de medicações orais.

Dessa forma, faz-se fundamental uma avaliação adequada para direcionar diagnóstico precoce em pacientes e seus familiares, bem como propiciar um tratamento adequado e consequente melhora da qualidade de vida.

REFERÊNCIAS BIBLIOGRÁFICAS

1. Temmel AF, Quint C, Schickinger-Fischer B, et al. Characteristics of olfactory disorders in relation to major causes of olfactory loss. Arch Otolaryngol Head Neck Surg. 2002;128(6):635-41.

2. Croy I, Hummel T. Olfaction as a marker for depression. J Neurol. 2017;264(4):631-8.
3. Murphy C, Schubert CR, Cruickshanks KJ, et al. Prevalence of olfactory impairment in older adults. JAMA. 2002;288(18):2307-12.
4. Brämerson A, Johansson L, Ek L, et al. Prevalence of olfactory dysfunction: the skövde population-based study. Laryngoscope. 2004;114(4):733-7.
5. Doty RL, Shaman P, Dann M. Development of the University of Pennsylvania Smell Identification Test: a standardized microencapsulated test of olfactory function. Physiol Behav. 1984;32(3):489-502.
6. Deems DA, Doty RL, Settle RG, et al. Smell and taste disorders: a study of 750 patients from the University of Pennsylvania Smell and Taste Center. Arch Otorhinolaryngol Head Neck Surg. 1991;117(5):519-28.
7. Doty RL. Olfactory dysfunction in neurodegenerative diseases: is there a common pathological substrate? Lancet Neurol. 2017;16(6):478-88.
8. Pinto JM, Wroblewski KE, Kern DW, et al. Olfactory dysfunction predicts 5-year mortality in older adults. PLoS One. 2014;9 (10):e107541.
9. Godoy MDCL, Fornazieri MA, Doty RL, et al. Is olfactory epithelium biopsy useful for confirming alzheimer's disease? Ann Otol Rhinol Laryngol. 2019;128(3):184-92.
10. Hawkes CS, Doty RL. Neurology of olfaction. Cambridge: Cambridge Publishers; 2009.
11. Doty RL. Neurology of olfaction. Cambridge: Cambridge Publishers; 2009.
12. Devanand DP, Michaels-Marston KS, Liu X, et al. Olfactory deficits in patients with mild cognitive impairment predict Alzheimer's disease at follow-up. Am J Psychiatry. 2000;157(9):1399-405.
13. Wilson RS, Arnold SE, Tang Y, Bennett DA. Odor identification and decline in different cognitive domains in old age. Neuroepidemiology. 2006;26(2):61-7.
14. Wilson RS, Schneider JA, Arnold SE, et al. Olfactory identification and incidence of mild cognitive impairment in older age. Arch Gen Psychiatry. 2007;64(7):802-8.
15. Roberts RO, Christianson TJ, Kremers WK, et al. Association between olfactory dysfunction and amnestic mild cognitive impairment and Alzheimer disease dementia. JAMA Neurol. 2016;73(1):93-101.
16. Tabert MH, Liu X, Doty RL, et al. A 10-item smell identification scale related to risk for Alzheimer's disease. Ann Neurol. 2005;58(1):155-60.
17. Doty RL, Reyes PF, Gregor T. Presence of both odor identification and detection deficits in Alzheimer's disease. Brain Res Bull. 1987;18(5):597-600.
18. Arnold SE, Lee EB, Moberg PJ, et al. Olfactory epithelium amyloid-beta and paired helical filament-tau pathology in Alzheimer disease. Ann Neurol. 2010;67(4):462-9.
19. Wilson RS, Arnold SE, Schneider JA, et al. Olfactory impairment in presymptomatic Alzheimer's disease. Ann NY Acad Sci. 2009;1170:730-5.
20. Nordin S, Monsch AU, Murphy C. Unawareness of smell loss in normal aging and Alzheimer's disease: discrepancy between self-reported and diagnosed smell sensitivity. J Gerontol B Psychol Sci Soc Sci. 1995;50(4):187-92.
21. Ansari KA, Johnson A. Olfactory function in patients with Parkinson's disease. J Chronic Dis. 1975;28(9):493-7.
22. Katzenschlager R, Zijlmans J, Evans A, et al. Olfactory function distinguishes vascular parkinsonism from Parkinson's disease. J Neurol Neurosurg Psychiatry. 2004;75(12):1749-52.
23. Doty RL. The olfactory system and its disorders. Semin Neurol. 2009;29:74-81.
24. Duda JE, Shah U, Arnold SE, et al. The expression of alpha-, beta-, and gamma-synucleins in olfactory mucosa from patients with and without neurodegenerative diseases. Exp Neurol. 1999;160(2):515-22.
25. Haehner A, Boesveldt S, Berendse HW, Mackay-Sim A, Fleischmann J, Silburn PA, et al. Prevalence of smell loss in Parkinson's disease-a multicenter study. Parkinsonism Relat Disord. 2009 Aug;15(7):490-4.
26. Postuma RB, Gagnon JF, Vendette M, et al. Quantifying the risk of neurodegenerative disease in idiopathic REM sleep behavior disorder. Neurology. 2009;72(15):1296-300.

27. Postuma RB, Lang AE, Massicotte-Marquez J, Montplaisir J. Potential early markers of Parkinson disease in idiopathic REM sleep behavior disorder. Neurology. 2006;66(6):845-51.
28. Larsson M, Lundin A, Robins Wahlin TB. Olfactory functions in asymptomatic carriers of the Huntington disease mutation. J Clin Exp Neuropsychol. 2006;28(8):1373-80.
29. Hüttenbrink KB, Hummel T, Berg D, et al. Olfactory dysfunction: common in later life and early warning of neurodegenerative disease. Dtsch Arztebl Int. 2013;110(1-2):1-7;e1.
30. Luzzi S, Snowden JS, Neary D, et al. Distinct patterns of olfactory impairment in Alzheimer's disease, semantic dementia, frontotemporal dementia, and corticobasal degeneration. Neuropsychologia. 2007;45(8):1823-31.
31. Lucassen EB, Turel A, Knehans A, et al. Olfactory dysfunction in Multiple Sclerosis: A scoping review of the literature. Mult Scler Relat Disord. 2016;6:1-9.
32. DeLuca GC, Joseph A, George J, et al. Olfactory pathology in central nervous system demyelinating diseases. Brain Pathol. 2015;25(5):543-51.
33. Lutterotti A, Vedovello M, Reindl M, et al. Olfactory threshold is impaired in early, active multiple sclerosis. Mult Scler. 2011;17(8):964-9.
34. Barresi M, Ciurleo R, Giacoppo S, et al. Evaluation of olfactory dysfunction in neurodegenerative diseases. J Neurol Sci. 2012;323(1-2):16-24.
35. Acharya V, Acharya J, Lüders H. Olfactory epileptic auras. Neurology. 1998;51(1):56-61.
36. Leon-Sarmiento FE, Bayona EA, Bayona-Prieto J, et al. Profound olfactory dysfunction in myasthenia gravis. PLoS One. 2012;7(10):e45544.
37. Krismer F, Wenning GK, Li Y, et al. Intact olfaction in a mouse model of multiple system atrophy. PLoS One. 2013;8(5):e64625.
38. Wild EJ, Tabrizi SJ. The differential diagnosis of chorea. Pract Neurol. 2007;7(6):360-73.
39. Cardoso F, Seppi K, Mair KJ, et al. Seminar on choreas. Lancet Neurol. 2006;5(7):589-602.
40. Doty RL. The olfactory system and its disorders. Semin Neurol. 2009;29(1):74-81.
41. Barresi M, Ciurleo R, Giacoppo S, et al. Evaluation of olfactory dysfunction in neurodegenerative diseases. J Neurol Sci. 2012;323(1-2):16-24.
42. Trevisol-Bittencourt PC. Progressive supranuclear palsy (Steele-Richardson-Olszewski syndrome): report of a case and review of the literature. Arq Neuropsiquiatr. 1992;50(3):369-74.
43. Doty R L, Golbe L I, McKeown D A, et al. Olfactory testing differentiates between progressive supranuclear palsy and idiopathic Parkinson's disease. Neurology. 1993;43(5):962-5.
44. Silveira-Moriyama L, Hughes G, Church A, et al. Hyposmia in progressive supranuclear palsy. Mov Disord. 2010;25(5):570-7.
45. Tsuboi Y, Wszolek ZK, Graff-Radford NR, et al. Tau pathology in the olfactory bulb correlates with Braak stage, Lewy body pathology and apolipoprotein epsilon4. Neuropathol Appl Neurobiol. 2003;29(5):503-10.
46. Tsai PS, Gill JC. Mechanisms of disease: Insights into X-linked and autosomal-dominant Kallmann syndrome. Nat Clin Pract Endocrinol Metab. 2006;2(3):160-71.
47. Godoy MD, Voegels RL, Pinna F de R, et al. Olfaction in neurologic and neurodegenerative diseases: a literature review. Int Arch Otorhinolaryngol. 2015;19(2):176-9.
48. Suchowersky O, Reich S, Perlmutter J, et al. Quality Standards Subcommittee of the American Academy of Neurology. Practice Parameter: diagnosis and prognosis of new onset Parkinson disease (an evidence-based review): report of the Quality Standards Subcommittee of the American Academy of Neurology. Neurology. 2006;66(7):968-75.
49. Jafek BW, Murrow B, Linschoten M. Evaluation and treatment of anosmia. Curr Opin Otolaryngol Head Neck Surg. 2000;8:63-7.
50. Doty RL, Shaman P, Applebaum SL, et al. Smell identification ability: changes with age. Science. 1984;226(4681):1441-3.
51. Welge-Luessen A, Leopold DA, Miwa T. Smell and taste disorders diagnostic and clinical work-up. In: Welge-Luessen A, Hummel T (Eds.). Management of smell and taste disorders: a practical guide for clinicians. New York: Thieme; 2014. p. 49-57.

52. Doty RL, Deems DA, Stellar S. Olfactory dysfunction in parkinsonism: a general deficit unrelated to neurologic signs, disease stage, or disease duration. Neurology. 1988;38(8):1237-44.
53. Müller A, Müngersdorf M, Reichmann H, et al. Olfactory function in Parkinsonian syndromes. J Clin Neurosci. 2002;9(5):521-4.
54. Ponsen MM, Stoffers D, Booij J, et al. Idiopathic hyposmia as a preclinical sign of Parkinson's disease. Ann Neurol. 2004;56(2):173-81.
55. Lund VJ, Kennedy DW. Staging for rhinosinusitis. Otolaryngol Head Neck Surg. 1997;117(3-2):S35-40.
56. Soler ZM, Hyer JM, Karnezis TT, Schlosser RJ. The Olfactory Cleft Endoscopy Scale correlates with olfactory metrics in patients with chronic rhinosinusitis. Int Forum Allergy Rhinol. 2016;6(3):293-8.
57. Hedner M, Larsson M, Arnold N, et al. Cognitive factors in odor detection, odor discrimination, and odor identification tasks. J Clin Exp Neuropsychol. 2010;32(10):1062-7.
58. Jones-Gotman M, Zatorre RJ. Olfactory identification deficits in patients with focal cerebral excision. Neuropsychologia. 1988;26(3):387-400.
59. Whitcroft KL, Cuevas M, Haehner A, Hummel T. Patterns of olfactory impairment reflect underlying disease etiology. Laryngoscope. 2017;127(2):291-5.
60. Decker JR, Meen EK, Kern RC, Chandra RK. Cost effectiveness of magnetic resonance imaging in the workup of the dysosmia patient. Int Forum Allergy Rhinol. 2013;3(1):56-61.
61. Huart C, Meusel T, Gerber J, et al. The depth of the olfactory sulcus is an indicator of congenital anosmia. AJNR Am J Neuroradiol. 2011;32(10):1911-4.
62. Yousem DM, Geckle RJ, Bilker W, et al. MR evaluation of patients with congenital hyposmia or anosmia. AJR Am J Roentgenol. 1996;166(2):439-43.
63. Abolmaali N D, Hietschold V, Vogl T J, et al. MR evaluation in patients with isolated anosmia since birth or early childhood. AJNR Am J Neuroradiol. 2002;23(1):157-64.
64. Thomann PA, Dos Santos V, Seidl U, et al. MRI-derived atrophy of the olfactory bulb and tract in mild cognitive impairment and Alzheimer's disease. J Alzheimers Dis. 2009;17(1):213-21.
65. Hummel T, Henkel S, Negoias S, et al. Olfactory bulb volume in patients with temporal lobe epilepsy. J Neurol. 2013;260(4):1004-8.
66. Goektas O, Schmidt F, Bohner G, et al. Olfactory bulb volume and olfactory function in patients with multiple sclerosis. Rhinology. 2011;49(2):221-6.
67. Brodoehl S, Klingner C, Volk GF, et al. Decreased olfactory bulb volume in idiopathic Parkinson's disease detected by 3.0-tesla magnetic resonance imaging. Mov Disord. 2012;27(8):1019-25.
68. Negoias S, Croy I, Gerber J, et al. Reduced olfactory bulb volume and olfactory sensitivity in patients with acute major depression. Neuroscience. 2010;169(1):415-21.
69. Santos DV, Reiter ER, DiNardo LJ, Costanzo RM. Hazardous events associated with impaired olfactory function. Arch Otolaryngol Head Neck Surg. 2004;130(3):317-9.
70. Buschhüter D, Smitka M, Puschmann S, et al. Correlation between olfactory bulb volume and olfactory function. Neuroimage. 2008;42(2):498-502.
71. Hummel T, Smitka M, Puschmann S, et al. Correlation between olfactory bulb volume and olfactory function in children and adolescents. Exp Brain Res. 2011;214(2):285-91.
72. Rombaux P, Huart C, Deggouj N, et al. Prognostic value of olfactory bulb volume measurement for recovery in postinfectious and posttraumatic olfactory loss. Otolaryngol Head Neck Surg. 2012;147(6):1136-41.
73. Leopold DA, Loehrl TA, Schwob JE. Long-term follow-up of surgically treated phantosmia. Arch Otolaryngol Head Neck Surg. 2002;128(6):642-7.
74. Pinna FR, Ctenas B, Weber R, et al. Olfactory neuroepithelium in the superior and middle turbinates: which is the optimal biopsy site? Int Arch Otorhinolaryngol. 2013;17(2):131-8.
75. Haehner A, Habersack A, Wienecke M, et al. Early Parkinson's disease patients on rasagiline present with better odor discrimination. J Neural Transm (Vienna). 2015;122(11):1541-6.
76. Hudson R, Distel H. Induced peripheral sensitivity in the developing vertebrate olfactory system. Ann N Y Acad Sci. 1998;855:109-15.

77. Youngentob SL, Kent PF. Enhancement of odorant-induced mucosal activity patterns in rats trained on an odorant identification task. Brain Res. 1995;670(1):82-8.
78. Livermore A, Laing DG. Influence of training and experience on the perception of multicomponent odor mixtures. J Exp Psychol Hum Percept Perform. 1996;22(2):267-77.
79. Haehner A, Tosch C, Wolz M, et al. Olfactory training in patients with Parkinson's disease. PLoS One. 2013;8(4):e61680.
80. Hummel T, Rissom K, Reden J, et al. Effects of olfactory training in patients with olfactory loss. Laryngoscope. 2009;119(3):496-9.

DISFUNÇÃO OLFATÓRIA NA POPULAÇÃO PEDIÁTRICA

CAPÍTULO 12

Carolina Sponchiado Miura ▪ Fabiana Cardoso Pereira Valera
Melissa Ameloti Gomes Avelino

INTRODUÇÃO

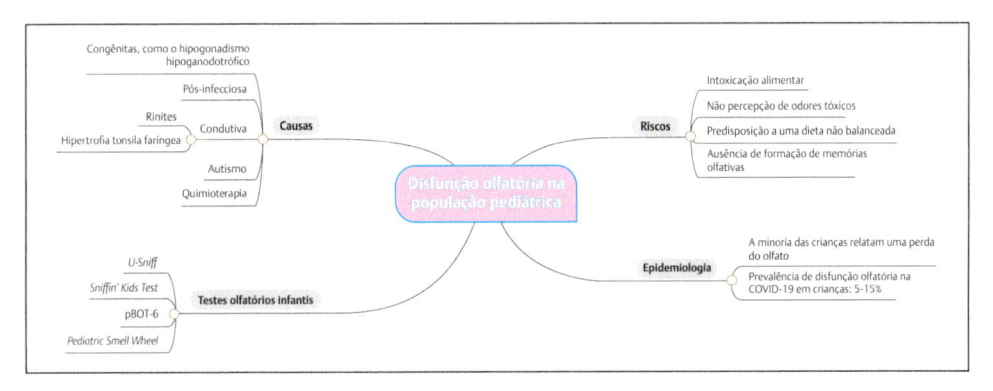

O olfato é, provavelmente, o sentido menos compreendido por ser um fenômeno em grande parte subjetivo. Sabe-se, no entanto, que ele é essencial para proteção individual, nutrição e na qualidade de vida de adultos e crianças: pessoas com alterações importantes no olfato estão mais propensas a se envolverem com situações de risco, como intoxicação alimentar ou a não percepção de odores tóxicos, como vazamento de gás e incêndio.[1]

Em crianças, o olfato ainda é essencial para o aprendizado e para se obter uma dieta balanceada.[2] As memórias olfativas estão em desenvolvimento durante a infância, motivo pelo qual o reconhecimento de alterações do olfato nessa faixa etária ainda é negligenciado. Poucos são os testes específicos validados, principalmente para as crianças menores de 5 anos. Tudo isso dificulta o reconhecimento do impacto da alteração do olfato, mesmo em doenças sabidamente associadas a este distúrbio.

Não obstante, a prevalência de transtornos do olfato em crianças é desconhecida. Um estudo de prevalência realizado no Centro de Olfato e Paladar da Universidade da Pensilvânia identificou que apenas 4% dos pacientes encaminhados por alterações do olfato possuíam menos de 16 anos de idade.[3] Acredita-se que muito se deva pela dificuldade de a criança reportar esse sintoma aos pais/médicos, principalmente para os processos crônicos, e também pela dificuldade das crianças em executar os testes olfatórios adequadamente.[4]

Durante a pandemia da COVID-19, o sentido do olfato passou a ganhar atenção, pelo reconhecimento da alta incidência de alteração desse sentido em adultos.[5] Alguns estudos referem que mais de 80% apresentam alteração do olfato, podendo este ser o primeiro sintoma da doença. Entretanto, nos estudos em crianças as incidências destas alterações se mostram bem menores, como Rabha *et al.*,[6] com 5,2% de anosmia em sua casuística ou Guisan *et al.* com 15%,[7] ambos os estudos de 2021. Mas sem dúvidas a disfunção do olfato, seja a anosmia, hiposmia e/ou a parosmia/fantosmia ganharam atenção especial com a pandemia da COVID-19, não só por parte do otorrinolaringologista, mas também de outros especialistas e da população em geral.

CAUSAS

Em relação às causas de alteração no olfato em crianças destacam-se as congênitas (síndrome de Kallmann), as pós-infecciosas (por SARS-CoV-2 e outros vírus), a condutiva (geralmente por dificuldade de passagem do ar adequada pelo nariz), as traumáticas (traumatismos cranioencefálicos) e a secundária a tratamento quimioterápico em crianças com câncer.

Congênita

Entre as causas congênitas de perda do olfato, temos a síndrome de Kallmann, que é a associação do hipogonadismo hipogonadotrófico à alteração do olfato. Esta síndrome genética causada por deficiência do hormônio gonadotrofina (GnRH) e pode ter vários padrões de penetrância. Tem incidência de 1:10.000 no sexo masculino e 1:40.000 no sexo feminino. A maioria dos casos ocorre como uma doença esporádica, mas existe, ainda, a forma familiar, que é mais rara.

Na clínica, além do não desenvolvimento ou desenvolvimento incompleto das características sexuais secundárias, ocorre a alteração do olfato (hiposmia/ou anosmia). Assim o diagnóstico envolve a análise hormonal das gonadotrofinas (FSH, LH), testosterona, níveis de estradiol e teste do olfato.[8]

Pós-Infecciosa

Temos na literatura como uma das principais causas de perda de olfato pós-infecciosa as infecções de vias aéreas superiores (IVAS) virais. Os trabalhos que mostram a incidência desta causa na população geral não incluem a população pediátrica, pelo fato de os estudos sobre olfato em crianças serem escassos.

Em estudo de Guisan *et al.*[7] sobre olfato e COVID-19, foram incluídas 126 crianças, todas acima de 11 anos, das quais 15% referiam anosmia ou disgeusia e nenhuma delas como primeiro sintoma. Esses autores concluíram que a alteração do olfato em crianças seria mais baixa que em adultos e que o teste de *screening* utilizado (teste com 7 odores - Kradio®) foi adequado na amostra estudada para crianças com mais de 6 anos. Os autores referiram que a menor incidência de anosmia na população pediátrica se deve ao fato de maior expressão de enzima conversora de angiotensina (ACE2) na mucosa nasal das crianças, principalmente naquelas com menos de 10 anos.

Já Rusetsky *et al,* em 2021,[9] observaram que a alteração do olfato era um sintoma precoce e comum em crianças positivas para infecção por SARS-CoV-2, com resolução completa em 94,3% no fim do primeiro mês de acompanhamento. Este estudo incluiu 79 crianças avaliadas por meio do questionário SNOT-22 e de teste do olfato no 1º e no 5º dia. As crianças tinham entre 6 e 17 anos, e a recuperação ocorreu até 10 dias em 71,2%, entre 11 e 29 dias em 23,1%, e depois de 30 dias em 5,7%.

Mas não podemos deixar de mencionar a dificuldade de as crianças reportarem espontaneamente o sintoma, principalmente as menores, por ainda estarem com esta habilidade em desenvolvimento. Merece destaque, também, a dificuldade de se aplicar testes validados para essa faixa etária.

Condutiva

Causada por alteração no fluxo do ar na cavidade nasal que pode ser secundária à rinite alérgica, rinossinusite aguda e/ou crônica, presença de pólipos, desvios de septo e corpos estranhos nasais. Embora estudos na população adulta demonstrem correlação entre alteração do olfato e as rinites alérgicas e não alérgicas, essa relação ainda é questionada na população pediátrica. Enquanto Kutlug *et al.*[10] não observaram relação entre a presença de rinite e alterações de olfato, Elsurer *et al.*, em 2020,[11] e Aksoy *et al.*, em 2018,[12] observaram que a função olfatória estava prejudicada em alta proporção de crianças com rinite alérgica.

Fornazieri *et al.*, em 2019,[13] aplicaram o teste do olfato (*Pediatric Smell Wheel*) antes e 45 dias após a adenoidectomia, e observaram a presença de alteração do olfato nas crianças com adenoides de mais de 50% de obstrução. Além disso, as crianças apresentaram boa recuperação do distúrbio após o procedimento cirúrgico. Isto reforça que causas que interferem no fluxo do ar na cavidade nasal poderiam interferir no sentido do olfato.

Outras Causas

Existem vários estudos que sugerem alterações sensoriais em crianças com desordens do neurodesenvolvimento, como, por exemplo, nas desordens do espectro autista.[14] Crianças com câncer submetidas à quimioterapia estão susceptíveis à alteração do olfato e paladar.[15]

DIAGNÓSTICO

Existem vários testes padronizados para a avaliação do olfato, na tentativa de normatizar, padronizar e objetivar essa medida. No entanto, em crianças, alguns destes testes tornam-se inviáveis pelos seguintes motivos:

A) Os testes são muito complexos para a faixa etária pediátrica;
B) As crianças não foram introduzidas aos odores apresentados nos testes;
C) A avaliação é muito longa, tornando o teste muito cansativo às crianças em determinadas faixas etárias;
D) Os testes não foram validados para a faixa etária proposta.

As principais formas de avaliação do olfato são:

- *Identificação do odor*: o paciente deve reconhecer o odor sentido e assinalar a alternativa correspondente (seja em escrito ou através de figuras);
- *Discriminação do odor*: são apresentados dois ou três odores diferentes e o paciente informa se os odores são semelhantes, ou reconhece qual é diferente. Não exige conhecimento prévio do odor;
- *Limiar de detecção*: concentrações crescentes de uma substância padronizada são apresentadas, e observa-se qual a mínima concentração em que se consegue identificar o odor.

Como o teste de identificação inclui outras habilidades, como atenção, memória e processamento linguístico, ele consegue ser compreendido e executado em crianças mais velhas, a partir dos 5 anos. Os testes de discriminação e de limiar não dependem tanto da idade por não envolverem memória olfativa.

Um problema adicional com os testes é o preço, sendo que alguns testes padronizados chegam a custar até US$ 200,00. Em momentos de pandemia em que os testes idealmente não devem ser compartilhados entre diferentes pacientes, esse custo os torna inviáveis para o uso rotineiro no Brasil.

Devem-se considerar, ainda, os odores mais comuns para a população pediátrica. De acordo com um estudo multicêntrico, em que o teste *Universal Sniff Test* (U-Sniff) foi padronizado em 19 países,[16,17] os odores mais comumente reconhecidos por crianças nas diferentes nacionalidades foram: limão, banana, café, flor, morango, peixe, grama, laranja, cebola, manteiga, maçã, pêssego, chocolate, tomate, queijo, biscoito e mel.

Por fim, deve-se considerar a idade como um fator para o uso dos testes. Sabe-se que a identificação do odor depende não apenas do reconhecimento, mas também da aquisição de linguagem e da experiência prévia da criança. Enquanto odores como o de pipoca são facilmente reconhecidos em crianças muito novas,[18] o de flores, por exemplo, é preferencialmente identificado em crianças a partir de 6 anos de idade.[19] Dessa forma, quando testes de identificação validados em adultos são utilizados em crianças, o índice de reconhecimento cai, mesmo em crianças sem disfunção do olfato. Já os testes de discriminação e de limiar são facilmente executados mesmo por crianças bem novas, sugerindo que a dificuldade dessas crianças menores não seja em sentir o odor, mas sim em reconhecê-lo e identificá-lo linguisticamente.[20]

De acordo com a revisão sistemática de Calvo-Henríquez *et al.*,[2] de 2020, existem 6 testes de olfato validados para crianças dos quais apenas 3 foram validados com crianças com perda de olfato conhecida. Os dois principais são o U-Sniff[16] e o *Sniffin Kids Test*,[19] ambos testes de identificação que utilizam bastões semelhantes a canetas contendo diferentes odores. O U-Sniff contém 17 odores e foi validado para crianças acima de 5 anos, e o *Sniffin Kids* contém 14 odores e foi validado para crianças acima de 6 anos.

Mais recentemente, Mariño-Sánchez *et al.*[21] validaram o *Pediatric Barcelona Olfactory Test-6* (pBOT-6) para crianças espanholas a partir de 6 anos. É um teste de identificação e de limiar. Para a identificação foram utilizados 5 odores apresentados em frascos de vidro e para cada odor a criança deveria escolher entre 4 opções apresentadas e para o limiar foram utilizadas concentrações crescentes de álcool fenil-etílico.

Outro teste que merece destaque é o *Pediatric Smell Wheel*,[18] por ter um custo mais acessível e por ser prático e rápido. Ele foi validado para crianças a partir de 3 anos e consiste em uma roda de papel cartão com 11 odores que são liberados ao raspar o papel. Para cada odor a criança deve escolher entre 4 alternativas apresentadas na forma de imagem e palavra.

No Brasil foi publicada, em 2015, uma adaptação transcultural do *Sniffin' Sticks*, um teste de identificação de 16 odores,[22] para a população pediátrica. Foram selecionadas crianças entre 3 e 18 anos e observou-se que as crianças mais velhas apresentaram melhor desempenho no teste, mas que crianças em idade pré-escolar tiveram dificuldade em compreender o exame.

Há outros testes validados no Brasil para adultos entre os quais os principais são o *Connecticut Olfactory Test*,[23] que é um teste de identificação e limiar do olfato, e o *University of Pennsylvania Smell Identification Test* (UPSIT),[24] que é um teste de identificação. Ainda não há estudos validando esses testes para a população pediátrica brasileira.

CONCLUSÃO

Apesar de ser um sentido essencial para a proteção e qualidade de vida em crianças, a avaliação do olfato nessa faixa etária ainda encontra grandes obstáculos, principalmente nas menores de 5 anos.

Na suspeita de disfunção olfatória em crianças é importante investigar causas congênitas, infecciosas e condutivas.

Existem poucos testes validados disponíveis para correta avaliação do olfato, todos eles subjetivos; portanto, é fundamental considerar a idade e as habilidades cognitivas da criança na interpretação dos resultados.

REFERÊNCIAS BIBLIOGRÁFICAS

1. Santos DV, et al. Hazardous events associated with impaired olfactory function. Arch Otolaryngol Head Neck Surg. 2004;130(3):317-9.
2. Calvo-Henríquez C, et al. Methods to assess olfaction in pediatric patients: a systematic review from the international yo-ifos study group. Eur Arch Otorhinolaryngol. 2020;277(2):313-21.
3. Deems DA, et al. Smell and taste disorders, a study of 750 patients from the University Of Pennsylvania Smell and Taste Center. Arch Otolaryngol Head Neck Surg. 1991;117(5):519-28.
4. Cameron EL. Olfactory perception in children. World J Otorhinolaryngol Head Neck Surg. 2018;4(1):57-66.
5. Boscutti A, et al. Olfactory and gustatory dysfunctions in SARS-CoV-2 infection. Brain Behav Immun Health. 2021:100268.
6. Rabha AC, et al. Clinical manifestations of children and adolescents with covid-19: report of the first 115 cases from Sabará Hospital Infantil. Rev Paul Pediatr. 2020;39:E2020305.
7. Concheiro-Guisan A, et al. Subtle olfactory dysfunction after sars-cov-2 virus infection in children. Int J Pediatr Otorhinolaryngol. 2021;140:110539.
8. Dżaman K, et al. Kallmann syndrome in pediatric otorhinolaryngology practice – case report and literature review. Int J Pediatr Otorhinolaryngol. 2017;100:149-53.
9. Rusetsky Y, et al. Smell Status in children infected with sars-cov-2. Laryngoscope. 2021.
10. Kutlug S, et al. Evaluation of olfactory function in children with allergic rhinitis and nonallergic rhinitis. Int J Pediatr Otorhinolaryngol. 2016;86:172-6.
11. Elsürer Ç, et al. Evaluation of olfactory function in children with vernal keratoconjunctivitis. Am J Rhinol Allergy. 2020.
12. Aksoy C, et al. Evaluation of olfactory function in children with seasonal allergic rhinitis and its correlation with acoustic rhinometry. Int J Pediatr Otorhinolaryngol. 2018;113:188-91.
13. Fornazieri MA, et al. The Effects Of Adenoidectomy on the smell perception of children. Int Forum Allergy Rhinol. 2019;9(1):87-92.
14. Crasta JE, et al. Sensory processing and attention profiles among children with sensory processing disorders and autism spectrum disorders. Front Integr Neurosci. 2020;14:22.
15. Van Den Brink M, et al. Smell and taste function in childhood cancer patients: a feasibility study. Support Care Cancer. 2021;29(3):1619-28.
16. Schriever VA, et al. Development of an international odor identification test for children: The Universal Sniff Test. J Pediatr. 2018;198:265-72.
17. Gellrich J, et al. Normative data for olfactory threshold and odor identification in children and adolescents. Int J Pediatr Otorhinolaryngol. 2019;123:5-9.
18. Cameron EL, Doty RL. Odor Identification testing in children and young adults using the smell wheel. Int J Pediatr Otorhinolaryngol. 2013;77(3):346-50.
19. Schriever VA, et al. The Sniffin' Kids Test--A 14-Item Odor Identification Test For Children. Plos One. 2014;9(6):E101086.
20. Hummel T, et al. Olfactory function in children assessed with psychophysical and electrophysiological techniques. Behav Brain Res. 2007;180(2):133-8.

21. Mariño-Sánchez F, et al. Pediatric Barcelona Olfactory Test – 6 (Pbot-6): Validation of a combined odor identification and threshold screening test in healthy spanish children and adolescents. J Investig Allergol Clin Immunol. 2020;30(6):439-47.
22. Bastos LO, et al. Effects of age and cognition on a cross-cultural paediatric adaptation of the Sniffin' Sticks Identification Test. Plos One. 2015;10(8):E0131641.
23. Fenólio GHM, et al. Validation of the connecticut olfactory test (cccrc) adapted to Brazil. Braz J Otorhinolaryngol. 2020.
24. Fornazieri MA, et al. Development of normative data for the Brazilian adaptation of The University Of Pennsylvania Smell Identification Test. Chem Senses. 2015;40(2):141-9.

DOENÇAS GRANULOMATOSAS, ERROS INATOS DA IMUNIDADE E DISTÚRBIOS DA OLFAÇÃO

CAPÍTULO 13

Tatiana R. T. Abdo ▪ Renata R. M. Pilan ▪ Renata Lopes Mori

INTRODUÇÃO

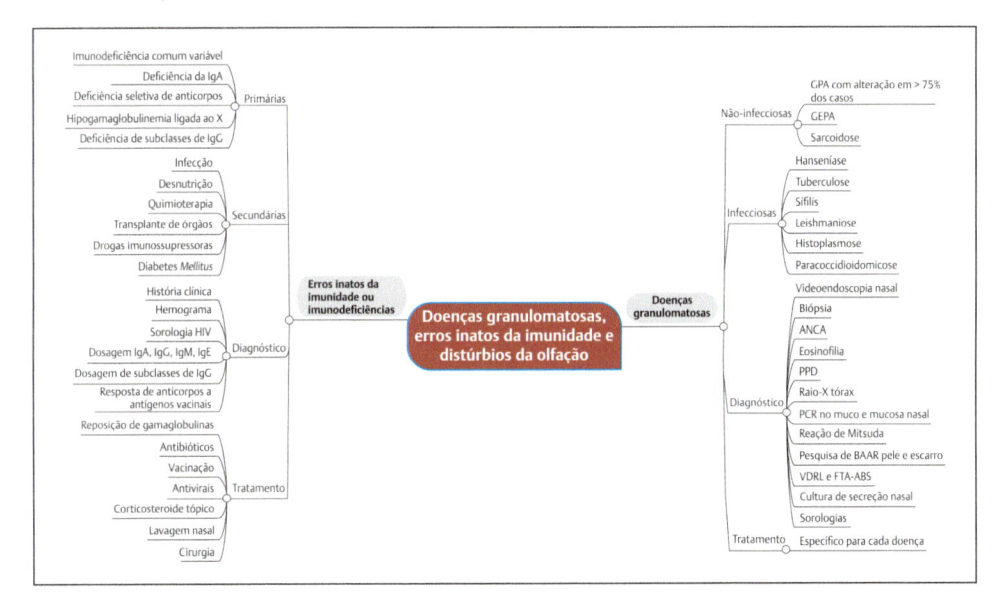

O médico tem um papel importante no diagnóstico de doenças granulomatosas e das imunodeficiências, suspeitando-as através do quadro clínico e da sua apresentação na cavidade nasal. As manifestações destas doenças são muito variadas e, frequentemente, cursam com alterações do olfato como hiposmia, anosmia, cacosmia; e abrem grande possibilidades de diagnósticos diferenciais com etiologias: genética, infecciosas, autoimunes, neoplásicas, entre outras.

Em muitas destas doenças, o olfato está comprometido pela disfunção da mucosa nasal, afetando, consequentemente, o funcionamento dos receptores olfatórios; e pela própria contaminação da cavidade nasossinusal, infectada cronicamente por agentes etiológicos diversos (bactérias, fungos, parasitas etc.), com acúmulo de secreção purulenta e formação de crostas. Nestes casos alguns pacientes podem referir cacosmia subjetiva, em que o próprio paciente percebe um odor desagradável, quanto uma cacosmia objetiva, quando o indivíduo e outras pessoas relatam este odor ruim.

DOENÇAS GRANULOMATOSAS
Doenças Granulomatosas Não Infecciosas
Granulomatose com Poliangeíte

Granulomatose com poliangeíte (GPA), antigamente chamada granulomatose de Wegener, é uma vasculite caracterizada por granulomas necrotizantes no trato respiratório associada à glomerulonefrite. Em 90% dos casos a manifestação inicial dos sintomas é nasal, com quadro de uma rinossinusite aguda de difícil resolução, podendo haver evolução para um grande comprometimento das estruturas nasossinusais com perfuração de septo e erosão óssea das cavidades paranasais e selamento de dorso nasal (Fig. 13-1).

Rinorreia mucossanguinolenta, redução do olfato, cacosmia objetiva e subjetiva e formação de crostas nasais são sintomas frequentes. Mesmo na ausência de doença ativa, a perda da função normal da mucosa leva a um ressecamento nasal e formação de crostas, sendo as cavidades nasais frequentemente colonizadas por *S. aureus*.

A GPA, em sua forma generalizada, apresenta envolvimento nasossinusal, renal e pulmonar associada a sintomas sistêmicos como febre, astenia, anorexia e redução de peso, mas muitas vezes a manifestação é localizada apenas na cavidade nasossinusal (GPA limitada ou localizada), o que reforça a importância do otorrinolaringologista para a suspeita diagnóstica.

Em relação ao olfato, estudos recentes sugerem que doenças autoimunes como o lúpus eritematoso sistêmico e artrite reumatoide predispõem à diminuição da olfação e da gustação pela neuropatia inflamatória.[1,2] Na GPA, os mecanismos não são completamente compreendidos e diferentes vias podem explicar a disfunção olfatória: causas neurossensoriais como a neuropatia do nervo olfatório, neurite secundária à vasculite de pequenos vasos, e causas condutivas: como a própria inflamação e infecção crônica da mucosa nasal, com formação de granulomas, erosão óssea, necrose e atrofia das estruturas nasais.

Proft *et al.*, em estudo prospectivo com 44 pacientes com GPA avaliados através do teste de olfato *Sniffin' Sticks*, 25% foram caracterizados com normosmia e 75% com hiposmia; e 40,9% com hipogeusia. Neste estudo ainda foi estabelecida correlação da piora do olfato com a atividade da doença.[3]

Kuhn *et al.*, em análise retrospectiva dos resultados do teste de olfato *Sniffin' Sticks* em 125 pacientes com GPA, 20% deles foram classificados em anosmia, 62% hiposmia e 18% em normosmia, demonstrando a alta prevalência da repercussão no olfato destes pacientes.[4]

Para o diagnóstico da GPA deve-se solicitar a pesquisa de ANCA, com positividade do ANCA-c em 90% dos casos. A biópsia nasal, apesar de apresentar resultados inconclusivos

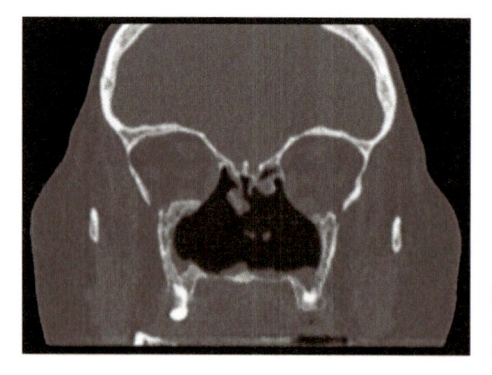

Fig. 13-1. Tomografia de paciente com granulomatose com poliangeíte mostrando erosão extensa das estruturas nasossinusais.

em 50 a 70% dos casos, deve ser direcionada a lesões macroscópicas nasais, com amplo material (0,5 a 1 cm), indicando-se ao patologista quais as principais suspeitas diagnósticas, por exemplo, GPA, linfoma NK ou rinossinusite fúngica invasiva e indicada, sobretudo, nos casos com diagnóstico indefinido e ANCA negativo.

Granulomatose Eosinofílica com Poliangeíte

A granulomatose eosinofílica com poliangeíte (GEPA), antigamente conhecida como síndrome de Churg-Strauss, é uma vasculite autoimune sistêmica primária que acomete vasos sanguíneos em todo o corpo com quadros de eosinofilia tecidual e sanguínea, levando à necrose de órgão-alvo bem como ao desenvolvimento de asma tardia de difícil controle associada a quadro de rinossinusite crônica (RSC) sem ou com polipose nasal.

Não há trabalhos específicos que avaliem o olfato nestes pacientes, mas extrapolando-se dados de outras doenças autoimunes, é possível que haja tanto uma causa neurossensorial quanto condutiva, principalmente nestes pacientes com RSC com pólipos nasais; e tanto o tratamento da vasculite quanto o controle da RSC poderão contribuir com a melhora do olfato. Faz-se primordial suspeitar do diagnóstico da GEPA para realização do tratamento adequado, com possibilidade de uso de imunossupressores ou biológicos.

Em relação aos critérios diagnósticos para GEPA:[5]

- História ou presença de asma;
- Nível de eosinófilos no sangue de 10% ou uma contagem absoluta de eosinófilos > 1.000 células/mL;
- A presença de 2 dos seguintes achados:
  - Biópsia: vasculite eosinofílica;
  - Biópsia: infiltração eosinofílica perivascular ou inflamação granulomatosa rica em eosinófilos;
  - Neuropatia (mono ou polineuropatia por déficit motor ou anormalidade da condução nervosa);
  - Infiltrados pulmonares;
  - Anormalidade nasossinusal;
  - Cardiomiopatia;
  - Glomerulonefrite (hematúria, cilindros eritrocitários, proteinúria);
  - Hemorragia alveolar (por lavagem broncoalveolar);
  - Púrpura palpável;
  - Positividade de ANCA-p (anti-MPO).

Sarcoidose

A sarcoidose é uma doença granulomatosa crônica não caseosa, que acomete múltiplos órgãos, especialmente pele e olhos e tem predomínio de alterações em trato respiratório inferior (cerca de 90% dos pacientes).

Manifestações Clínicas Nasossinusais

São sintomas inespecíficos que frequentemente são confundidos com quadros agudos ou crônicos de rinossinusite e, por este motivo, podem apresentar queixa de olfato. Dentre esses sinais e/ou sintomas estão:

- Congestão nasal;
- Rinorreia;

- Gotejamento posterior;
- Facialgia;
- Cefaleia;
- Epistaxe;
- Formação de crostas nasais.

Exame Físico e Diagnóstico

Regiões com sinais inflamatórios (edema e hiperemia) ou até mesmo a formação de granulomas em septo nasal, concha nasais e/ou paredes laterais. Em alguns pacientes podem surgir lesões bastante características da doença, com nódulos amarelados sobre uma mucosa de coloração vermelha viva. A biópsia dos órgãos acometidos apresentará granuloma não caseoso (Quadro 13-1).

Os exames complementares não são conclusivos, mas podem contribuir na construção do raciocínio clínico:[6]

- Hemograma: anemia (4-20%), leucopenia (40%);
- Ureia e creatinina: podem estar elevadas;
- AST e ALT: elevadas;
- Hipercalcemia;
- ECG: alteração de condução;
- Radiografia de tórax: adenopatia hilar e/ou paratraqueal predominantemente no lobo superior, infiltrados bilaterais; derrames pleurais (raros) e calcificações em casca de ovo (muito raras) foram observados;
- Prova de função pulmonar: padrão obstrutivo e restritivo ou misto.

DOENÇAS GRANULOMATOSAS INFECCIOSAS

Doenças Bacterianas

Hanseníase

Causada pelo *Mycobacterium leprae*, a hanseníase é uma doença infectocontagiosa, de caráter crônico e evolução insidiosa. Seus sinais e sintomas mais frequentes são manchas e áreas da pele com diminuição de sensibilidade térmica, tátil e dolorosa, que podem estar em qualquer parte do corpo, em decorrência da lesão neural. O nariz é um dos principais órgãos acometidos pela hanseníase, afetado severamente e no início da doença, muitas vezes antes de manifestações na pele ou nervos.

Em relação às manifestações nasais, os sintomas mais relatados são obstrução nasal, crostas, epistaxe recorrente e alteração do olfato. À endoscopia nasal podemos encontrar lesões infiltrativas, ulcerações, perfuração septal, palidez de mucosa, crostas, atrofia das estruturas, ressecamento da mucosa e sinais de sangramento recente.[7] A destruição do septo nasal predispõe à formação do nariz em sela. A biópsia pode evidenciar infiltração perivascular e neural específicas da hanseníase.

O diagnóstico é essencialmente clínico e epidemiológico, realizado por meio da análise da história e condições de vida do paciente, do exame dermatoneurológico, para identificar lesões ou áreas de pele com alteração de sensibilidade e/ou comprometimento de nervos periféricos.[8]

Pesquisas demonstram alta sensibilidade de exames de detecção de *M. leprae* no nariz, como *swab* nasal, exame histopatológico da mucosa nasal e PCR de muco e mucosa nasal, especialmente em pacientes virchowianos. A intradermorreação de Mitsuda avalia

Quadro 13-1. Doenças Granulomatosas Não Infecciosas: Principais Dados Clínicos

Doenças sistêmicas com manifestação nasal	Epidemiologia (pontos de destaque)	Quadro clínico (pontos de destaque)	Exames	Anatomopatológico (AP)
GPA	▪ Acomete todas as idades e raças ▪ Homens e mulheres em igual proporção ▪ Manifestação inicial por volta dos 40 anos	▪ Sintomas iniciais otorrinolaringológicos em 90% dos casos ▪ Pneumopatia ▪ Nefropatia ▪ Pode ter apresentação restrita à região nasossinusal (GPA limitado)	▪ ANCAc + em 90% dos casos generalizados (menor sensibilidade em casos limitados – 46 a 70%)	▪ 50-70% das biópsias não conclusivas ▪ Direcionar para lesão macroscópica (0,5 a 1 cm de diâmetro) ▪ AP: granulomas necrotizantes perivasculares
GEPA	▪ Discreta predileção pelo sexo masculino ▪ Diagnóstico por volta dos 50 anos	▪ Asma de início tardio associada ao quadro de RSC (sem ou com polipose), que responde ao corticoide oral ▪ Otite média secretora	▪ Eosinofilia sérica > 10% ▪ ANCAp +	▪ Biópsia: infiltração eosinofílica perivascular, vasculite com células gigantes, granulomas intersticiais e eosinófilos
Sarcoidose	▪ Picos na 2ª e na 5ª década de vida	▪ Acomete sistema linfático, pulmões, pele e olhos ▪ Fadiga, febre persistente, redução de peso ▪ Forma nasal (6%): obstrução, epistaxe, eritema e nódulos múltiplos amarelados, mas sem ulceração ▪ Linfadenopatia palpável e glândulas salivares envolvidas em 1/3 dos pacientes	▪ Endoscopia nasal: formações de granulomas/nodulação em septo nasal, conchas nasais e/ou parede lateral. ▪ Radiografia de tórax: alargamento do mediastino ▪ Hipercalcemia ▪ PPD anérgico	▪ AP: granulomas epitelioides não caseosos

a capacidade de resposta imune/celular do hospedeiro diante do bacilo, fornecendo apenas o prognóstico, pois cerca de 90% da população é Mitsuda-positiva e, portanto, não se trata de teste diagnóstico.

Tuberculose

Trata-se de uma doença infecciosa crônica, cujos agentes etiológicos são bactérias do complexo *Mycobacterium tuberculosis*. Os sinais e sintomas clínicos mais frequentes são: anorexia, fadiga, perda de peso, dores torácicas, febre e em certos casos, hemoptise e derrame pleural. As queixas otorrinolaringológicas que chamam atenção para o diagnóstico de tuberculose são de tosse, disfonia, disfagia/odinofagia e dispneia.

Em relação ao acometimento nasal, é de ocorrência rara e, em geral, é secundária à TB pulmonar. O sintoma mais referido é a obstrução nasal acompanhada de episódios de epistaxe e rinorreia mucopurulenta. Classicamente a doença é primeiro vista como tumoração septal rósea/púrpura ou como infiltração da mucosa com ulceração superficial sangrante ao toque. Pode ocorrer acometimento da pele da face e do ducto lacrimal. Envolvimento da pirâmide óssea é raro. Se não tratada, evolui com destruição da maxila e etmoide, com extensão orbitária e intracraniana.

A avaliação diagnóstica com propedêutica armada inicia-se com radiografia de tórax, cultura de escarro e intradermorreação (PPD), cuja pápula com mais de 10 mm sugere infecção ativa. Este teste é importante na triagem inicial e apresenta 90% de positividade. Sorologia anti-HIV também é fundamental em pacientes com manifestações extrapulmonares (associação de 9,7%). Tanto lesões nasais como laríngeas devem ser biopsiadas. O histopatológico evidencia granulomas caseosos de células gigantes, com BAAR.

Sífilis

É uma doença considerada sexualmente transmissível e seu agente etiológico é o *Treponema pallidum*. Pode ter relação com HIV em até 25% dos casos.[9,10]

Existe acometimento nasal em cerca de 1% dos casos diagnosticados. O cancro da sífilis primária pode surgir em orofaringe e mucosa nasal e a sífilis secundária pode apresentar-se como rinite, laringite, faringite e tonsilites.[9-11] São de especial atenção a rinite persistente bilateral do lactante e as gomas nasais, que podem causar perfuração septal e nariz em sela.

Para o diagnóstico são solicitados exames sorológicos, destacando-se o VDRL como *screening* ou, ainda, como controle terapêutico após 30 dias. O FTAbs (*Fluorescent Treponemal Antibody Absorption*) é específico, contudo, positiva-se apenas a partir da terceira semana de infecção e mantém-se positivo por toda a vida.[9-11]

Outras ferramentas diagnósticas são: pesquisa direta em campo escuro, que identifica o *T. Pallidum* no cancro duro e em lesões secundárias e o anatomopatológico com coloração pela prata ou imunofluorescência (Quadro 13-2).[10,11]

Doenças Parasitárias

Leishmaniose

A leishmaniose é uma doença infecciosa causada por uma variedade de protozoários do gênero Leishmania, transmitidos ao hospedeiro por meio da picada da fêmea de mosquitos flebotomíneos infectados de reservatórios animais. Não há transmissão de pessoa a pessoa. A doença pode apresentar formas clínicas distintas, dependendo da espécie de Leishmania envolvida, bem como da maturidade e capacidade do sistema imunológico do indivíduo infectado.

Quadro 13-2. Doenças Granulomatosas Infecciosas (Bacterianas): Principais Dados Clínicos

Doenças sistêmicas com manifestação nasal	Epidemiologia (pontos de destaque)	Quadro clínico (pontos de destaque)	Exames	Anatomopatológico
Hanseníase	■ Relação com baixo nível socioeconômico ■ Contato íntimo e prolongado com bacilíferos	■ Manchas e áreas da pele com diminuição de sensibilidade térmica, tátil e dolorosa ■ Rinite congestiva, crostas, epistaxe recorrente, alteração do olfato, atrofia da mucosa, perfuração septal, lesões osteocartilaginosas, pode evoluir para selamento do dorso nasal	■ Avaliação dermatoneurológica ■ Exame baciloscópico do esfregaço dérmico ■ PCR no muco e mucosa nasal ■ Reação de Mitsuda não tem valor diagnóstico, apenas prognóstico	■ Exame histopatológico: infiltração perivascular e neural ■ Pesquisa de BAAR nas lesões nasais e orais
Tuberculose	■ Indivíduos com HIV têm 10 vezes mais chance de infectar-se	■ Geralmente secundária à TB pulmonar ■ Mucosa nasal sangrante, aspecto granulomatoso, rinorreia mucopurulenta ■ Tosse, disfonia, disfagia/odinofagia, dispneia	■ PPD ■ Radiografia de tórax ■ Escarro com pesquisa BAAR e cultura	■ Biópsia (AP): granulomas caseosos de células gigantes de Langerhans com BAAR
Sífilis		■ Cancro da sífilis primária pode surgir em orofaringe e mucosa nasal ■ Sífilis secundária pode apresentar-se com rinite, laringite, faringite ■ Gomas nasais com deformidade nasal, perfuração septal, nariz em sela	■ Raspado da lesão para pesquisa do treponema em campo escuro ■ VDRL ■ FTA-ABS	■ AP com coloração pela prata ou imunofluorescência
Actinomicose	■ *Actinomyces israelii* ■ 15 a 35 anos ■ Comumente no sexo masculino ■ Má higiene oral	■ Acometimento do nariz é raro e geralmente decorre de lesões na mucosa oral, palato ou de infecções de dente da maxila	■ Confirmado por cultura	■ Diagnóstico pode ser sugerido por exame histopatológico (grânulos de enxofre no exame histológico)
Rinoscleroma	■ *Klebsiella rhinoscleromatis* ■ Doença rara	■ Fase catarral – rinorreia, crostas ■ Fase granulomatosa – nódulos e lesões infiltrativas ■ Fase cicatricial – estenose de vestíbulo	■ Cultura em meio Ágar MacConkey isola o agente *Klebsiella rhinoscleromatis*	■ AP: células de Miculicks (histiócitos vacuolizados) ■ Cultura com isolamento do agente

A leishmaniose tegumentar ou cutânea (LC) causa lesões na pele, mais comumente ulcerações no local de inoculação do protozoário, de lenta cicatrização e que ficaram conhecidas como úlceras de Bauru. Na manifestação mais clássica da forma cutânea localizada aparecem lesões indolores arredondadas ou ovaladas, com extensão variando de milímetros a alguns centímetros, apresentam uma base eritematosa e firme com bordas bem delimitadas e elevadas. Nas formas cutâneas disseminadas, porém, evolui de forma lenta com formação de placas e múltiplas nodulações não ulceradas recobrindo grandes extensões cutâneas.

Cerca de 3 a 5% dos pacientes apresentam a progressão da doença para a leishmaniose mucosa (LM). O protozoário pode-se disseminar por via hematogênica ou linfática para mucosas nasais, da cavidade oral, rino e orofaringe, lábios, palato, língua e laringe. Acomete mais homens, geralmente surge após a melhora clínica das lesões da LC, com início insidioso e poucos sintomas. Entretanto, as lesões ulceradas são progressivamente destrutivas e desfigurantes dos tecidos acometidos. Noventa por cento dos casos ocorrem em até 10 anos após a LC, destes, 50% ocorrem nos primeiros 2 anos após a cicatrização das lesões cutâneas. Por isso é sempre importante questionar, para pacientes com lesões suspeitas, se em algum momento apresentou lesões ulceradas indolores que demoraram a cicatrizar em outras regiões do corpo.[12]

Os pacientes queixam-se de obstrução nasal, epistaxe intermitente autolimitada, formação de crostas nasais, disfagia, odinofagia, rouquidão, dispneia e tosse. O local mais comumente acometido na cavidade nasal é a região cartilaginosa anterior do septo, região de maior confluência arteriovenosa conhecida como zona de Kiesselbach e facilmente visível na rinoscopia anterior. Os pacientes com LC podem apresentar lesões mucosas nasais indolores. Portanto, é de suma importância a realização de rinoscopia nesses pacientes.

Ao exame os pacientes podem apresentar eritema, infiltração, erosão e ulceração com fundo granuloso. A formação de crostas e produção de secreção seropurulenta ocorre por infecções bacterianas secundárias. Como comentado anteriormente, a progressão da doença pode acarretar lesões agressivas e destrutivas acometendo septo nasal e palato mole (Fig. 13-2). Nas formas mais avançadas pode haver mutilações com perda parcial ou total do nariz, lábios, pálpebras, causando deformidades e consequente estigma social.

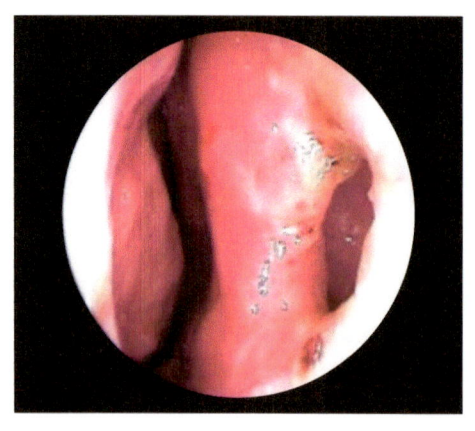

Fig. 13-2. Perfuração septal na leishmaniose em atividade. (Imagem cedida por Dr. Marcus Lessa.)

Diagnóstico

A suspeita clínica pela história epidemiológica positiva e visualização de lesões características geram diagnóstico clínico que necessita de confirmação laboratorial.

Os exames laboratoriais disponíveis são:

- Pesquisa direta do protozoário em aspiração, esfregaços ou biópsias das lesões;
- Isolamento em cultivo *in vitro* (meios de cultivo);
- Biópsias das bordas das úlceras;
- Sorologia para leishmaniose com pesquisa de IgG;
- RT-PCR.

Doenças Fúngicas

Histoplasmose

A histoplasmose é uma doença causada pelo fungo *Histoplasma capsulatum*, acontecendo mais frequentemente nas Américas e África, especialmente em países subdesenvolvidos. Os fungos são encontrados, principalmente, em áreas fechadas com fezes de morcegos e/ou pássaros (pombos), baixa luminosidade e temperatura moderada (25°C). A evolução da doença parece ser influenciada por três fatores: estado imunológico do hospedeiro, virulência da variante do fungo e quantidade de fungos inalada.[13]

Não acarreta sintomas na maior parte dos imunocompetentes, com raros pacientes apresentando tosse seca, febre baixa e fadiga. Entretanto, pode ganhar contornos dramáticos quando associada a quadros de imunossupressão, como em pacientes transplantados, com AIDS e em quimioterapia. Nesses, se não diagnosticados precocemente, o fungo pode-se disseminar por via hematogênica para outros órgãos, ensejando elevadas taxas de mortalidade.[14]

As principais manifestações nasais são feridas ulceradas irregulares na região anterior do septo nasal, que podem evoluir para perfuração, em assoalho da cavidade nasal, conchas nasais inferiores e podem estar cobertas por crostas. Além disso, os sangramentos nasais intermitentes podem ocorrer em fases mais tardias.

Diagnóstico pode ser feito por sorologia para histoplasma (IgM positivo nas primeiras 3 semanas e IgG positivo em até 6 semanas) e pesquisa direta do fungo em raspados ou biópsias das lesões nasais. Exames radiológicos de tórax são importantes para avaliação de acometimento pulmonar.[14]

Paracoccidioidomicose

A paracoccidiodomicose é uma doença fúngica sistêmica e endêmica, cujos pulmões costumam servir como porta de entrada para a infecção primária. Muitos indivíduos infectados sequer desenvolvem sintomas, enquanto alguns poucos pacientes podem apresentar formas agressivas da doença. É causada pelo *Paracoccidioides brasiliensis*, um fungo autóctone da América Latina e especialmente prevalente em países como o Brasil e Colômbia. Em nosso território é mais incidente nos estados de Minas Gerais, Rio de Janeiro e São Paulo, mais frequente em homens.

A forma crônica tem maior relevância na prática otorrinolaringológica, uma vez que apresenta sinais e sintomas multifocais, mas principalmente respiratórios e mucocutâneos após longo período de incubação. A lesão típica, chamada de estomatite moriforme é descrita como ulceração com fundo granuloso e avermelhado, com pontilhado hemorrágico e acomete as mucosas nasal, oral e laríngea. Lesões laríngeas podem ser localizadas ou extensas, causando destruição de cartilagens como epiglote e aritenoides. Pode acometer gengivas e região periodontal com perda de elementos dentários. O acometimento da pele da face, bem como dos lábios pode ocorrer por disseminação hematogênica, contiguidade com lesões mucosas ou pela inoculação direta do fungo no local.[15]

O diagnóstico é feito por meio do achado de fragmentos clássicos do fungo com aspecto em roda de leme na pesquisa direta em produtos de biópsia ou esfregaços das lesões. O exame sorológico com dosagem de IgG e IgM pode ser útil na confirmação e acompanhamento evolutivo (Quadro 13-3).[16]

Tratamento

Não há qualquer tratamento específico em relação ao olfato nessas doenças granulomatosas. O controle e a remissão da doença podem contribuir para uma melhora no olfato. É recomendada lavagem nasal com alto volume de solução salina para remoção de secreção e crostas, podendo-se associar uso de soluções com mel industrializado ou substâncias oleosas com o intuito de facilitar a saída das crostas e reduzir o ressecamento nasal; tratamento de exacerbações de RSC com antibioticoterapia oral e, muitas vezes, uso de soluções nasais com antibiótico tópico para controle da infecção crônica local.

ERROS INATOS DA IMUNIDADE OU IMUNODEFICIÊNCIAS (IMD)

A rinossinusite crônica e as rinossinusites de repetição são doenças prevalentes que podem ser manifestações clínicas encontradas em pacientes com imunodeficiências.[17-19]

O comprometimento do olfato pode se dar por bloqueio mecânico ou pela própria rinossinusite levando à perda sensorial.

Imunodeficiências Primárias

São doenças hereditárias caracterizadas pela ausência ou função prejudicada de elementos do sistema imune (células B, células T, fagócitos ou complemento) e a mais comum é a deficiência de imunoglobulinas.[17-20]

As imunoglobulinas agem, primariamente, opsonizando as bactérias encapsuladas e, de acordo com essa ação, pacientes com hipogamaglobulinemia tendem a ser suscetíveis a infecções por espécies de estreptococos, *Haemophilus influenzae* e *Moraxella catarrhalis* e, consequentemente, predispostos a desenvolver rinossinusites, pneumonias, bronquiectasia e otite média (Quadro 13-4).[17-21]

Diagnóstico

A história clínica dos pacientes com suspeita de IMD deve conter dados sobre: início do quadro clínico, história familiar, infecções de repetição (otites, rinossinusites, pneumonias), infecções por encapsulados (deficiência de anticorpos), infecção por cândida (deficiência de células T), infecções por germes atípicos, quadros de difícil tratamento, uso de medicamentos, doenças autoimunes, histórico de neoplasias, transplante de órgãos e bronquiectasias.[19,22]

A avaliação laboratorial inicial que pode ser feita pelo otorrinolaringologista através do hemograma completo, da sorologia para HIV, da dosagem quantitativa das imunoglobulinas (IgA, IgG, IgM, IgE), da dosagem de subclasses de IgG e da análise da resposta de anticorpos a antígenos vacinais proteicos como o tétano, o sarampo e a rubéola, e polissacarídicos como o pneumococo que revela a integridade funcional desse setor.[17-21]

Quadro 13-3. Doenças Granulomatosas Infecciosas (Parasitárias e Fúngicas): Principais Dados Clínicos

Doenças sistêmicas com manifestação nasal	Epidemiologia (pontos de destaque)	Quadro clínico (pontos de destaque)	Exames	Anatomopatológico
Leishmaniose	■ Antecedente de lesão cutânea: base eritematosa e firme com bordas bem delimitadas e elevadas no local da inoculação (úlcera de Bauru)	■ Ulceração com fundo granuloso no septo anterior, processo infiltrativo, destruição total do nariz e lábio superior ■ Pode acarretar lesões agressivas e destrutivas acometendo septo nasal e palato mole	■ Pesquisa direta do protozoário em aspiração, esfregaços ou biópsias das lesões ■ Isolamento em cultivo *in vitro* (meios de cultivo) ■ Biópsias das bordas das úlceras ■ Sorologia para Leishmaniose com pesquisa de IgG;	■ Infiltrado inflamatório crônico inespecífico, com predomínio de linfócitos, plasmócitos e histiócitos. Pode ter granulomas tuberculoides ■ Pode ser encontrado parasita na amostra ■ Imuno-histoquímica ■ PCR
Histoplasmose	■ Trabalhadores de galinheiros ou grutas (fezes das aves) ■ Homens brancos > 50 anos ■ Formas disseminadas: imunodeprimidos ou extremos de idade	■ Feridas ulceradas irregulares na região anterior do septo nasal, que podem evoluir para perfuração, em assoalho da cavidade nasal, conchas nasais inferiores e podem estar cobertas por crostas	■ Sorologia para histoplasmose ■ Pesquisa direta do fungo em raspados ou em biópsias das lesões nasais ■ Radiografia de tórax	■ Granulomas de células epitelioides, que geralmente sofrem necrose coagulativa cercados por infiltrado inflamatório crônico
Paracoccidioidomicose	■ Trabalhadores rurais ■ 30 a 60 anos ■ 15 homens: 1 mulher ■ Alta incidência no Sul e Sudeste ■ Coexistência com TB em 5-10%	■ Estomatite moriforme: ulceração com fundo granuloso e avermelhado, com pontilhado hemorrágico e acometendo as mucosas nasal, oral e laríngea	■ Sorologia por imunodifusão dupla (sensibilidade 60-90% e especificidade superior a 90%) ■ Pesquisa direta do fungo (padrão-ouro) e cultura: escarro, aspirado linfonodal ou raspado das lesões. Achado: fungo birrefringente em aspecto "roda de leme"	■ Biópsia pulmonar, linfonodal ou das lesões ■ Achado: fungo birrefringente em aspecto "roda de leme"

Quadro 13-4. Imunodeficiências Mais Comuns com Manifestações Nasais

Doença	Defeito	Características/manifestações
Imunodeficiência comum variável	Redução da resposta humoral por alteração variável nas funções imunológicas das células B e T levando à deficiência na produção de anticorpos (níveis reduzidos de Ig)	Conjunto heterogêneo de manifestações clínicas. Mais frequente deficiência sintomática de anticorpos. Início geralmente é na idade adulta e cursa com rinossinusites, otites, pneumonias de repetição, infecções intestinais, urinárias, doenças autoimunes e neoplasias
Deficiência de IgA (mais comum na população)	Redução nos níveis de IgA (IgA < 0,07 g/L) na presença de níveis normais de IgG e IgM	Infecções sinopulmonares e gastrointestinais. Podem ser assintomáticos
Deficiência seletiva de anticorpos (SAD)	Reduzida resposta à imunização (redução de IgG específica para pneumococo) na presença de níveis normais de imunoglobulinas	Infecções respiratórias recorrentes por vírus e bactérias. Rinossinusite crônica refratária
Hipogamaglobulinemia ligada ao X	Ausência de células B maduras, consequentemente, com baixos níveis de imunoglobulinas	Infecções recorrentes no trato respiratório em meninos após os 6 meses de idade
Deficiência de subclasses de IgG	Deficiência de algumas das subclasses de IgG1, IgG2, IgG3 ou IgG4	Alta prevalência de deficiência de subclasses em pacientes com RSC (5 a 50%)

Imunodeficiências Secundárias

IMD secundárias são alterações adquiridas do sistema imune causadas por um fator externo (infecções, desnutrição, tratamento quimioterápico e transplante de órgãos).[17-24]

HIV

Vários estudos mostraram que a infecção pelo HIV está associada à diminuição da capacidade olfatória (Fig. 13-3). Além disso, foi levantada a hipótese de que uma identificação reduzida dos odores pode preceder o advento do complexo de demência da AIDS (ADC). No entanto, não se sabe se as alterações na capacidade olfatória são uma manifestação de declínio neurocognitivo que pode preceder o aparecimento do complexo de demência da AIDS, danos ao sistema olfatório periférico por infecção oportunista ou se as estruturas olfatórias têm uma sensibilidade particular ao HIV.[23-25]

Essas questões foram abordadas em um estudo transversal que examinou a variabilidade nos estados neuropsicológico, neurológico, otorrinolaringológico, auditivo e olfatório em indivíduos HIV-positivos. Uma regressão em etapas forneceu evidências de que a capacidade de identificar odorantes foi influenciada pela idade, estrutura e doença nasal, capacidade neurocognitiva e nível do complexo de demência da AIDS. Por outro lado, apenas as doenças nasais foram responsáveis pela variabilidade dos limiares olfatórios.

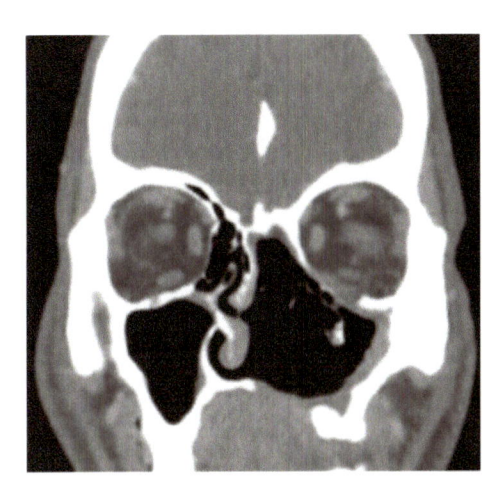

Fig. 13-3. Paciente HIV-positivo em uso irregular de coquetel, com tuberculose nasal e CD4 abaixo de 200.

Esses dados sugerem que os testes de identificação e limiares podem refletir diferentes doenças olfativas. Além disso, esses dados sugerem que pelo menos parte do declínio na capacidade olfatória que acompanha uma infecção por HIV pode ser secundária a doenças nasais (Quadro 13-5).[23-25]

Quadro 13-5. Imunodeficiências secundárias mais comuns com manifestações nasais

Doença	Características	Manifestações
HIV	Comprometimento da imunidade celular (destruição de células CD4 pelo vírus), imunidade humoral e do clearance mucociliar[18-20]	Rinite associada ou não a episódios recorrentes de rinossinusite aguda ou rinossinusite crônica. A rinossinusite crônica pode estar presente em 20 a 60% dos pacientes durante o curso da doença[18-20] Alta prevalência de RSC (12 a 54% dos pacientes com HIV)
Doenças hematológicas malignas e transplantados de medula óssea	Neutropenia causada por doenças hematológicas malignas	Alta prevalência de RSC em pacientes com leucemia, linfoma e mieloma. Prevalência pode ser ainda mais alta em pacientes transplantados (5 a 44%)
Uso de drogas imunossupresoras	Variável, dependendo do tipo de droga imunossupressora, mais frequentemente, afeta imunidade celular	Suscetibilidade geral a infecções Alta prevalência de RSC
Diabetes melito	Redução da função fagocitária em decorrência da crônica exposição à hipoglicemia	Sem aumento da prevalência da RSC. Nos pacientes com RSC e DM observam-se pólipos, cultura positiva para *Pseudomonas aeruginosa* e outros gram-negativos e melhora menos acentuada dos sintomas no pós-operatório

Tratamento

O tratamento das IMD primárias e secundárias e das rinossinusites nesses pacientes depende do quadro clínico e do tipo de imunodeficiência. São opções: reposição de gamaglobulina, antibióticos, vacinação, antivirais, corticosteroide tópico, irrigação nasal com solução salina e cirurgia. Não há qualquer tratamento específico em relação ao olfato nestes pacientes. O controle e a remissão da doença da rinossinusite podem contribuir para melhora no olfato.

CONCLUSÃO

Enfatizamos neste capítulo a importância do diagnóstico precoce destas doenças que frequentemente cursam com alteração no olfato, sendo, muitas vezes, logo no início da doença. Sem tratamento podem-se tornar muito graves e, por vezes, fatais, reforçando a importância da avaliação precoce.

REFERÊNCIAS BIBLIOGRÁFICAS

1. Shoenfeld N, Agmon-Levin N, Flitman-Katzevman I, et al. The sense of smell in systemic lúpus erythematosus. Arthritis Rheum. 2009;60(5):1484-7.
2. Steinbach S, Proft F, Schulze-Koops H, et al. Gustatory and olfactory function in rheumatoid arthritis. Scand J Rheumatol. 2011;40(3):169-77.
3. Proft F, Steinbach S, Dechant C, et al. Gustatory and olfactory function in patients with granulomatosis with polyangiitis (Wegener's). Scand J Rheumatol. 2014;43(6):512-8.
4. Kühn D, Hospowsky C, Both M, et al. Manifestation of granulomatosis with polyangiitis in head and neck. Clin Exp Rheumatol. 2018;36(111)(2):78-84.
5. Damask CC, Ryan MW, Casale TB, et al. Targeted molecular therapies in allergy and rhinology. Otolaryngol Head Neck Surg. 2021;164(1):S1-S21.
6. American Thoracic Society. Statement on sarcoidosis: joint statement of the American Thoracic Society (ATS), the European Respiratory Society (ERS) and the World Association of Sarcoidosis and Other Granulomatous Disorders (WASOG), adopted by the ATS Board of Directors and by the ERS Executive Committee, February 1999. Am J Respir Crit Care Med. 1999;160:736-55.
7. Martins ACC, Castro JC, Moreira JS. Estudo retrospectivo de dez anos em endoscopia das cavidades nasais de pacientes com hanseníase. Rev Bras Otorrinolaringol. 2005;71(5):609-16.
8. Brasil. Ministério da Saúde. Secretaria de Políticas de Saúde. Departamento de Atenção Básica. Guia para o Controle da hanseníase. Brasília: Ministério da Saúde, 2002.
9. Kennedy DW, Hwang PH. Rhinology: diseases of nose, sinuses, and skull base. Ed. Thieme; 2012.
10. Brasil. Ministério da Saúde. Secretaria de Vigilância em Saúde. Departamento de Doenças de Condições Crônicas e Infecções Sexualmente Transmissíveis. Protocolo Clínico e Diretrizes Terapêuticas para Atenção Integral às Pessoas com Infecções Sexualmente Transmissíveis (IST)/Ministério da Saúde, Secretaria de Vigilância em Saúde, Departamento de Doenças de Condições Crônicas e Infecções Sexualmente Transmissíveis. Brasília: Ministério da Saúde, 2020.
11. Tratado de Otorrinolaringologia/Organização Shirley Pignatari, Wilma Terezinha Anselmo-Lima. 3. ed. Rio de Janeiro: Elsevier, 2018. c. 63: Granulomatoses Nasais.
12. Brasil. Ministério da Saúde. Secretaria de Vigilância em Saúde. Departamento de Vigilância das Doenças Transmissíveis. Manual de vigilância da leishmaniose tegumentar [recurso eletrônico]/Ministério da Saúde, Secretaria de Vigilância emSaúde, Departamento de Vigilância das Doenças Transmissíveis. Brasília: Ministério da Saúde, 2017.
13. Guerra BT, Almeida-Silva F, Almeida-Paes R, et al. Histoplasmosis Outbreaks in Brazil: Lessons to Learn About Preventing Exposure. Mycopathologia. 2020;185(5):881-92.
14. Wheat LJ, Freifeld AG, Kleiman MB, et al. Clinical practice guidelines for the management of patients with histoplasmosis: 2007 update by the Infectious Diseases Society of America. Clin Infect Dis. 2007;45(7):807-25.

15. Palheta-Neto FX, Moreira JS, Martins ACC, et al. Estudo de 26 casos de Paracoccidioidomicose avaliados no Serviço de Otorrinolaringologia da Fundação Oswaldo Cruz (FIOCRUZ). Rev Bras Otorrinolaringol. [Internet] 2003.
16. Arias Ramos D, Alzate JA, Giraldo Montoya ÁM, Trujillo YA, Arias Ramos LY. Thinking in paracoccidioidomycosis: a delayed diagnosis of a neglected tropical disease, case report and review of clinical reports and eco-epidemiologic data from Colombia since the 2000. BMC Infect Dis. 2020;20(1):119.
17. Schwitzguébel AJ, Jandus P, Lacroix JS, et al. Immunoglobulin deficiency in patients with chronic rhinosinusitis: Systematic review of the literature and meta-analysis. J Allergy Clin Immunol. 2015;136(6):1523-31.
18. Fokkens WJ, Lund VJ, Hopkins C, et al. European Position Paper on Rhinosinusitis and Nasal Polyps 2020. Rhinology. 2020;58(S29):1-464.
19. Chiarella SE, Grammer LC. Immune deficiency in chronic rhinosinusitis: screening and treatment. Expert Rev Clin Immunol. 2017;13(2):117-23.
20. Samargandy S, Grose E, Chan Y, et al. Medical and surgical treatment outcomes in patients with chronic rhinosinusitis and immunodeficiency: a systematic review. Int Forum Allergy Rhinol. 2021;11(2):162-73.
21. Huwyler C, Lin SY, Liang J. Primary Immunodeficiency and Rhinosinusitis. Immunol Allergy Clin North Am. 2020;40(2):233-49.
22. Halderman AA, Lane AP. Organism and microbiome analysis: techniques and implications for chronic rhinosinusitis. Otolaryngol Clin North Am. 2017;50(3):521-32.
23. Hornung DE, Kurtz DB, Bradshaw CB, et al. Blair, Precha Emko. The olfactory loss that accompanies an HIV infection. Physiology & Behavior. 1998;64(4):549-56.
24. Lim D, Enright T, Shetty R, Park L. Asthma, recurrent sinopulmonary disease and HIV infection. Ann. Allergy 1988;61:175-6.
25. Marcusen DC, Sody CD. Otolaryngologic and head and neck manifestations of acquired immunodeficiency syndrome (AIDS). Laryngoscope. 1985;95:401-5.

Parte III TRATAMENTO

TREINAMENTO OLFATÓRIO

CAPÍTULO 14

Patricia Portillo-Mazal ▪ Marco Aurélio Fornazieri ▪ Thomas Hummel

INTRODUÇÃO

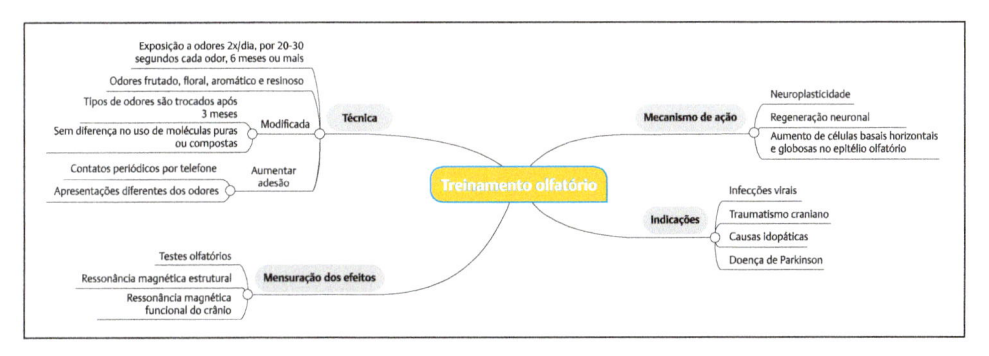

A disfunção olfatória prejudica nossa habilidade de detectar sinais de alerta de mau cheiro nos alimentos e no meio ambiente e pode afetar a qualidade de vida relacionada com interações sociais, alimentação e sensação de bem-estar.[1]

Embora atualmente não exista um meio geralmente aprovado de tratar a disfunção olfatória sensorioneural, o treinamento olfativo se tornou um dos tratamentos mais aceitos nesses casos. Essa abordagem se baseia na plasticidade neural do sistema olfatório, que oferece possibilidades de tratamento de sua ativação por meio de estimulação sensorial. Na verdade, os neurônios sensoriais olfatórios (NSO) têm a capacidade de se regenerar a partir de células basais localizadas na mucosa olfatória. A regeneração desses neurônios regularmente ocorre durante toda a nossa vida, sendo também estimulada por meio de lesão da mucosa. Schwob *et al.*[2] observaram em ratos uma recuperação quase perfeita de NSO em número e maturação após lesão com brometo de metila, e reinervação quase completa do bulbo olfatório (BO). Em seres humanos, a regeneração de NSOs também ocorre, mas isso nem sempre é possível e pode variar conforme a extensão do dano produzido. Yamagashi *et al.*[3] descobriram que, em pacientes que recuperaram a função olfatória após dano da mucosa olfatória por disfunção olfatória pós-infecção, muitas células receptoras e feixes de nervos ainda estavam presentes no epitélio olfatório e na lâmina própria, enquanto nos pacientes que não se recuperaram, o número de células receptoras se mostrou moderada ou severamente reduzido. Jafek *et al.*[4] observaram achados semelhantes. Em termos eletrofisiológicos, também ficou demonstrado que pacientes com perda olfatória pós-infecção ainda mostram respostas a odores na região da mucosa olfatória.[5]

Foi demonstrado que a exposição a um odor pode modular a capacidade regenerativa dos NSOs. Em estudos com ratos, Youngentob et al.[6] observaram que a estimulação odorizante atingida dentro do contexto de um paradigma de treinamento operante (uma tarefa de identificação de cinco odores) alterou a sensibilidade periférica ao reforçar a magnitude da resposta para cada um dos cinco odorizantes. Foi também observado que cada odorizante produz uma área peculiar de atividade diferencial, que o distingue de cada um dos outros (*hot spot* ou "área de tensão") e que essa área é mais distinta em animais treinados, em comparação com os não treinados. Mais recentemente, um estudo preliminar com ratos observou aumento em células basais horizontais e globosas após 15 dias de treinamento olfativo com quatro odores (Avaro V, Dresden, Alemanha: comunicação oral).

Com base na ideia de estimulação odorífera repetitiva, o **treinamento olfatório** (TO) demonstrou ser útil no tratamento de prejuízo olfatório resultante de outras causas que não a doença nasossinusal, como: infecções, traumatismo craniano, causas idiopáticas e doença de Parkinson.[7-15] A etiologia da perda do olfato foi identificada como um fator relevante associado à melhora da disfunção olfatória (DO) com o TO.[10,11,13,15] As melhorias foram mais prováveis em DO pós-infecção (DOPI), em comparação com DO pós-traumática (DOPT) e idiopática (DOI), como observado por Liu et al.[13] em um estudo retrospectivo que incluiu 601 participantes com e sem DO. O treinamento também pode ser útil em pessoas sadias.[15-17] Em participantes normósmicos, a recuperação relevante da função olfatória foi mais provável nos pacientes mais jovens.[16]

No entanto, é preciso ter em mente que o prejuízo olfativo pode-se resolver espontaneamente, em especial na pós-infecciosa.[18] Reden et al.[19] demonstraram recuperação de aproximadamente um terço de 262 pacientes com disfunção olfatória pós-infecção, durante um período de observação de 14 meses.[19] Taxas mais altas de recuperação também foram relatadas.[20,21]

TÉCNICA DE TREINAMENTO OLFATÓRIO

O treinamento olfatório é a exposição repetida a odores, uma inalação estruturada de um conjunto definido de odores, duas vezes ao dia, por certo período (entre 4 a 6 meses ou mais) para melhorar a função olfatória. Normalmente, quatro odores são selecionados com base nas seguintes categorias de espaço de odor elaboradas por Henning (também chamado "prisma de odor"):[22] frutado, floral, aromático e resinoso. Os participantes são instruídos a cheirar os odores escolhidos duas vezes por dia, durante 20-30 segundos cada, com foco no odor. Deverá haver um pequeno intervalo de 5-10 segundos entre os odores para evitar adaptação (Fig. 14-1).

MODIFICAÇÕES DE TO

Os primeiros odores descritos para TO foram: fenil-etil-álcool (rosa), eucaliptol (eucalipto), citronela (limão) e eugenol (cravo) por Hummel et al.[10] em um estudo prospectivo em pacientes com disfunção olfatória durante um período de 12 semanas. Os pacientes do TO sofreram aumento geral em sua função olfativa, 10 de 36 pacientes demonstraram melhora no grupo de TO (28%), enquanto apenas 1 de 16 sujeitos do grupo sem TO (6%) mostrou melhora de mais de 6 pontos no escore de teste de olfato (*Sniffin' Sticks*).[23]

Vários estudos foram conduzidos com odores intensos em concentração controlada. A **intensidade dos odores** parece ser fator importante na melhora com TO, como

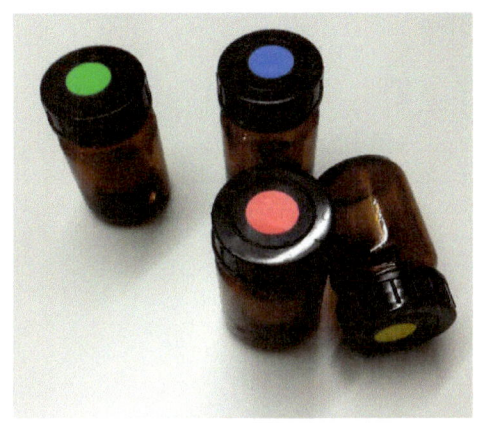

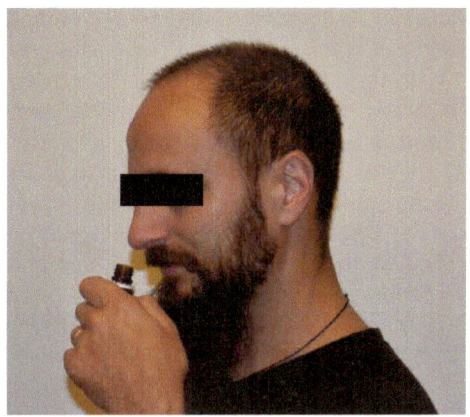

Fig. 14-1. Descrição da técnica de treinamento olfatório: escolher quatro odores (1 frutado, 1 floral, 1 aromático e 1 resinoso). Colocá-los em frascos de vidro com um pequeno chumaço de algodão (1 mL em cada frasco). Cheirar os odores duas vezes ao dia (de manhã e à noite) durante 20-30 segundos cada. Concentrar-se em cada odor ao cheirar. Fazer pequenos intervalos entre os odores (5-10 segundos). Realizar o treinamento olfatório (TO) durante 3-12 meses.

demonstrado por Damm et al.,[8] que estudaram os efeitos do TO na função olfatória em pacientes com disfunção olfatória pós-infecção persistente (DOPI): um grupo de 70 pacientes treinados com altas concentrações de quatro odores durante 18 semanas e o outro grupo treinado com baixas concentrações de odores. Nas 18 semanas seguintes o regime foi trocado. Após 18 semanas, a função olfatória melhorou no grupo com treinamento de alta concentração de odores em 26%, enquanto apenas 15% do outro grupo apresentaram melhora. Em pacientes com disfunção olfatória inferior a 12 meses, a função olfatória melhorou em 63% do grupo com alta concentração de odores e em 19% do outro grupo com baixa concentração de odores. Os autores concluíram que o uso de odores em concentrações mais altas parece ser mais benéfico para a melhora que os odores em baixa concentração.

Configurações de odores com concentração controlada nem sempre estão disponíveis ou podem ser dispendiosos e, portanto, nem todos os pacientes terão a possibilidade de usar essas concentrações. Patel et al.[14] estudaram o efeito do **tratamento com óleos essenciais de concentração não controlada** em pacientes com pelo menos 1 ano de perda de olfato associada a etiologias pós-infecciosas ou idiopáticas. O braço com TO foi instruído a obter óleos com essência de rosa, limão, eucalipto e cravo. A marca, a concentração e o custo desses óleos essenciais não foram especificados e os pacientes foram autorizados a selecionar seus preferidos, desde que fossem daqueles quatro odores. Os pacientes no braço com TO foram instruídos a abrir cada frasco do óleo essencial, mantê-lo próximo ao nariz e respirar lenta e profundamente durante 15 segundos. Eles foram instruídos a realizar esse protocolo de treinamento duas vezes ao dia, diariamente, durante seis meses. Quando 35 pacientes completaram o estudo, de 19 pacientes do grupo com TO, seis mostraram melhora significativa (32%), enquanto apenas 2 dos 16 pacientes (13%) do grupo-controle manifestaram melhora.

O aumento na "duração do tratamento" e a **troca de odores** após certo período são dois fatores que parecem estar associados a resultados melhores, pelo menos em perdas pós-infecciosas. Altundag et al.[7] conduziram um estudo prospectivo para investigar se o efeito do TO poderia aumentar com o uso de mais odores e extensão do período de treinamento. O treinamento foi conduzido com 4 ou 3 vezes usando 4 odores durante 36 semanas em pacientes com DOPI. No grupo com TO modificado os pacientes usaram três conjuntos de quatro odores diferentes, em sequência, por períodos de três meses cada, enquanto o grupo com TO "clássico" usou quatro odores. Esse estudo foi conduzido com 85 sujeitos. Os participantes nos grupos de TO clássico e TO modificado atingiram resultados melhores que os dos controles em termos de discriminação de odor e identificação de odor. A continuidade do TO com quatro odores diferentes após 12 e 24 semanas produziu melhores resultados em termos de escores de discriminação e de identificação de odores, em comparação com o uso dos mesmos quatro odores durante todo o estudo. Esse estudo confirmou a eficácia do TO. Aumentar a eficácia desse treinamento e alterar os odores parece reforçar o índice de sucesso dessa terapia.

Konstantinidis et al.[12] conduziram um estudo prospectivo de 111 pacientes com DOPI. Dois grupos de pacientes realizaram o treinamento durante 16 e 56 semanas, respectivamente, e foram comparados com um grupo-controle. Ambos os grupos de treinamento apresentaram escores significativamente mais altos que os controles. O grupo com duração mais prolongada apresentou resultados melhores que o grupo com duração mais curta. Análises de subconjuntos mostraram que os pacientes em TO aumentaram, principalmente, a identificação e a discriminação. Por outro lado, a melhora no limiar não parece ser dependente do tempo de tratamento.[15]

Classicamente, a frequência do TO tem sido de duas vezes ao dia. Como mencionado anteriormente, um aumento na intensidade dos odores usados pode melhorar o resultado do TO. Poderia um aumento em **frequência de treinamento** melhorar o efeito do treinamento olfativo? A resposta ainda é obscura. Oleszkiewicz et al.[24] compararam o TO padrão aplicado duas vezes ao dia (cheirando os odorizantes de manhã e à noite) com TO intenso aplicado quatro vezes ao dia (quatro inalações por dia) e não encontraram resultados melhores no grupo com TO intenso (função olfatória medida pelo teste *Sniffin' Sticks*). Pelo contrário, foi observado que o regime de TO padrão se mostrou mais efetivo que aquele com TO intenso em termos de limiares de odor. Essa diferença pode ser em decorrência de pequenas diferenças nos grupos, apesar da designação aleatória de regimes de treinamento, por exemplo, sujeitos no grupo com regime de TO padrão apresentarem escores básicos mais baixos e o tratamento com TO poder ser propenso a um efeito de teto. Em um estudo retrospectivo que incluiu 601 sujeitos com e sem distúrbio olfativo, Liu et al.[13] observaram que as melhorias relevantes na função olfatória tinham menor probabilidade de ocorrer naqueles com escores nos testes mais altos no início do tratamento. Outro fator que poderia ter influência sobre os resultados melhores do grupo com TO padrão é a alocação de mais pacientes com DOPI nesse grupo, pois esses pacientes tendem a apresentar resultados melhores com TO (embora a distribuição de pacientes não tenha sido significativamente diferente entre os dois grupos). Ainda assim, o tamanho relativamente pequeno da amostra (n = 55 com 47% apresentando disfunção olfatória) pode não ter sido suficientemente grande para revelar efeitos robustos.[24]

Quanto à **especificidade dos odores escolhidos,** muitos estudos usaram fenil-etil-álcool (FEA, rosa), eucaliptol (eucalipto), citronela (limão) e eugenol (cravo) para essa terapia, conforme descrito por Hummel *et al.* Contudo, é possível usar outros odores ou isso afetaria os resultados obtidos? Odores diferentes podem produzir efeitos similares, como demonstrado por Altundag *et al.*[7] quando comparando TO clássico com TO modificado, nos quais odores diferentes foram usados e escolhidos de acordo com a agradabilidade, disponibilidade e familiaridade no tratamento do DOPI. Além disso, Patel et al.[14] mostraram que odores diferentes também podem ser efetivos.

Outra questão é saber se é necessário usar moléculas simples de FEA, eucaliptol, citronela e eugenol ou se **substâncias de multimoléculas (misturas)** complexas podem ter efeito similar. Muitos estudos usaram moléculas únicas[10-12] e outros usaram misturas ou ambas.[7,14] Oleszkiewicz et al.[25] compararam o treinamento com moléculas únicas ao treinamento com misturas e observaram que os resultados nos escores de teste de função olfatória (escore TDI com *Sniffin' Sticks*) melhoraram nos dois grupos e que não houve diferença na eficácia do TO entre os diferentes regimes de treinamento.[26]

Foram assumidas as **diferenças na capacidade de adesão do receptor** em relação ao peso dos odorizantes [moléculas de peso leve (MPL) *versus* moléculas de peso alto (MPA)]. Não está esclarecido se as MPA aderem a uma faixa limitada de receptores olfativos (RO) por causa de seu tamanho grande que não se ajustaria às bolsas de adesão, ou se eles exibem muitos sítios de adesão e, portanto, ativam uma faixa ampla de receptores. Poletti et al.[27] compararam o efeito do TO com MPL e MPA em pacientes com DOPI e distúrbio após trauma e mostraram que ambos os grupos melhoraram. O incremento foi mais pronunciado no grupo de DOPI, mas não houve diferença estatisticamente significativa entre MPL e MPA. Os pacientes com DOPI que utilizaram TO com MPA apresentaram melhora mais pronunciada no limiar do PEA, em comparação com pacientes DOPI que passaram por TO com MPL. Ainda assim, essa diferença não foi observada em outros testes (identificação de odor e discriminação de odor) ou em perda após o trauma.

O treinamento olfativo também tem sido descrito com **odores diferentes dos químicos puros ou dos óleos essenciais**. Pieruzzini et al.[28] conduziram um estudo prospectivo com 21 pacientes com DOPI, perda de olfato pós-trauma e idiopática, que foram separados em dois grupos: TO e grupo-controle. O treinamento foi feito duas vezes ao dia por um período de 12 semanas com álcool, café, essência de eucalipto e de rosas. Dos 11 pacientes no grupo TO, 7 (65%) melhoraram, enquanto nenhum dos pacientes no grupo-controle apresentou essa mudança. Soler[29] conduziu um estudo prospectivo em que o TO foi feito com 8 itens, 4 pela manhã (sabão em pó, talco infantil, chocolate e café) e 4 elementos à noite, um dos quais era uma mistura de odores [mistura: mentol, eucalipto e cânfora (Vick Vaporub®), cravo, vinagre e álcool]. A melhora foi observada em 6 (54%) de 11 pacientes no grupo de tratamento, medida com o teste de olfato CCCRC modificado[30] (2 odores foram modificados na identificação), e somente 3 (27%) dos 11 sujeitos no grupo-controle melhoraram. Entretanto, o número de pacientes é muito pequeno para se chegar a uma conclusão quanto à eficácia do tratamento.

O treinamento olfativo clássico consiste em cheirar odores diferentes, geralmente 4, em jarras de vidro, duas vezes ao dia, por aproximadamente dois minutos (20-30 segundos para cada odor), durante 3-6 meses. Algumas das dificuldades desse tratamento são **adesão e controle** para que a intensidade dos odores seja mantida estável no tempo. Uma abordagem diferente foi aplicada em um estudo-piloto com 25 pacientes com diferentes causas de DO.[31] Ela consistiu em sessões diárias de exposição total do corpo (exposição de imersão) a 72 odorizantes diversos durante um período de 14 dias. Um grupo de pacientes se acomodou em uma sala grande, com ambiente controlado, os odorizantes foram admitidos na sala por meio de um olfatômetro durante cinco segundos cada, junto com uma corrente de ar fresco e constante. Foram apresentados 72 odorizantes, em blocos de 18 odorizantes cada, e após cada bloco, todo o ar do ambiente era extraído, não deixando resíduo dos odorizantes apresentados anteriormente. Cada sessão durou 12 minutos e cada paciente completou, geralmente, duas sessões por dia. Para medir a resposta, a função olfatória foi obtida por autoavaliação em escala de 0 a 10 e testagem usando o teste *Sniffin' Sticks*, cujo escore se chama TDI (*threshold-discrimination-identification*) e a pontuação máxima é 48 pontos. Os escores de autoavaliação melhoraram na 6ª e 25ª semanas após o treino, assim como os escores no teste. A melhora nesses escores foi devida, principalmente, à melhora em discriminação de odor, que pode ser devida a funções cognitivas como atenção e processamento consciente. Os escores de TDI diminuíram levemente entre 6 semanas após o treinamento e 25 semanas após o tratamento. Não houve grupo-controle, mas a melhora atingida nos escores de TDI foram similares àquelas descritas nos tratamentos de 3 meses com TO clássico. Embora se tratasse de um estudo piloto, as exposições de imersão a muitos odores diferentes durante um curto período pode ser um tratamento viável para disfunção olfatória.[32]

Foi descrita uma abordagem abrangente ao treinamento de olfato e de paladar, que inclui sessões semanais com um fonoaudiologista ou terapeuta ocupacional, assim como TO diariamente, duas vezes ao dia. Essas sessões duravam 45 minutos, com intervalos para evitar adaptação e fadiga, nas quais aspectos diferentes dos odores são trabalhados em sessões diferentes de acordo com os sintomas do paciente à mão: percepção, discriminação, caracterização e identificação. Clerici *et al.*[33] incluíram 7 pacientes com DOPI, perda olfativa pós-trauma e idiopática, 5 pacientes com anosmia e 2 com hiposmia. Os odores foram selecionados de quatro categorias, a saber: **químicos** (álcool, acetona), **frutados** (limão, laranja, tangerina), **alimentos** (café, cebola, essência de baunilha, orégano, alho) e **odores de alerta** (fósforo, papel queimado). Os pacientes foram instruídos a cheirar, duas vezes por dia, além das sessões semanais de terapia, durante pelo menos 4 meses. Cinco pacientes (71%) melhoraram, de acordo com os escores do teste CCCRC modificado,[30] de anosmia para hiposmia severa, ou hiposmia moderada a hiposmia leve) e dois permaneceram anósmicos. Um tratamento similar foi informado por Huete *et al.*[34] em 5 pacientes com perda olfatória pós-traumática há mais de 6 meses. As sessões semanais foram conduzidas com um terapeuta ocupacional. Cada sessão durou 45 minutos com intervalos e o TO em casa foi conduzido 3 vezes por semana no começo e depois aumentou em frequência de acordo com o progresso do paciente. Não se observou diferença significativa em sintomas entre tratamento (n = 5) e grupo-controle (n = 23) antes e depois do tratamento (VAS de 0-10) (Z = 2,04; p = 0,04) e limiar de odor classificado por CCCRC[34] (Z = 2,97; p = 0,003). Embora ambos os estudos-piloto tenham incluído números muito pequenos de pacientes, eles poderiam ser uma opção em pacientes com perda olfatória grave ou dificuldades de adesão ao tratamento.

A adesão não é fácil de manter e diminui de acordo com o tempo de tratamento, como demonstrado por Fornazieri *et al.*[35] Em um estudo prospectivo de observação que incluiu 25 pacientes com perda olfatória persistente e submetidos ao treinamento olfatório, a adesão ao protocolo e a função olfatória foram avaliadas aos 3 e 6 meses após o início do tratamento. O índice de adesão dos pacientes após 3 meses foi de 88% e após 6 meses foi de 56%. As porcentagens correspondentes de melhora clínica foram de 23,5 e 25%. Nessa população de pacientes, a adesão ao treinamento permaneceu alta nos primeiros 3 meses de TO, mas declinou moderadamente daí em diante. Saatci *et al.*[36] também observaram redução em adesão ao tratamento em pacientes com DOPI em TO, e que essa dificuldade de adesão afetou o resultado do tratamento. Sessenta pacientes com DOPI foram separados aleatoriamente em dois grupos de treinamento diferentes [TO bola (TOB) e TO clássico (TOC)]. Os dois grupos executaram o mesmo regime de TO (quatro odores diferentes que foram alterados a cada quatro semanas, por um período total de 12 semanas), mas um grupo recebeu os odores em jarras de vidro (COT) e o outro recebeu uma bola em forma de esfera com tubos e odores dentro dela. Os índices de adesão foram melhores no grupo TOB (63%) que no grupo TOC (37%) e a melhora da função olfatória medida com o teste *Sniffin' Sticks* (escore TDI) também foi melhor no grupo TOB (70%) que no grupo TOC (30%). A simplificação do tratamento com TO pode ajudar a melhorar a adesão.[36] É útil, também, solicitar que os pacientes **mantenham um diário** no qual eles classifiquem ou descrevam suas habilidades olfatórias uma vez por semana, para ajudá-los a se concentrar no tratamento e reforçar a adesão ao protocolo. Além disso, isso permite monitorar a conformidade, pelo menos até certo ponto. Chamadas telefônicas regulares também podem ajudar a manter a conformidade com o tratamento.[37]

EFEITOS DO TO

O efeito do TO pode-se manifestar em diferentes partes do sistema olfatório: na mucosa olfatória, no bulbo olfatório (BO)[23] e/ou no sistema nervoso central. Algumas das alterações observadas incluem aumento dos neurônios no epitélio olfatório, como descrito anteriormente, e capacidade de resposta aumentada na região da mucosa olfatória,[5] aumento na resposta do sistema nervoso central, observado na ressonância magnética funcional (fRNM)[38,39] e alterações na estrutura das áreas de processamento do cérebro, observadas na RNM.[32,39]

Kollndorfer *et al.*[38] estudaram pacientes com anosmia de longa data com fRNM e três tipos diferentes de estímulos quimiossensitivos antes e após um período de TO de 12 semanas, e compararam os dados com os de controles sadios. Dez pacientes com anosmia e 14 controles sadios passaram pelas mesmas sessões de testagem (teste de função olfatória com *Sniffin' Sticks* e fRNM). Após 12 semanas de TO, 7 pacientes se submeteram a uma testagem de acompanhamento com o mesmo teste de desempenho olfatório e protocolo fIRM. Redes funcionais foram identificadas descobrindo que pacientes com anosmia e controles sadios usaram, inicialmente, as mesmas três redes de trabalho para processar dados quimiossensitivos: as redes olfatória, somatossensorial e de integração. Essas redes não diferiram entre os dois grupos em sua extensão especial, mas em sua conectividade funcional. Após o TO, a sensibilidade para detectar odores aumentou substancialmente no grupo com anosmia, o que também se manifestou em modificações de conexões funcionais em todas as três redes de trabalho investigadas. Os resultados desse estudo indicam que um programa de TO está associado à reorganização de redes de trabalho funcionais embora, inicialmente, não tenham sido observadas diferenças na distribuição espacial de ativação neural.

Pellegrino *et al.*[11] avaliaram os efeitos do TO em pacientes com perda olfatória pós-traumática por várias métricas incluindo medidas psicofísicas, avaliação de volume do bulbo e RNM funcional.[40] Os pacientes foram classificados em dois grupos: anósmico[41] e hipósmico,[4] e apresentaram aumento em escores de testagem (limiar de odor e identificação de odor). Os pacientes anósmicos mostraram limiares olfatórios melhorados ao PEA, classificações de intensidade aumentada e ativação no giro frontal superior direito (SFG) a odores após TO. Os pacientes hipósmicos foram capazes de identificar melhor os odores após TO. Esse comportamento foi espelhado com ativações ipsolaterais aumentadas em áreas de processamento semântico como a área de Broca, o giro angular esquerdo e o SFG esquerdo.

Al Ain *et al.*[32] recrutaram 36 indivíduos jovens e os distribuíram aleatoriamente em três grupos:

1. Doze participantes se submeteram ao TO intensivo diário e de, pelo menos, 20 minutos que incluiu uma tarefa de classificação de intensidade de odor, uma tarefa de classificação de qualidade e uma tarefa de detecção de odor direcionado;
2. Doze participantes se submeteram a um treinamento equivalente de controle visual;
3. Doze indivíduos-controle não participaram de nenhum treinamento.

Antes e depois do período de treinamento, todos os participantes realizaram uma série de testes olfativos e aqueles dos grupos 1 e 2 se submeteram à RNM estrutural, da qual medidas foram obtidas como espessura cortical e densidade de tecido. Os participantes melhoraram nas tarefas respectivamente treinadas durante todo o período de treinamento de 6 meses. Aqueles submetidos ao TO melhoraram a função olfatória geral em comparação com os paticipantes-controle, especialmente em identificação de odor, mostrando assim transferência intramodal. Além disso, a análise da ressonância revelou que o TO levou a aumento da espessura cortical no giro frontal inferior direito, no giro fusiforme bilateral e no córtex entorrinal direito. Isso mostrou que um TO intenso pode, em geral, melhorar a função olfatória e que essa melhora está associada a alterações na estrutura de áreas de processamento olfatório do cérebro.

As alterações na RNM podem diferir conforme o tipo de treinamento aplicado, a saber, TO clássico *versus* TO modificado, como mostrado por Rezaeyan *et al.*[39] em um estudo com pacientes portadores de DOPT. Vinte e cinco pacientes foram incluídos e aleatoriamente separados em três grupos:

1. Nove pacientes-controle que não receberam qualquer treinamento;
2. Nove pacientes submetidos ao TO clássico com quatro odores fixos;
3. Sete pacientes submetidos ao TO modificado em quatro conjuntos de quatro odores diferentes sequencialmente.

Antes e depois do período de treinamento, todos os pacientes fizeram o *Sniffin' Sticks* para avaliar a função olfatória e a ressonância estrutural do crânio. Os dois grupos treinados mostraram recuperação da função olfatória, especialmente em identificação de odor. A análise dos dados da RNM revelou que o TO clássico está relacionado com aumentos em espessura/densidade cortical de várias regiões do cérebro, incluindo os giros superior direito e frontal médio e o cerebelo bilateral. Além disso, o TO modificado foi associado a aumento em densidade do córtex superior direito e frontal orbitário inferior (FOC), giro frontal inferior direito, hipocampo esquerdo e opérculo de Roland direito, e a aumento em espessura do FOC superior direito e insular direito. Após o TO modificado, foi observada uma correlação positiva entre os escores de identificação de odor e a espessura do FOC direito.

CONCLUSÕES

O treinamento olfatório é um regime terapêutico bem-sucedido em pacientes com perda olfatória neurossensorial, especialmente em pós-infecciosas e pós-traumáticas; e deverá ser realizado regularmente. Um grupo de odores deverá ser cheirado duas vezes ao dia, 20-30 segundos cada odor, por tempo determinado. Fatores que parecem afetar positivamente a reabilitação do olfato são: tempo de tratamento, variação de odores e uso de concentração mais alta de odores.

A influência positiva da exposição a odores em sensibilidade odorífera está associada a alterações na região da mucosa olfatória, bulbo olfatório, e a níveis mais altos de processamento. Na região do sistema nervoso central, essas alterações podem ser observadas como mudanças estruturais e funcionais.

REFERÊNCIAS BIBLIOGRÁFICAS
1. Boesveldt S, et al. Anosmia-A clinical Review. Chemical Senses. 2017;42:513-23.
2. Schwob JE, et al. Reinnervation of the rat olfactory bulbo after methyl bromide-induced lesion: timing and extent of reinnervation. J Comparat Neurol. 1999;412:439-57.
3. Yamagashi M, et al. Olfactory mucosal findings and clinical course in patients with olfactory disorders following upper respiratory viral infection. Rhinology. 1994;32:113-8.
4. Jafek et al. Postviral Olfactory Dysfunction. Am J Rhinol Allerg. 1990;4:91-100.
5. Hummel T, et al. Olfactory training changes electrophysiological responses at the level of the olfactory epithelium. Rhinology. 2018;56:330-5.
6. Youngentob SL, et al. Enhancement of odorant-induced mucosal activity patterns in rats trained on an odorant identification task. Brain Reseach. 1995;650:82-8.
7. Ltundag, et al. Modified olfactory training in patients with postinfectious olfactory loss. Laryngoscope. 2015;125:1763-6.
8. Damm M. Olfactory training is helpful in postinfectious olfactory loss: a randomized, controlled, multicenter study. Laryngoscope. 2014;124(4):826-31.
9. Haehner A. Olfactory Training in Patients with Parkinson's Disease. PLOS one. 2013;1(4).
10. Hummel T, et al. Effects of olfactory training in patients with olfactory loss. Laryngoscope. 119:496-9.
11. Pellegrino R, et al. Olfactory training in traumatic smell loss. Laryngoscope. 2019;9999:1-7.
12. Konstantinidis I, et al. Long term effects of olfactory training in patients with post-infectious olfactory loss. Rhinology. 2015;54(2):170-5.
13. Liu DT, et al. Factors associated with relevant olfactory recovery after olfactory training: a retrospective study including 601 participants. Rhinology. 2020;59(1):91-7.
14. Patel ZM, et al. Randomized controlled trial demonstrating cost-effective method of olfactory training in clinical practice: essential oils at uncontrolled concentration. Laryngoscope Investigative Otolaryngology. 2017;2:53-6.
15. Sorokowska A, et al. Effectos of olfactory training: a metanalysis. Rhinology. 2017;55:17-26.
16. Mori E, et al. Exposure to odours improves olfactory function in healthy children. Rhinology. 2015;53(3):221-6.
17. Schriever VA, et al. Preventing olfactory deterioration: Olfactory training may be of help in older people. J Am Geriatr Soc. 2014;62(2):384-6.
18. Temmel AFP, Quint C, Schickinger-Fischer B, et al. Characteristics of olfactory disorders in relation to major causes of olfactory loss. Arch Otolaryngol Head Neck Surg. 2002;128(6):635-41.
19. Reden J, et al. Recovery of olfactory function following closed head injury or infections of the upper respiratory tract. Arch Otolaryngol – Head Neck Surg. 2006;132(3):265-9.
20. Duncan HJ, et al. Long-term follow-up of olfactory loss secondary to head trauma and upper respiratory tract infection. Arch Otolaryngol Head Neck Surg. 1995;121:1183-7.
21. Hendricks A. Olfactory dysfunction. Rhinology. 1988;26(4):229-51.
22. Henning H. Der Geruch. Johann Ambrosius Barth, Leipzig (Germany). 1916.
23. Negoias S, et al. Changes in olfactory bulb volume following lateralized olfactory training. Brain Imaging Behab. 2017;11(4):998-1005.
24. Oleszkiewicz A, et al. Olfactory training with Aromastics: olfactory and cognitive effects. European Archives of Oto-Rhino-Laryngology. 2021.
25. Oleszkiewicz A, et al. Examination of olfactory training effectiveness in relation to its complexity and the cause of olfactory loss. Laryngoscope. 2018;128(7):1518-22.
26. Morquecho-Camp P, et al. Achieving olfactory expertise: training for transfer in odor identification. Chem Senses. 2019;44:197-203.

27. Poletti SC, et al. Olfactory training using heavy and light weight molecule odors. Perception. 2016;0(0):1-9.
28. Pieruzzini-Azuaje, et al. Olfactory training in patients with anosmia. An Orl Mex. 2016;61(4):249-54.
29. Soler GM. Rehabilitación olfatoria. En: Soler GM (Eds.). Olfato y Gusto. Enfoque multidisciplinario. Akadia. CABA, Argentina. 2013:289-94.
30. Soler GM. Test de olfato de Connecticut (CCCRC):resultados en sujetos sanos. Rev FASO. 2008;1:15-7.
31. Mahmut, et al. Changes in olfactory function after immerse exposure to odorants. J Sens Stud. 2020;35:e12559
32. Al Ain S, et al. Smell training improves olfactory function and alters brain structure. NeuroImage. 2019;189:45-54.
33. Clerici, et al. Abordaje integral en la rehabilitación funcional del olfato y del gusto desde un enfoque fonoaudiológico. Rev FASO. 2016;23(1).
34. Fernández H, et al. Proceso de intervención terapéutico: Rehabilitación olftoria y gustative. Olfato y Gusto. Enfoque multidisciplinario. Akadia. CABA, Argentina. 2013:186-95.
35. Fornazieri MA, et al. Adherence and efficacy of olfactory training as a treatment for persistent olfactory loss. Am J Rhinolol Allergy. 2019;0:1-11.
36. Saatci O, et al. Olfactory training ball improves adherence and olfactory outcomes in post-infectious olfactory dysfunction. Eur Arch Oto-Rhino-Laryngol. 2020;277(7):2125-32.
37. Olofsson JK, et al. Smell-based memory training: evidence of olfactory learning and transfer to the visual domain. Chem Senses. 2020;45:593-600.
38. Kollndorfer K. Olfactory training induces changes in regional functional connectivity in patients with long-term smell loss. NeuroImage: Clinical. 2015;9:401-10.
39. Konstantinidis, et al. Olfactory training short-term effect. Laryngoscope. 2013;123:E85-E90.
40. Rezaeyan A, et al. Reorganizing brain structures through olfactory training in post-traumatic smell impairment An MRI Study. J Neuroradiol. 2021.
41. Oleszkiewicz A, et al. Updated Sniffin' Sticks normative data based on an estended sample of 9139 subjects. Eur Arch Otorhinolaryngol. 2019;276:719-28.

TRATAMENTO MEDICAMENTOSO

CAPÍTULO 15

Fabrizio Ricci Romano ▪ Wilma Anselmo Lima
Marco Aurélio Fornazieri

INTRODUÇÃO

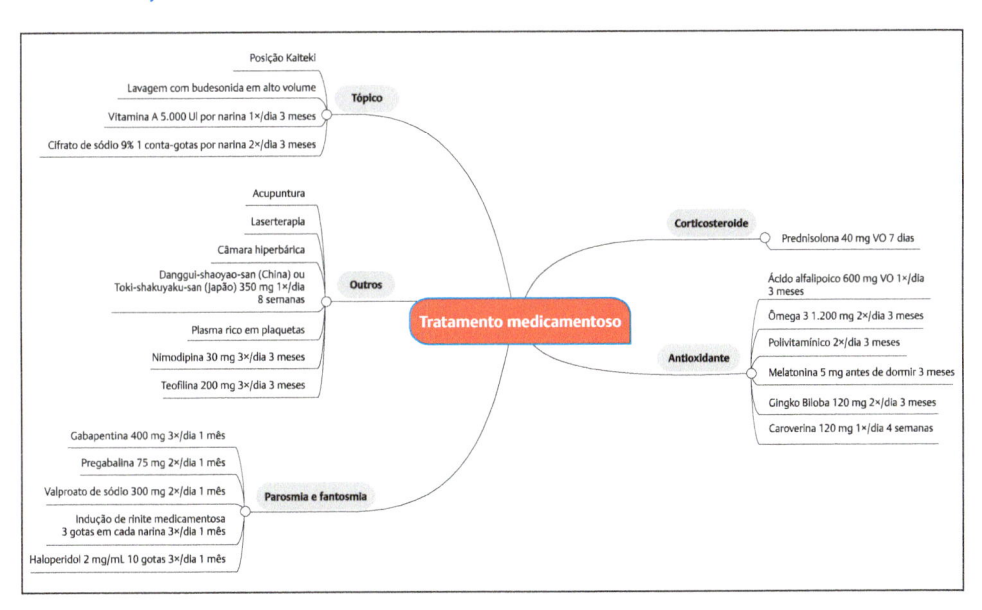

```
                        Posição Kaiteki
           Lavagem com budesonida em alto volume
           Vitamina A 5.000 UI por narina 1×/dia 3 meses        Tópico
      Citrato de sódio 9% 1 conta-gotas por narina 2×/dia 3 meses

                         Acupuntura
                         Laserterapia                                    Corticosteroide ─── Prednisolona 40 mg VO 7 dias
                      Câmara hiperbárica
           Danggui-shaoyao-san (China) ou          Outros                              Ácido alfalipoico 600 mg VO 1×/dia
           Toki-shakuyaku-san (Japão) 350 mg 1×/dia                                    3 meses
                        8 semanas                       Tratamento medicamentoso      Ômega 3 1.200 mg 2×/dia 3 meses
                   Plasma rico em plaquetas                                            Polivitamínico 2×/dia 3 meses
                  Nimodipina 30 mg 3×/dia 3 meses                        Antioxidante  Melatonina 5 mg antes de dormir 3 meses
                   Teofilina 200 mg 3×/dia 3 meses                                     Gingko Biloba 120 mg 2×/dia 3 meses
                                                                                       Caroverina 120 mg 1×/dia 4 semanas
            Gabapentina 400 mg 3×/dia 1 mês
            Pregabalina 75 mg 2×/dia 1 mês
         Valproato de sódio 300 mg 2×/dia 1 mês      Parosmia e fantosmia
              Indução de rinite medicamentosa
             3 gotas em cada narina 3×/dia 1 mês
       Haloperidol 2 mg/mL 10 gotas 3×/dia 1 mês
```

Vale a pena iniciar esse capítulo tendo em mente que nenhum tratamento até hoje foi aprovado pela FDA; não há qualquer tratamento controlado duplo-cego apresentando resultados promissores, apenas opiniões e estudos com menor rigor científico.

Entre os pilares do tratamento medicamentoso das disfunções olfatórias estão os corticosteroides, os antioxidantes, as medicações tópicas, como o citrato de sódio e a vitamina A, além de drogas anticonvulsivantes nos casos de distorções ou alucinações olfatórias. Outras terapias também foram testadas nos pacientes com esses distúrbios, entre elas estão a teofilina, um inibidor da fosfodiesterase e aventado potencializador da despolarização dos neurônios olfatórios, e os fitoterápicos, por exemplo, o *Danggui-shaoyao-san*.

É sempre muito importante perguntar sobre as drogas que o paciente está usando (neurolépticos, antidepressivos) para evitar interação medicamentosa. Nesse capítulo descrevemos as principais drogas usadas nas disfunções olfatórias, seu estudado mecanismo de ação e como podem ser empregados na prática clínica. Além disso, abordamos outros procedimentos alternativos a serem considerados em alguns pacientes.

CORTICOSTEROIDE SISTÊMICO

Ao diminuir a transcrição de mediadores inflamatórios, o efeito dos corticosteroides na melhora da função olfatória pode ser decorrente tanto do maior acesso das moléculas odoríferas ao epitélio olfatório, pelo aumento do fluxo nasal, como por propiciar um ambiente mais adequado para toda a cascata de despolarização dos neurônios do sistema olfativo.[1]

Apesar de não haver consenso sobre seu uso global em todas as etiologias das alterações quantitativas e qualitativas da olfação, a testagem do olfato antes e após um ciclo de corticosteroide sistêmico ao menos descarta o papel de algum grau de inflamação local na disfunção apresentada pelo paciente. Vale lembrar que a princípio o corticoide intranasal não melhora a função olfativa. Deve ser utilizado após a resposta ao corticoide oral.

O protocolo sugerido pelos autores está descrito na Figura 15-1.

ANTIOXIDANTES

O mecanismo de ação dessas drogas seria o de aperfeiçoar a regeneração neuronal ao diminuir o estresse oxidativo na região do epitélio olfatório. São inúmeras as drogas citadas com esse potencial e a duração de seu uso deve acompanhar o tempo esperado de renovação dos neurônios bipolares da olfação, ou seja, cerca de três meses. Deve-se cuidar de não utilizar alguns deles nas gestantes, por exemplo, a gingko biloba e o corticosteroide sistêmico.

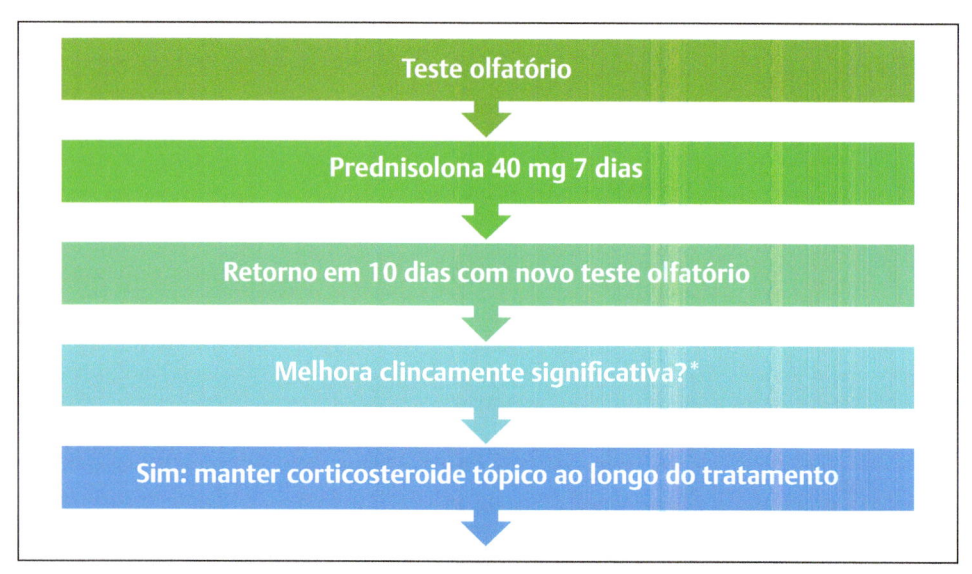

```
Teste olfatório
        ↓
Prednisolona 40 mg 7 dias
        ↓
Retorno em 10 dias com novo teste olfatório
        ↓
Melhora clincamente significativa?*
        ↓
Sim: manter corticosteroide tópico ao longo do tratamento
```

Fig. 15-1. Protocolo do uso do corticosteroide sistêmico em pacientes com disfunção olfatória.
Nota: * ≥ 4 pontos no Teste de Identificação do Olfato da Universidade da Pensilvânia, ≥ 1 ponto no Teste de Connecticut e ≥ 6 pontos no *Sniffin' Sticks*.

Ácido Alfalipoico

Apesar de não haver ensaios clínicos randomizados do seu uso em pacientes com perda do olfato, há estudos de grau de evidência menor mostrando sua eficácia.[2] Usado também em pacientes com neuropatia diabética, essa droga atuaria no crescimento dos nervos periféricos.

Pode-se utilizar o ácido alfalipoico na dose de 300 mg 2 vezes ao dia ou 600 mg 1 vez ao dia em jejum por 3 meses. Os pacientes em uso podem relatar certo desconforto gástrico e, nessa situação, orienta-se seu uso conjuntamente às refeições.

Polivitamínicos

Os diversos compostos vitamínicos no mercado são descritos como antioxidantes e estimuladores do metabolismo corporal. Pela diversidade e complexidade das diversas combinações de vitaminas, ainda poucos estudos foram feitos sobre sua eficácia clínica nos distúrbios olfativos.

Os autores orientam seus pacientes a comprarem formulações de laboratórios com qualidade comprovada e com a composição descrita no Quadro 15-1.

Quadro 15-1. Composição do Polivitamínico a Ser Utilizado 2 Vezes ao Dia por 3 Meses em Pacientes com Alteração Olfatória

Vitamina A (Betacaroteno + Retinol)	400 mcg
Vitamina B1 (Tiamina)	1,2 mg
Vitamina B2 (Riboflavina)	1,3 mg
Vitamina B3 (Niacina)	16 mg
Vitamina B5 (Ácido pantotênico)	5 mg
Vitamina B6 (Piridoxina)	1,3 mg
Vitamina B9 (Ácido fólico)	240 mcg
Vitamina B12 (Cianocobalamina)	2,4 mcg
Vitamina C	45 mg
Vitamina D	5 mcg
Vitamina E	6,7 mg
Vitamina H (Biotina)	30 mcg
Vitamina K	65 mcg
Cálcio	250 mg
Cloro	320 mcg
Cobre	450 mcg
Cromo	18 mcg
Ferro	8,1 mg

(Continua.)

Quadro 15-1. *(Cont.)* Composição do Polivitamínico a Ser Utilizado 2 Vezes ao Dia por 3 Meses em Pacientes com Alteração Olfatória

Fósforo	125 mg
Iodo	33 mcg
Magnésio	100 mg
Manganês	1,2 mg
Molibdênio	23 mcg
Potássio	10 mcg
Selênio	20 mcg
Zinco	7 mg

Ômega 3

Trata-se de um ácido graxo poli-insaturado essencial na membrana fosfolipídica com influência significativa na expressão gênica. As formulações a serem prescritas devem conter altas concentrações de ácido docosa-hexaenoico (DHA), cuja deficiência em animais foi associada à diminuição olfatória.

Em pacientes submetidos a cirurgias de base do crânio, em que houve manipulação cirúrgica do epitélio olfatório, aqueles que utilizaram o ômega 3 apresentaram maior recuperação das habilidades quimiossensoriais quando comparados àqueles sem esse complemento.[3] É um ácido graxo essencial e as formulações a serem prescritas devem conter altas concentrações de ácido docosa-hexaenoico (DHA), cuja deficiência em animais foi associada à diminuição olfatória. A dosagem é de 1.200 mg de ômega 3, 2 vezes ao dia por 3 meses.

Melatonina

Utilizada habitualmente para regulação do sono, a melatonina vem sendo prescrita em pacientes com doenças neurodegenerativas com o fim de neuroproteção e mesmo estimular a regeneração das vias neurais,[4,5] o mesmo objetivo a ser alcançado pelas medicações em pacientes com perda olfatória persistente.

A dose a ser prescrita é de 5 mg 30 minutos antes de dormir por 3 meses.

Gingko Biloba

Prescrita na dose de 120 mg 2 vezes ao dia, a Gingko Biloba é um antioxidante, purificador de radicais livres dos tecidos, que também atuaria otimizando a regeneração neuronal.[6] Mostrou tendência de melhora dos pacientes quando associada a corticosteroide sistêmico ou somente tópico.[7]

Caroverina

Também um antioxidante, esse derivado da quinoxalina apresentou potencial de reparo das diferentes partes neuronais.[8,9] O uso prévio dessa droga para pacientes com disfunção olfatória foi na dose de 120 mg por dia por 4 semanas. Apesar de aparentemente ter tido grande eficácia entre pacientes com anosmia,[10] é ainda uma medicação que foi pouco estudado nas perdas olfativas.

OUTRAS MEDICAÇÕES ORAIS

Abaixo listamos as prescrições de outras medicações orais menos utilizadas, com qualidade de evidência científica inferior ou com potencial benéfico em perdas neuronais:

- Teofilina 200 mg 1 a 2×/dia por 4 a 6 meses.[11] A margem de toxicidade dessa droga é estreita e deve-se ter cautela na dosagem de sua prescrição;
- Pentoxifilina 200 mg 3×/dia por 21 dias;[12]
- Nimodipina 30 mg 3×/dia por 3 meses;[13]
- Sulfato de zinco 300 mg/dia por pelo menos 1 mês.[14] O zinco oral não é recomendado pelos autores desse capítulo, tendo em vista resultados ainda não publicados de que pacientes com COVID-19 e alteração quimiossensorial que utilizaram a droga apresentaram pior evolução do funcionamento desses sentidos;
- Danggui-shaoyao-san ou Toki-shakuyaku-san (composta de seis ervas: *Angelica acutiloba, Atractylodes lancea, Paeonia lactiflora, Poria cocos, Alisma orientalis, Atractylodes macrocephala*) 350 mg por 8 semanas.[15]

MEDICAÇÕES TÓPICAS

Antes de considerarmos quais medicamentos podem ser usados de forma tópica no nariz para as disfunções olfatórias, é fundamental discorrer sobre as principais posições em que as diferentes formulações nasais podem atingir a região do epitélio olfatório. A melhor formulação seria em gotas e a forma de aplicação mais confortável seria a posição de Kaiteki (Fig. 15-2).[16]

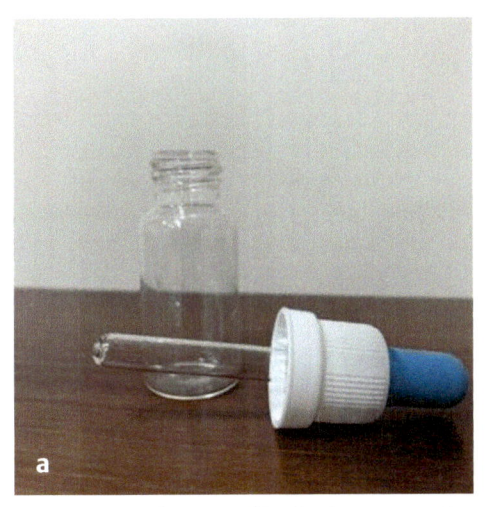

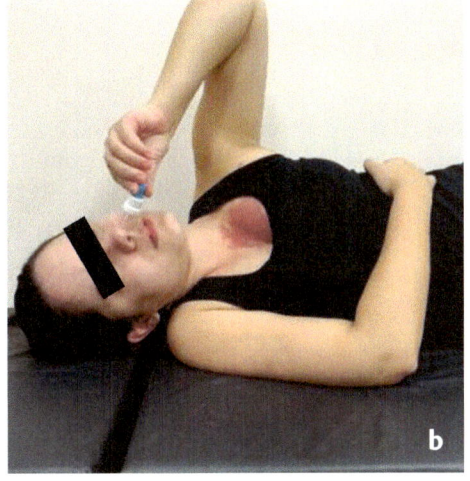

Fig. 15-2. Posições para aplicação de gotas nasais com o fim de atingir o epitélio olfatório: (**a**) Temos um modelo de aplicador conta-gotas que pode ser utilizado. (**b**) Posição de Kaiteki. *(Continua.)*

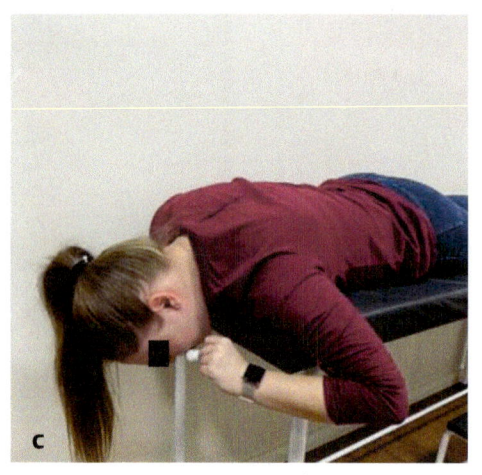

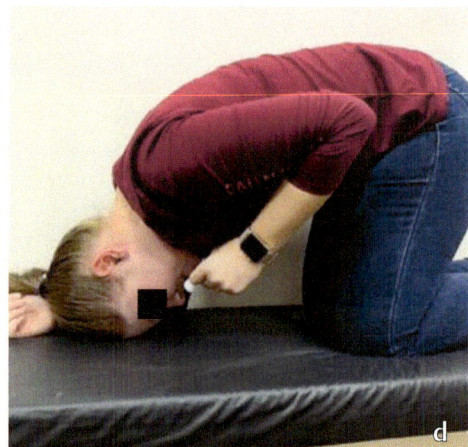

Fig. 15-2. *(Cont.)* (c-d) Posições de Moffat.

Corticosteroide Tópico

Os frascos tipo *spray* atuais para uso nasal não atingem com seu jato a região do epitélio olfatório. Por essa razão, o uso de corticosteroide tópico para alterações olfativas deve ser feito ou na forma de gotas nas posições descritas acima ou diluídos em frascos de alto volume. A composição em gotas pode ser budesonida 1% em solução glicerinada solicitando a farmácia de manipulação que 2 gotas contenham 1 mg de budesonida ou que no volume do aplicador conta-gotas contenha essa concentração. Pela experiência dos autores, a aplicação do volume de todo um aplicador conta-gotas é mais fácil para o paciente. Já nos frascos de grande volume (240 mL), pode-se simplesmente diluir essas gotas – 1 a 2 gotas da budesonida 1% – e aplicar metade do volume em cada cavidade nasal. O uso do corticosteroide tópico é indicado naqueles pacientes que melhoraram sua função com um ciclo de corticosteroide sistêmico e mantido por 3 meses, geralmente em conjunto como treinamento olfatório e outra medicação antioxidante. A associação do corticosteroide tópico ao treinamento olfatório mostrou-se superior ao seu não uso.[17]

Citrato de Sódio

Sendo um sal de sódio do ácido cítrico, também chamado citrato trissódico, é um tipo de sal de fruta também usado para regular acidez gástrica. Diminui os níveis de cálcio no muco que reveste o epitélio olfatório e, portanto, o *feedback* negativo que gera a adaptação aos odores, amplifica a habilidade de sentir cheiros. É prescrito na concentração de 9% e utilizado em gotas 30 a 60 minutos antes das refeições até 3 vezes por dia. Há controvérsia na literatura sobre sua eficácia nos limiares olfativos, mas apresentou uma contribuição benéfica em estudos recentes nos casos de fantosmia.[18,19]

Vitamina A

Tanto na forma de acetato de retinol ou palmitato de retinol, a vitamina A desempenha papel importante na regeneração neuronal e promoveu conjuntamente ao treinamento olfatório melhora clínica em 37% dos pacientes com déficit olfatório, enquanto nos controles somente com o treinamento essa porcentagem foi de 23%.[20] Sua prescrição é na dosagem de 10.000 UI por dia, 5.000 UI em cada narina, por um período de 3 meses.

Outras Terapias Tópicas

Há inúmeras outras drogas já testadas na forma tópica nesses pacientes e listamos as prescrições de algumas delas abaixo:

- Teofilina 20 μg em cada narina por 4 semanas;[21]
- Insulina intranasal 2 jatos em cada narina (0,1 mL com 10 UI de insulina, totalizando 40 UI insulina) ou espuma absorvível com 40 UI, 20 UI por narina, colocada sob visualização endoscópica entre a concha média e o septo 2×/semana por 4 semanas. A última alimentação deve ter sido feita até 1 hora antes da aplicação.[22,23]

TERAPIAS ALTERNATIVAS

A acupuntura está entre os procedimentos já utilizados nos indivíduos com perda olfatória. Além de relatos anedóticos de melhora da olfação com a acupuntura,[24] alguns estudos clínicos foram utilizados mostrando seu benefício.[25,26] Entre as técnicas usadas está a de sessões semanais de 30 minutos de acupuntura tradicional chinesa por 10 semanas; as agulhas sendo postas localmente no tronco e nos pulsos.[26]

Teoricamente, a fotobiomodulação por laserterapia de baixa potência vermelha (Fig. 15-3) promove aumento da microcirculação local, angiogênese, vasodilatação, inibição de mediadores inflamatórios, ativação das células de defesa, efeitos antioxidantes e aceleração da cicatrização.[27] Seu uso nas disfunções olfatórias necessita de mais evidências científicas, mas já vem sendo empregada em algumas clínicas por 3 minutos em cada narina na potência de 2 J, 2 a 3 sessões por semana, até 10 semanas.

A última terapia a ser citada e em fase de ensaio clínico para comprovação de sua real eficácia é o plasma rico em plaquetas (PRP). Após anestesia tópica da cavidade nasal, 2 mL de PRP, 1 mL para cada narina, obtido do sangue centrifugado do paciente, é injetado com agulha fina na mucosa da fenda olfatória de cada lado (Fig. 15-4).[28]

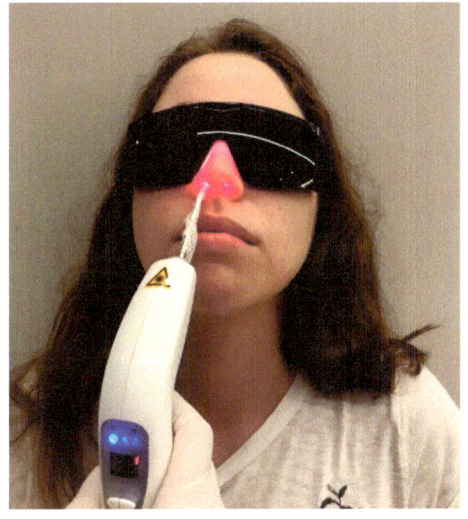

Fig. 15-3. Paciente sendo submetida à sessão de laserterapia por perda olfatória após COVID-19.

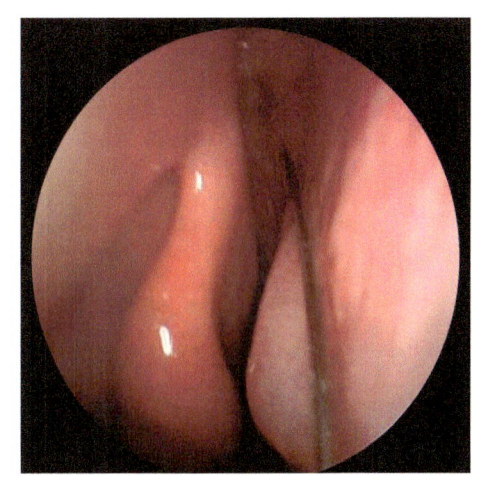

Fig. 15-4. Local de aplicação do plasma rico em plaquetas com agulha fina no septo superior da fossa nasal direita.

PAROSMIA E FANTOSMIA

Na presença das alterações qualitativas do olfato, a distorção e a alucinação olfatórias, a primeira conduta pode ser somente a orientação quanto a sua efemeridade – de 1 a 4 meses – nos casos de perda recente e com história típica de perda pós-traumática e pós-infecciosa. Pacientes com história arrastada, superior a 6 meses ou sem possibilidade de definição de etiologia, a complementação com ressonância magnética é sempre recomendada. Nesses últimos é que se faz necessária, algumas vezes, juntamente com o treinamento olfatório, a complementação do tratamento com medicações.[29]

Entre as medicações para a parosmia e a fantosmia está, inicialmente, o uso de corticosteroide sistêmico por 7 dias. Se o quadro persiste e gera graves transtornos para a vida do paciente, como não poder se alimentar ou impossibilitar a convivência com outras pessoas, outras drogas podem ser prescritas:

- Gabapentina 400 mg 1 comprimido no primeiro dia, 1 comprimido 2×/dia no segundo e 1 comprimido 3×/dia no terceiro por 1 mês;
- Haloperidol 2 mg/mL 10 gotas 2-3×/dia (até dose máxima de 150 gotas por dia);
- Pregabalina 75 mg 1 comprimido 2×/dia por 1 mês. Pode ser aumentado até dose de 600 mg/dia;
- Valproato de sódio 300 mg 1 comprimido 2×/dia por 1 mês. Em adultos, pode ser aumentada a dose até 60 mg/kg/dia em adultos;
- Indução de rinite medicamentosa com oximetazolina 0,5 mg/mL 3 gotas em cada narina 3×/dia por 1 mês, com desmame após esse período.

REFERÊNCIAS BIBLIOGRÁFICAS

1. Fong KJ, Kern RC, Foster JD, et al. Olfactory secretion and sodium, potassium-adenosine triphosphatase: regulation by corticosteroids. Laryngoscope. United States. 1999;109:383-88.
2. Hummel T, Heilmann S, Hüttenbriuk K-B. Lipoic acid in the treatment of smell dysfunction following viral infection of the upper respiratory tract. Laryngoscope. 2002;112:2076-80.
3. Yan CH, Rathor A, Krook K, et al. Effect of omega-3 supplementation in patients with smell dysfunction following endoscopic sellar and parasellar tumor resection: a multicenter prospective randomized controlled trial. Neurosurgery. 2020;87:E91-E98.
4. Nous A, Engelborghs S, Smolders I. Melatonin levels in the Alzheimer's disease continuum: a systematic review. Alzheimers Res Ther [online serial]. 2021;13:52.
5. Srinivasan V, Pandi-Perumal SR, Maestroni GJM, et al. Role of melatonin in neurodegenerative diseases. Neurotox Res [online serial]. 2005;7:293-318.
6. Lee CH, Mo J-H, Shim SH, et al. Effect of ginkgo biloba and dexamethasone in the treatment of 3-methylindole-induced anosmia mouse model. Am J Rhinol. United States. 2008;22:292-6.
7. Seo BS, Lee HJ, Mo J-H, et al. Treatment of postviral olfactory loss with glucocorticoids, Ginkgo biloba, and mometasone nasal spray. Arch Otolaryngol Head Neck Surg. United States. 2009;135:1000-4.
8. Nohl H, Bieberschulte W, Dietrich B, et al. Caroverine, a multifunctional drug with antioxidant functions. Biofactors. Netherlands. 2003;19:79-85.
9. Duan M, Chen Z, Qiu J, et al. Low-dose, long-term caroverine administration attenuates impulse noise-induced hearing loss in the rat. Acta Otolaryngol [online serial]. Taylor & Francis. 2006;126:1140-7.
10. Quint C, Temmel AFP, Hummel T, Ehrenberger K. The quinoxaline derivative caroverine in the treatment of sensorineural smell disorders: a proof-of-concept study. Acta Otolaryngol. England; 2002;122:877-81.
11. Henkin RI, Velicu I, Schmidt L. An open-label controlled trial of theophylline for treatment of patients with hyposmia. Am J Med Sci. 2009;337:396-406.

12. Gudziol V, Hummel T. Effects of pentoxifylline on olfactory sensitivity: a postmarketing surveillance study. Arch Otolaryngol Head Neck Surg. United States. 2009;135:291-5.
13. Lin RJ, Klein-Fedyshin M, Rosen CA. Nimodipine improves vocal fold and facial motion recovery after injury: A systematic review and meta-analysis. Laryngoscope. United States. 2019;129:943-51.
14. Aiba T, Sugiura M, Mori J, et al. Effect of zinc sulfate on sensorineural olfactory disorder. Acta Otolaryngol Suppl [online serial]. 1998;538:202-4.
15. Kitabayashi Y, Shibata K, Nakamae T, et al. Effect of traditional Japanese herbal medicine toki-shakuyaku-san for mild cognitive impairment: SPECT study. Psychiatry Clin Neurosci. Australia. 2007:447-8.
16. Mori E, Merkonidis C, Cuevas M, et al. The administration of nasal drops in the Kaiteki position allows for delivery of the drug to the olfactory cleft: a pilot study in healthy subjects. Eur Arch oto-rhino-laryngology Off J Eur Fed Oto-Rhino-Laryngological Soc Affil with Ger Soc Oto-Rhino-Laryngology – Head Neck Surg. Germany. 2016;273:939-43.
17. Nguyen TP, Patel ZM. Budesonide irrigation with olfactory training improves outcomes compared with olfactory training alone in patients with olfactory loss. Int Forum Allergy Rhinol. Epub. 2018.
18. Philpott CM, Erskine SE, Clark A, et al. A randomised controlled trial of sodium citrate spray for non-conductive olfactory disorders. Clin Otolaryngol Off J ENT-UK ; Off J Netherlands Soc Oto-Rhino-Laryngology Cerv-fac Surg. England. 2017;42:1295-1302.
19. Whitcroft KL, Gunder N, Cuevas M, et al. Intranasal sodium citrate in quantitative and qualitative olfactory dysfunction: results from a prospective, controlled trial of prolonged use in 60 patients. Eur Arch Oto-Rhino-Laryngology [online serial]. Epub. 2021.
20. Hummel T, Whitcroft KL, Rueter G, Haehner A. Intranasal vitamin A is beneficial in post-infectious olfactory loss. Eur Arch oto-rhino-laryngology Off J Eur Fed Oto-Rhino-Laryngological Soc Affil with Ger Soc Oto-Rhino-Laryngology – Head Neck Surg. Germany. 2017;274:2819-25.
21. Henkin RI, Schultz M, Minnick-Poppe L. Intranasal theophylline treatment of hyposmia and hypogeusia: a pilot study. Arch Otolaryngol Head Neck Surg [online serial]. 2012;138:1064-70.
22. Rezaeian A. Effect of intranasal insulin on olfactory recovery in patients with hyposmia: a randomized clinical trial. Otolaryngol neck Surg Off J Am Acad Otolaryngol Neck Surg. England. 2018;158:1134-9.
23. Schöpf V, Kollndorfer K, Pollak M, et al. Intranasal insulin influences the olfactory performance of patients with smell loss, dependent on the body mass index: a pilot study. Rhinology. Netherlands. 2015;53:371-8.
24. Michael W. Anosmia treated with acupuncture. Acupunct Med. England; 2003;21:153-4.
25. Tanaka O, Mukaino Y. The effect of auricular acupuncture on olfactory acuity. Am J Chin Med. Singapore. 1999;27:19-24.
26. Vent J, Wang D-W, Damm M. Effects of traditional Chinese acupuncture in post-viral olfactory dysfunction. Otolaryngol neck Surg Off J Am Acad Otolaryngol Neck Surg. England. 2010;142:505-9.
27. Avci P, Gupta A, Sadasivam M, et al. Low-level laser (light) therapy (LLLT) in skin: stimulating, healing, restoring. Semin Cutan Med Surg. 2013;32:41-52.
28. Yan CH, Mundy DC, Patel ZM. The use of platelet-rich plasma in treatment of olfactory dysfunction: A pilot study. Laryngoscope Investig Otolaryngol. 2020;5:187-93.
29. Hawkes C. Parosmia: treatment, mechanism, and types. BMJ [online serial]. BMJ Publishing Group Ltd. 2020;371.

CIRURGIAS NAS PERDAS QUIMIOSSENSORIAIS

CAPÍTULO 16

Henrique Faria Ramos ▪ Márcia Cristina de Paula Gomes
Marco Aurélio Fornazieri ▪ Roberto Eustáquio Guimarães

INTRODUÇÃO

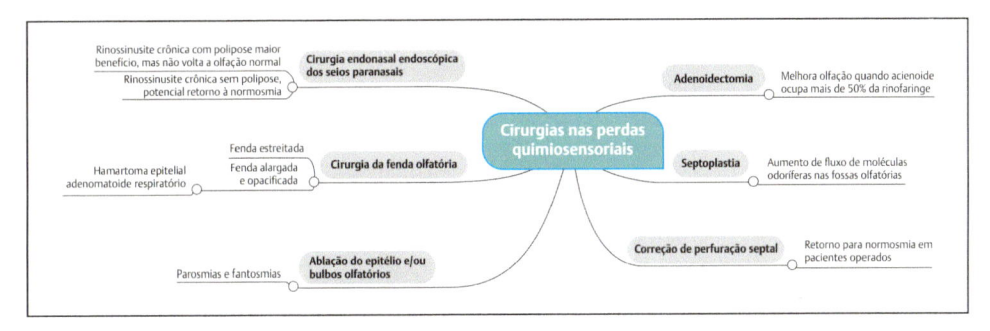

As evidências que sustentam a melhora da olfação após procedimentos cirúrgicos são conflitantes. A variabilidade do desfecho pode resultar no emprego de medidas subjetivas ou objetivas, teste psicofísico utilizado, heterogeneidade da amostra, definição de melhora da olfação e tempo de acompanhamento. Desse modo, o aconselhamento dos pacientes a cerca da recuperação da olfação é desafiador.

ADENOIDECTOMIA

Nas últimas décadas, alguns poucos trabalhos demonstraram que a adenoidectomia é eficaz para a melhora da função olfatória das crianças, principalmente quando a tonsila faríngea ocupa mais da metade do volume da rinofaringe (Fig. 16-1).[1] Entre os benefícios decorrentes estaria a melhor percepção do sabor dos alimentos e, assim, estímulo maior para a criança se alimentar melhor.

Na Figura 16-2 pode-se observar, principalmente nas crianças com hipertrofia significativa da tonsila faríngea (> 50% do *cavum*), aumento da pontuação no teste olfatório aproximadamente 30 dias após a cirurgia. A melhora da olfação pôde ser medida tanto por via ortonasal, onde as moléculas odoríferas penetram pelas narinas, quanto pela retronasal, em que atingem o epitélio olfatório pela via retropalatal.[2,3]

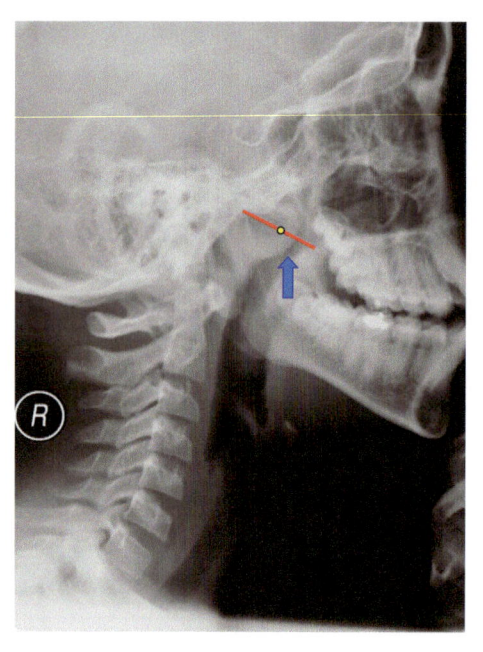

Fig. 16-1. Radiografia de *cavum* de criança com tonsila ocupando mais da metade do espaço da rinofaringe, situação potencialmente prejudicial à função olfatória da criança. O ponto amarelo indica a metade da distância, em vermelho, entre o palato duro e a base do crânio. No local da seta, pode-se observar o estreitamento severo da coluna aérea pela hipertrofia da tonsila faríngea.

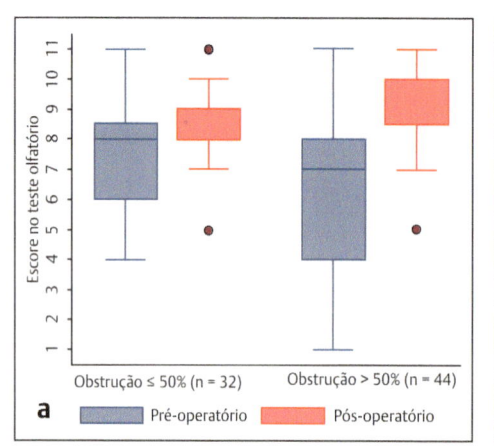

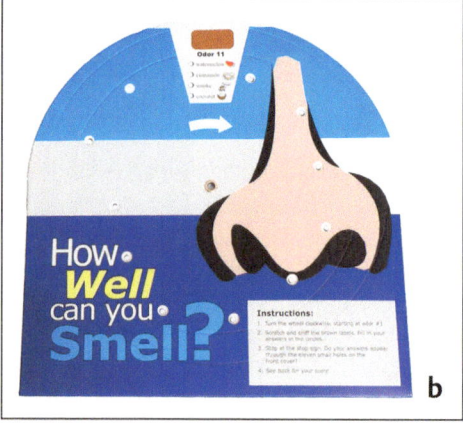

Fig. 16-2. (a) Melhora da função olfatória clinicamente significativa nas crianças com hipertrofia da tonsila faríngea ocupando mais de 50% da rinofaringe. (b) Testada com o teste *Pediatric Smell Wheel*™, próprio para crianças.[1]

SEPTOPLASTIA

A redução do fluxo aéreo nasal, secundário ao desvio do septo nasal e hipertrofia de conchas nasais inferiores, pode acarretar disfunção olfatória.

A septoplastia associada à redução das conchas nasais inferiores ocasiona piora da função olfatória na primeira semana, com retorno aos níveis antes do procedimento na 6ª semana. A piora inicial da olfação pode ser consequência da presença de secreções, crostas e edema da mucosa decorrentes do processo de cicatrização.[4] Após a 12ª semana há melhora significante dos escores olfatórios na maioria dos pacientes, comparados aos pré-operatórios.[4-7] Deste modo, o aumento do fluxo aéreo nasal após a cirurgia pode afetar positivamente limiar, identificação e discriminação olfatória.[5]

CORREÇÃO DE PERFURAÇÃO SEPTAL

É bem estabelecido que a correção da perfuração septal corrige o fluxo aéreo nasal e soluciona a geração de ruídos tipo apito durante a respiração. Além disso, estudo recente demonstrou que esse procedimento aperfeiçoa a capacidade de sentir cheiros dos pacientes. Interessantemente, 6 meses após o procedimento de fechamento da comunicação septal os pacientes passaram de uma média de hiposmia para um nível de normosmia no teste olfatório *Sniffin' Sticks*.[8]

CIRURGIA ENDONASAL ENDOSCÓPICA DOS SEIOS PARANASAIS

A cirurgia endonasal endoscópica dos seios paranasais pode trazer melhora da olfação em alguns pacientes. Entretanto, os resultados individuais são imprevisíveis e é extremamente difícil adequar a expectativa dos pacientes ao resultado pós-operatório.

O índice de melhora na rinossinusite crônica varia entre 23-76%,[9-12] e essa discrepância pode ser causada por diferenças na extensão do tratamento cirúrgico e falta de separação dos variados fenótipos e endótipos. A melhora dos limiares olfatórios pode ser observada entre 2 e 4 semanas após a cirurgia,[13,14] mantendo-se por até 1 ano.[15-17]

Na rinossinusite crônica sem pólipo nasal há maior propensão ao alcance de escores olfativos semelhantes a indivíduos normais.[18]

Já pacientes com rinossinusite crônica com pólipo nasal apresentam pior função olfatória no pré-operatório. Mas, apresentam maior benefício com a cirurgia em comparação com aqueles com rinossinusite crônica sem pólipo nasal.[10,11,15,17] Apesar da melhora, é improvável que a olfação retorne a níveis considerados normais.[10,18] A duração da disfunção olfatória acima de 10 anos,[13] história de cirurgia nasossinusal prévia[9,13] e presença de lesões na fossa olfatória[9] são fatores preditivos negativos do resultado olfatório.

CIRURGIA DA FENDA OLFATÓRIA

A abordagem clínica e/ou cirúrgica sobre as fendas olfatórias baseia-se em achados específicos durante a avaliação do paciente com disfunção olfatória. As imagens radiológicas dos seios paranasais e do sistema nervoso central são utilizadas para delinear a região das fendas olfatórias, a morfologia do bulbo olfatório e do sulco, que carrega informações diagnósticas e prognósticas para disfunção olfatórias.

As fendas olfatórias na tomografia computadorizada podem-se apresentar:

- Normais (Fig. 16-3a);
- Estreitadas (Fig. 16-3b);
- Alargadas e opacificadas (Fig. 16-3c);
- Alargadas sem opacificação.

Fendas Olfatórias Estreitadas

O estreitamento das fendas olfatórias frequentemente é encontrado durante a avaliação de pacientes com queixa de disfunção olfatória de longa data. Apresenta-se com redução do espaço e aeração na região da fenda olfatória, causada pela medialização da concha nasal

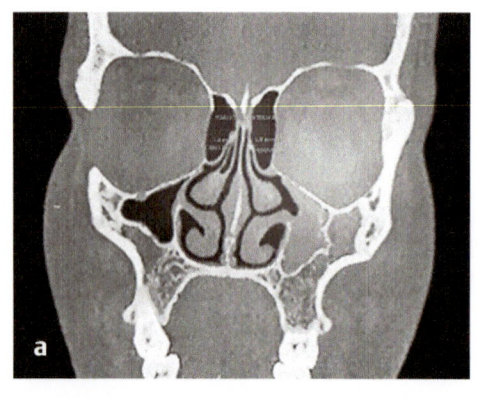

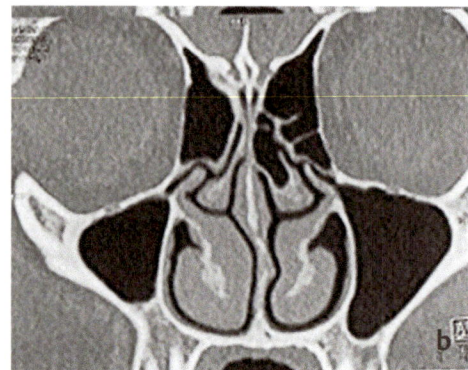

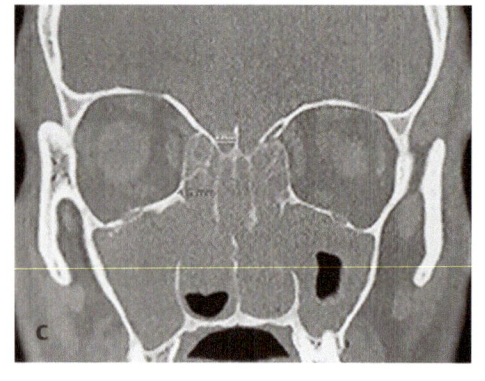

Fig. 16-3. (a) Tomografia coronal (TC) com fendas olfatórias normais. (b) TC coronal com fendas olfatórias estreitadas. (c) TC coronal com fendas olfatórias alargadas e opacificadas.

superior, exuberância do *agger nasi*, concha média bolhosa e desvio septal alto. Tais alterações anatômicas interferem no processo de olfação impedindo a chegada de moléculas odorantes à fenda olfatória.

Pode-se realizar a descompressão das fendas olfatórias, criando, assim, um novo caminho para o fluxo de ar em direção à região odorífera do nariz. Inicialmente, coloca-se um algodão embebido em soro fisiológico anteriormente à região da fenda olfatória e faz-se a exploração da mesma forçando a dilatação tanto medial como lateralmente até a concha superior, sempre verificando a possível presença de alguma lesão, que caso presente deve ser sempre biopsiada. Muitas vezes, não há possibilidade de tal exploração, em vista das alterações anatômicas que causam o estreitamento da fenda olfatória com consequente resistência à dilatação somente pela descompressão.

O objetivo da cirurgia é remodelar a anatomia por meio da correção de desvios altos do septo nasal, lateralização da concha média e superior, remoção de células proeminentes do *agger nasi* (Fig. 16-4a) e remodelação de concha nasal média com preservação de sua mucosa medial, por conter mucosa olfatória (Fig. 16-4b).

Descrição da Técnica Cirúrgica

Na Figura 16-5 é mostrada a tomografia de paciente com anosmia há 7 anos, apresentando estreitamento importante das fendas olfatórias. A tomografia computadorizada dos seios paranasais mostra ausência de aeração na região das fendas olfatórias.

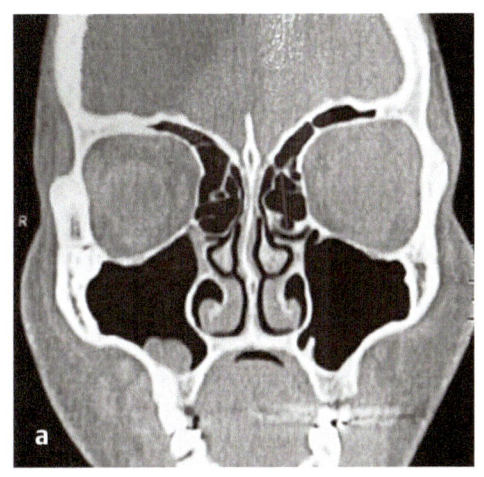

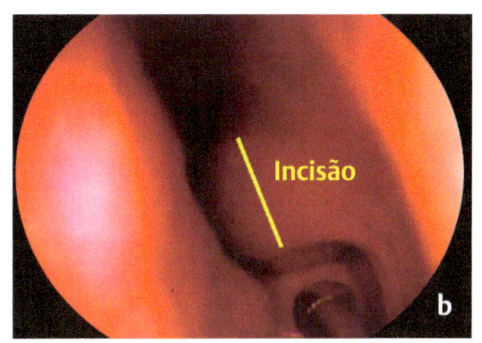

Fig. 16-4. (**a**) Tomografia em corte coronal mostrando fendas olfatórias estreitadas e *agger nasi* proeminente. (**b**) Visão endoscópica da fossa nasal esquerda mostrando célula do *agger nasi* exuberante. A incisão cirúrgica será vertical, logo acima da inserção da concha média (linha amarela).

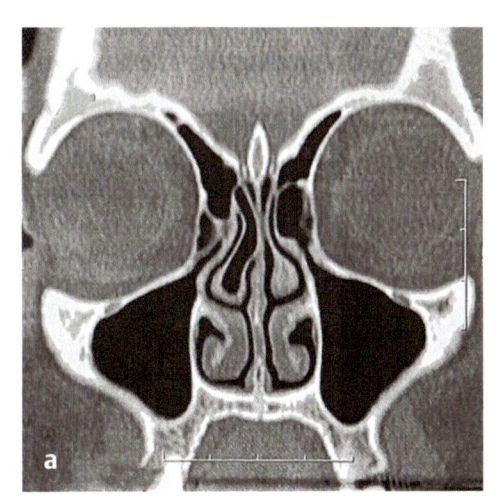

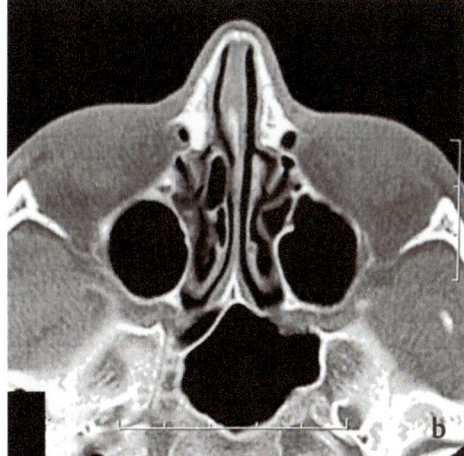

Fig. 16-5. Estreitamento na região das fendas olfatórias pela medialização da concha média bolhosa à direita e exuberância de célula do *agger nasi* à esquerda. (**a**) Tomografia (TC) de seios paranasais corte coronal no pré-operatório com estreitamento das fendas olfatórias. (**b**) TC de seios paranasais corte axial no pré-operatório. *(Continua.)*

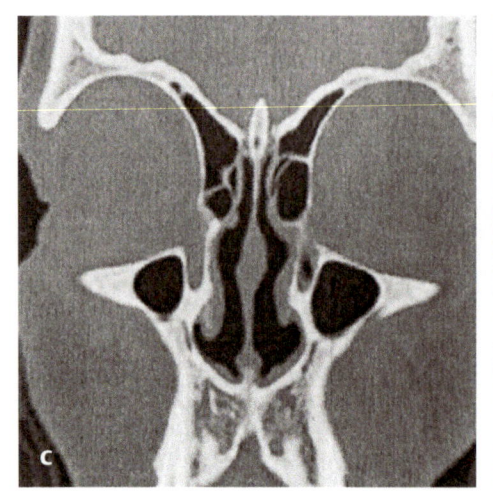

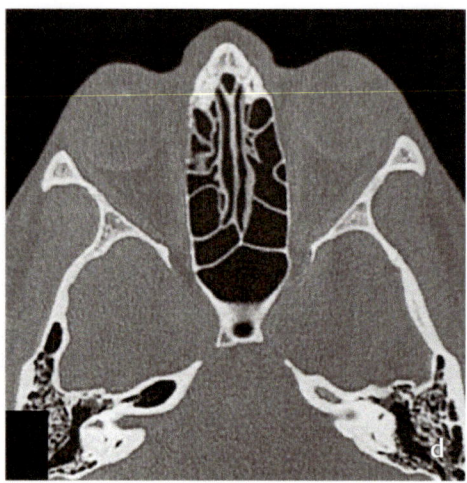

Fig. 16-5. *(Cont.)* (c) TC coronal com fendas olfatórias após a realização da descompressão. (d) TC axial com fendas olfatórias após a realização da descompressão.

A cirurgia (Vídeo 16-1) começa com a identificação da célula do *agger nasi* acima da inserção da concha média. Faz-se a incisão vertical na mucosa em sua porção central. Após a incisão, descola-se a mucosa com rebatimento medial da mucosa do *agger nasi*. Em seguida, faz-se a remoção da porção óssea das células do *agger nasi* com a descompressão das fendas olfatórias.

Fendas Olfatórias Alargadas e Opacificadas

Hamartoma epitelial adenomatoide respiratório (HEAR) é um subtipo de hamartoma. Seu termo foi cunhado por Wenig e Heffner em 1995, para descrever proliferação glandular intranasal benigna revestida por epitélio pseudoestratificado ciliado, geralmente com leucócitos misturados. Pode estar presente isoladamente na cavidade nasal ou associado à rinossinusite crônica com pólipo nasal (RSCcPN). Geralmente é encontrado na região da fenda olfatória apresentando características radiológicas e histopatológicas que os permitem serem diferenciados de outros pólipos nasais.[19]

A possibilidade de diagnosticar HEAR em pacientes portadores de RSCcPN está diretamente relacionada com o cuidado em observar rotineiramente a fenda olfatória na tomografia computadorizada dos seios paranasais nas incidências coronal e axial (Fig. 16-6). As alterações radiológicas podem estar presentes em toda extensão da fenda olfatória ou serem localizadas mais anteriormente ou mais posteriormente. Na presença de opacificação e/ou alargamento da fenda olfatória isoladamente ou na ocorrência de RSCcPN, o hamartoma respiratório deve ser suspeitado. O alargamento tomográfico maior ou igual a 10 mm, sem erosão óssea, são os principais parâmetros de suspeição. Esses achados indicam que deve ser feita uma exploração cirúrgica detalhada da fenda olfatória à procura de lesão.[19]

Para o diagnóstico correto do HEAR é necessário que a amostra enviada para exame histopatológico seja coletada da região da fenda olfatória, o mais próximo possível da placa cribriforme, e enviada em frasco individualizado, separadamente do material coletado em demais regiões.

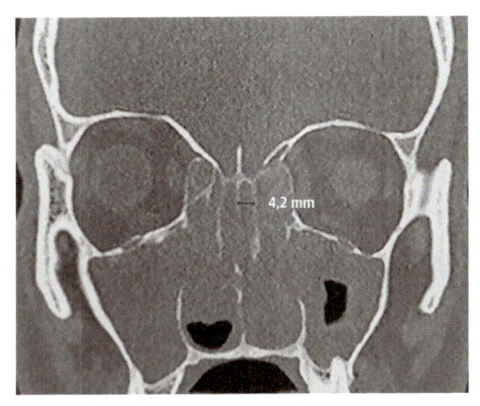

CAPÍTULO 16 • CIRURGIAS NAS PERDAS QUIMIOSSENSORIAIS   153

Fig. 16-6. Polipose nasossinusal com presença de hamartoma nas fossas olfatórias.

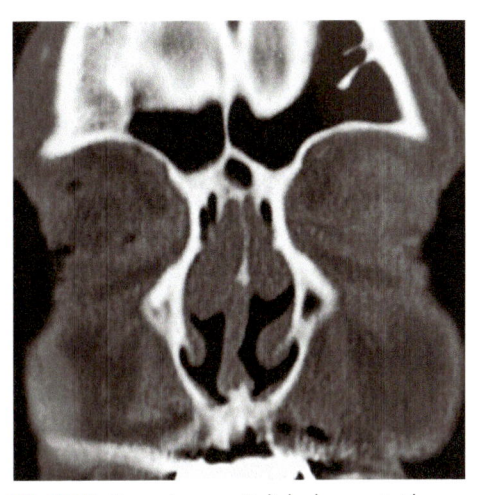

Fig. 16-7. Hamartoma epitelial adenomatoide respiratório isolado presente bilateralmente.

Embora HEAR tenha sido classicamente reconhecido como uma lesão isolada, uma investigação mais aprofundada sobre esta entidade clínica revelou que também pode-se apresentar como um achado patológico incidental associado a outros processos de doença nos seios paranasais. A maioria comumente ocorre com polipose nasossinusal difusa, mas também pode estar associada a papiloma invertido ou adenocarcinomas nasossinusais de baixo grau.

REAH isoladamente (HEARi) aparece como massa polipoide, exofítica e rosada na cavidade nasal e pode ser uni ou bilateral (Fig. 16-7). Frequentemente se apresenta nas fendas olfatórias, mas também pode ser visto no septo, concha média ou complexo óstio-meatal (Fig. 16-8).

Clinicamente, os pacientes com hamartoma apresentam sintomas semelhantes àqueles com RSCcPN, como obstrução nasal, secreção, dor facial, pressão facial, cefaleia, redução do

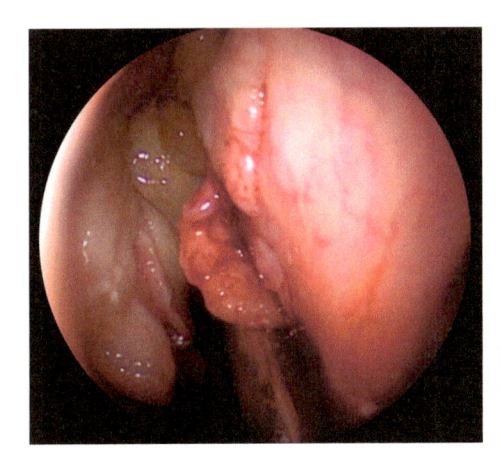

Fig. 16-8. Identificação de hamartoma epitelial adenomatoide respiratório com infiltração septal durante a realização da cirurgia endoscópica nasal.

olfato. Polipose nasossinusal e HEAR podem ser distinguidos graças às suas características endoscópicas. HEAR frequentemente é assimétrico ou até mesmo unilateral de tamanhos variados, com aspecto discretamente cerebriforme e rosado. No entanto, análises histopatológicas são necessárias para distingui-los.

A forma isolada presente nos seios paranasais ou septo pode-se assemelhar a um pólipo inflamatório, mas a estreita associação do HEAR às fendas olfatórias torna esta entidade única. Fenda olfatória alargada e opacificada e a predileção de HEAR para se formar nesta localização anatômica atualmente é um forte recurso para distinguir dos pólipos nasais.[19]

O alargamento das fendas olfatórias pode representar a remodelação óssea de um crescimento lento. O local preciso de origem de HEAR não foi claramente descrito, mas a fenda olfatória opacificada e alargada na tomografia computadorizada e ressonância magnética sugere que seja a origem potencial.[20] O alargamento das fendas olfatórias (largura de ambas as fendas olfativas, 10-12 mm) em tomografias computadorizadas, nos planos axial e coronal, sem lise óssea da placa cribriforme, septo nasal, lâmina conchal e parede da concha do labirinto etmoidal deve aumentar a suspeita de HEAR. No hamartoma isolado, opacidades podem ser observadas apenas nas fendas olfatórias que são alargadas, em contraste com o labirinto etmoidal e seios paranasais, que estão livres de opacidades. Na tomografia, o hamartoma isolado pode ser confundido com papiloma invertido, doença inflamatória benigna, pólipo, encefalocele, carcinoma ou estesioneuroblastoma. Encefaloceles, carcinomas e estesioneuroblastomas geralmente estão associados a defeitos ou erosões da base do crânio, diferenciando-os do HEAR.

A ressonância magnética ajuda a fazer o diagnóstico diferencial para as formas unilateral ou isolada de hamartoma com meningoencefalocele, papiloma invertido ou malignidade. Nesses casos, os achados de ressonância magnética permitem a avaliação de toda a região das fendas olfatórias e estruturas contíguas. A ressonância magnética nos casos de papiloma invertido mostra preenchimento cerebriforme claramente delineado em imagens ponderadas em T1 e T2. A ressonância magnética também ajuda a distinguir essa lesão de retenção de muco nas cavidades paranasais.[19]

Também na forma isolada, a ressecção cirúrgica completa parece ser o tratamento de escolha, porque este tumor não tem tendência a regredir espontaneamente. A ressecção endoscópica sem cirurgia agressiva é suficiente. Há risco de fístula liquórica intraoperatória porque esta lesão surge dentro das fendas olfatórias. No entanto, seu reconhecimento prévio antes da cirurgia pode levar a uma remoção mais cuidadosa do hamartoma, permitindo evitar esta complicação.

ABLAÇÃO DO EPITÉLIO OLFATÓRIO E BULBECTOMIA BILATERAL

Entre os distúrbios qualitativos, o que mais ocasiona ou é gerado por doenças psiquiátricas – depressão, ansiedade e esquizofrenia – é a fantosmia. Ela pode aparecer após perda olfatória pós-infecciosa, pós-traumática ou em decorrência de exposição a tóxicos olfatórios. A fantosmia pode ser classificada em fluxo-dependente, quando a passagem do ar da respiração sem nenhum estímulo olfatório no ambiente ocasiona o sintoma; ou fluxo independente, quando essa alucinação é desencadeada mesmo sem o paciente inspirar ou expirar. Outra classificação importante da fantosmia a ser considerada é aquela entre as de etiologias periféricas ou centrais (Quadro 16-1).[21]

Na maior parte das vezes, tanto a fantosmia quanto a parosmia têm uma duração temporária de dias a poucos meses. Contudo, em casos com deterioração severa da qualidade de vida ou ideação suicida podem ser necessárias medidas mais invasivas como a ablação do epitélio olfatório (Fig. 16-9) ou a exérese dos bulbos olfatórios via craniotomia.[22] Vale relatar que a aplicação tópica de vasoconstritores tópicos potentes, como cocaína a 4% aplicada em posição supina não se mostrou efetiva em longo prazo.[23] A aplicação de agentes neurotóxicos de forma tópica, como os antibióticos aminoglicosídeos, ainda necessitam ser testados nos indivíduos com essas distorções.

Reserva-se a indicação cirúrgica para casos que não se resolveram mesmo após 2 anos dos sintomas, sem melhora com anticonvulsivantes, neurolépticos, além de outras drogas descritas no capítulo do tratamento medicamentoso, ausência de alterações neurológicas clínicas, ressonância magnética de crânio normal e somente quando deliberada conjuntamente com um psiquiatra que avalie o paciente. De fundamental importância na indicação, deve-se reservar a ablação do epitélio olfatório nos casos de confirmada ou altamente sugestiva causa periférica da alteração olfatória qualitativa (Quadro 16-1).

Quadro 16-1. Diferenciação entre as Causas Periféricas e Centrais das Fantosmias

	Periférica	Central
Presença do sintoma	Geralmente, paciente acorda sem	Presente mesmo quando acorda de madrugada
Medidas para alívio dos sintomas	Anestésicos ou lavagem com soro fisiológico podem melhorar	Não melhora com nada
Localização	Paciente refere um lado pior do que o outro	Não consegue distinguir o lado pior
Fechamento de narina com Micropore®	Pode resolver	Sem efeito
Aplicação de anestésico tópico na fossa olfatória	Resolve	Não resolve

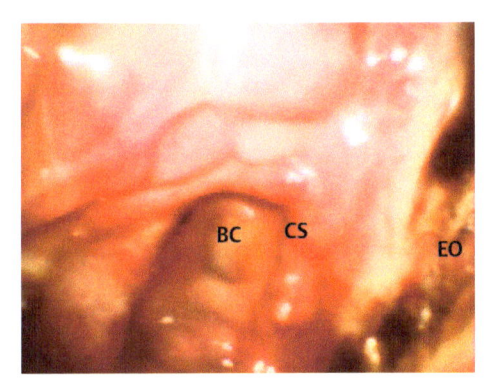

Fig. 16-9. Aspecto da região olfatória de fossa nasal direita após uma semana de procedimento de ablação do epitélio olfatório (EO) com cautério bipolar associada à retirada de concha nasal superior (CS) e porção superior da concha nasal média, regiões com alta concentração de neurônios da olfação. Nesse procedimento, a região da lâmina cribriforme também deve ser curetada ou cauterizada cautelosamente, cuidando para não originar uma fístula liquórica. Pode-se recobrir a região operada com a mucosa livre da concha nasal média retirada. BC: base do crânio.

No espécime cirúrgico da mucosa olfatória desses pacientes mensurou-se número diminuído de neurônios e desordenado crescimento de axônios com alguns neuromas intraepiteliais.[24]

REFERÊNCIAS BIBLIOGRÁFICAS

1. Fornazieri MA, Araújo RG, Lima JVF, et al. The effects of adenoidectomy on the smell perception of children. Int Forum Allergy Rhinol. 2019;9(1):87-92.
2. Altundag A, Salihoglu M, Cayonu M, Tekeli H. Clinical assessment of olfactory functions in children who underwent adenotonsillectomy during pre- and post-operative period. Int J Pediatr Otorhinolaryngol. Ireland. 2014;78:1138-42.
3. Konstantinidis I, Triaridis S, Triaridis A, et al. How do children with adenoid hypertrophy smell and taste? Clinical assessment of olfactory function pre- and post-adenoidectomy. Int J Pediatr Otorhinolaryngol. 2005;69:1343-9.
4. Kilicaslan A, Acar GO, Tekin M, Ozdamar OI. Assessment the long-term effects of septoplasty surgery on olfactory function. Acta Otolaryngol. 2016;136(10):1079-84.
5. Damm M, Eckel HE, Jungehülsing M, Hummel T. Olfactory changes at threshold and suprathreshold levels following septoplasty with partial inferior turbinectomy. Ann Otol Rhinol Laryngol. 2003;112(1):91-7.
6. Kokubo LCP, Carvalho TBO, Fornazieri MA, et al. Effects of septorhinoplasty on smell perception. Eur Arch Otorhinolaryngol. 2019;276(4):1247-50.
7. Valsamidis K, Printza A, Titelis K, et al. Olfaction and quality of life in patients with nasal septal deviation treated with septoplasty. Am J Otolaryngol. 2019;40(5):747-54.
8. Altun H, Hanci D. Olfaction improvement after nasal septal perforation repair with the cross-stealing technique. Am J Rhinol Allergy. 2015;29:e142-5.
9. Akiyama K, Samukawa Y, Hoshikawa H. Short-term outcomes of olfaction in patients with eosinophilic chronic rhinosinusitis after endoscopic sinus surgery and an assessment of prognostic factors. Int Forum Allergy Rhinol. 2020;10(2):208-16.
10. Andrews PJ, Poirrier AL, Lund VJ, Choi D. Outcomes in endoscopic sinus surgery: olfaction, nose scale and quality of life in a prospective co-hort study. Clin Otolaryngol. 2016;41(6):798-803.
11. Pade J, Hummel T. Olfactory function following nasal surgery. Laryngoscope. 2008;118(7):1260-4.
12. Sugiyama K, Matsuda T, Kondo H, et al. Postoperative olfaction in chronic sinusitis: smokers versus nonsmokers. Ann Otol Rhinol Laryngol. 2002;111(11):1054-8.
13. Danielides V, Katotomichelakis M, Balatsouras D, et al. Evaluation of prognostic factors for olfaction in nasal polyposis treated by endoscopic sinus surgery. Rhinology. 2009;47(2):172-80.
14. Olsson P, Stjärne P. Endoscopic sinus surgery improves olfaction in nasal polyposis, a multi-center study. Rhinology. 2010;48(2):150-5.
15. Levy JM, Mace JC, Sansoni ER, et al. Longitudinal improvement and stability of olfactory function in the evaluation of surgical management for chronic rhinosinusitis. Int Forum Allergy Rhinol. 2016;6(11):1188-95.
16. Litvack JR, Mace J, Smith TL. Does olfactory function improve after endoscopic sinus surgery? Otolaryngol Head Neck Surg. 2009;140(3):312-9.
17. Schriever VA, Gupta N, Pade J, et al. Olfactory function following nasal surgery: a 1-year follow-up. Eur Arch Otorhinolaryngol. 2013;270(1):107-11.
18. Mattos JL, Soler ZM, Schlosser RJ, et al. Olfactory Function After Surgical Treatment of CRS: A Comparison of CRS Patients to Healthy Controls. Am J Rhinol Allergy. 2021;35(3):391-8.
19. Hawley KA, Ahmed M, Sindwani R. CT findings of sinonasal respiratory epithelial adenomatoid hamartoma: a closer look at the olfactory clefts. Am J Neuroradiol. 2013;34(5):1086-90.
20. Nguyen DT, Jankowski R, Bey A, et al. Respiratory epithelial adenomatoid hamartoma is frequent in olfactory cleft after nasalization. Laryngoscope 2020;130(9):2098-104.
21. Morrissey DK, Pratap U, Brown C, Wormald P-J. The role of surgery in the management of phantosmia. Laryngoscope. 2016;126:575-8.

22. Markert JM, Hartshorn DO, Farhat SM. Paroxysmal bilateral dysosmia treated by resection of the olfactory bulbs. Surg Neurol. 1993;40:160-3.
23. Leopold DA, Hornung DE. Olfactory cocainization is not an effective long-term treatment for phantosmia. Chem Senses. 2013;38:803-806.
24. Leopold D A, Loehrl T A, Schwob J E. Long-term follow-up of surgically treated phantosmia. Arch Otolaryngol Head Neck Surg. 2002;128:642-7.

NOVAS PERSPECTIVAS NO TRATAMENTO DAS DOENÇAS DO OLFATO

CAPÍTULO 17

Michael T. Chang ▪ Zara M. Patel

INTRODUÇÃO

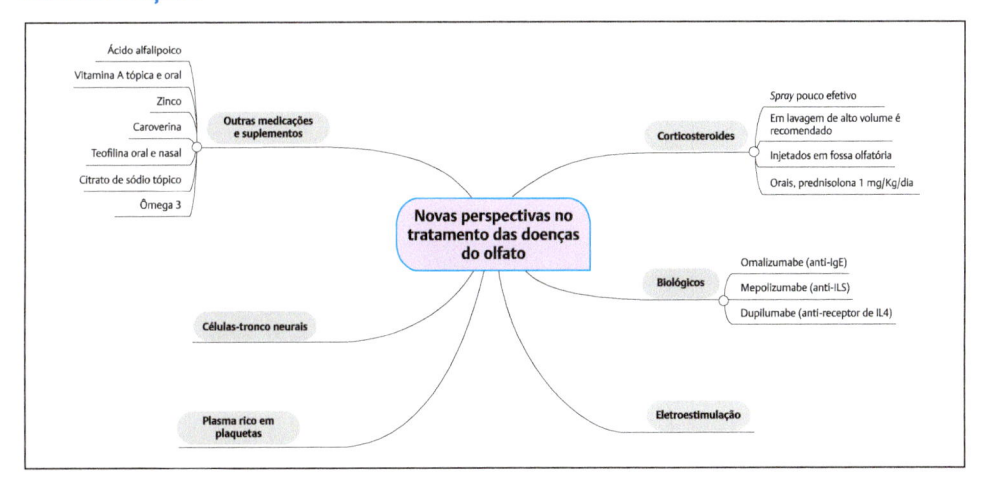

A pesquisa no campo dos distúrbios olfatórios vem ganhando grande impulso crítico, com mais médicos e autoridades da saúde pública mostrando mais conscientização do que nunca. Embora o interesse no tratamento de transtornos olfatórios tenha sido revigorado na vigência da pandemia global de COVID-19, a perda do olfato sempre impôs decréscimo significativo à qualidade de vida dos pacientes afetados pela doença.[1] A maioria dos tratamentos realmente eficazes disponíveis atualmente trata de etiologias que causam um tipo de perda de olfato condutiva, como a cirurgia para rinossinusite crônica ou para pólipos nasais.[2] A perda olfatória causada por dano neural ou neuroepitelial, tal como aquela observada na perda olfatória associada a vírus, continua difícil de tratar, com poucas opções terapêuticas totalmente efetivas. O treinamento do olfato surgiu como terapia padrão que apresenta alto nível de evidência, mas essa intervenção só pode ajudar cerca de 30% dos pacientes.[3] Isso demonstra, ainda, a carência significativa para muitos pacientes e uma área de pesquisa desafiadora para médicos. Neste capítulo, destacamos novas evidências para tratamentos existentes de perda olfatória e discutimos várias novas terapias sendo ativamente investigadas, com potencial para enriquecer as atuais estratégias de manejo desse transtorno.

CORTICOSTEROIDES

A perda olfatória pode ter inúmeras causas, incluindo: perda pós-infecciosa, doença nasossinusal, trauma ou exposição ambiental. Cada etiologia pode induzir uma faixa de padrões inflamatórios, desde condições nasossinusais evidentes observadas na rinossinusite crônica (RSC) até a inflamação subclínica do nervo olfatório de uma infecção viral do trato respiratório superior. E uma vez que várias causas da perda olfatória foram postuladas como tendo uma sustentação inflamatória, os corticosteroides têm sido uma classe de medicamentos de uso comum, dados os seus potentes efeitos anti-inflamatórios.

Corticosteroides Intranasais Tópicos

Os corticosteroides intranasais em *spray* demonstraram ser substancialmente ineficazes no tratamento da perda de olfato não RSC.[4] Um estudo clínico controlado, randomizado e duplo-cego demonstrou não haver diferença em limiares olfatórios no *spray* de propionato de fluticasona *versus* placebo.[5] Outros estudos com níveis mais baixos de evidência demonstraram apenas pequena porcentagem de pacientes atingindo diferença significativa em desfechos olfatórios com corticosteroides em *spray*.[6-8] Para a anosmia relacionada com o COVID-19, um estudo clínico controlado e randomizado descobriu que o *spray* nasal de mometasona com treinamento do olfato não melhorou significativamente os desfechos olfatórios, em comparação apenas com o treinamento olfatório após 3 semanas de tratamento.[9]

Embora não pareça haver indicação para o uso de corticosteroides em *spray* nessa população de pacientes, evidência recente sugere que corticosteroides intranasais em alto volume podem ser um tratamento eficaz em muitas causas da perda do olfato. Um estudo clínico controlado e randomizado avaliando a eficácia da irrigação com budesonida, 2 vezes ao dia, demonstrou benefício significativamente maior no grupo de budesonida (43,9% dos pacientes) comparado com o grupo placebo (26,9% dos pacientes) após 6 meses de tratamento.[10] Nesse estudo, os pacientes, nas duas coortes, também passaram por treinamento concomitante do olfato.

Corticosteroides Injetados

As injeções de corticosteroides na submucosa intranasal da fenda olfatória foram sugeridas para melhorar os desfechos olfatórios. Em um estudo não controlado de mais de 600 pacientes no Japão, injeções na submucosa do septo alto, perto da fenda olfatória, melhoraram o olfato, conforme medido por uma escala visual análoga em quase 50% dos pacientes.[11]

Entretanto, a injeção intranasal caiu em desgraça em razão do risco teórico de cegueira relacionado com tromboembolismo. Na verdade, esse risco é extremamente baixo, com um estudo de 117.669 injeções intranasais de triancinolona acetonida informando índice de 0,003% de complicações visuais, todas elas resolvidas espontaneamente.[12] Com a técnica de injeção apropriada, pode valer a pena uma investigação mais detalhada dos corticosteroides por injeção intranasal como opção terapêutica potente no tratamento de perda olfatória.

Corticosteroides Orais

A evidência de suporte do uso de corticosteroides orais para perda do olfato é confusa.[4] O único estudo clínico randomizado e controlado por placebo descobriu que o tratamento com prednisolona oral começando com 1 mg/kg/dia e afunilando durante 2 semanas não demonstrou benefício estatisticamente significativo nos resultados de limiar de detecção de odor.[13] Outros estudos demonstraram melhorias no teste de olfato *Sniffin' Sticks* em cerca de um quarto dos pacientes, mas esses estudos não tinham grupo controle e os critérios de inclusão não eram rigorosos.[14,15] Ao considerarem o uso de corticosteroides orais, os médicos também devem levar em conta suas reações adversas multissistêmicas em potencial incluindo hipertensão, hiperglicemia, supressão suprarrenal, imunossupressão, transtornos psiquiátricos, insônia e necrose avascular do fêmur.[16]

De modo geral, embora os corticosteroides sejam opções em potencial para o tratamento da perda do olfato, permanece a escassez de estudos de alto nível para dar suporte a diretrizes clínicas com base em fortes evidências. A evidência existente de suporte mais significativo é o uso de corticosteroides por irrigação intranasal. Os dados não recomendam o uso de corticosteroides intranasais em *spray* em virtude de sua ineficácia e os dados de apoio ao uso de corticosteroides em outras formas são ambíguos.

BIOLÓGICOS

Na rinossinusite crônica (RSC), a inflamação local na fenda olfatória tem sido implicada como causa da perda do olfato. Biópsias da mucosa nessa fenda em pacientes com RSC demonstram metaplasia escamosa, aumento de células caliciformes e erosão do epitélio olfatório.[17] Amostras do muco da fenda olfatória mostram níveis elevados da citocina inflamatória interleucina (IL)-5 em pacientes com perda do olfato.[18] O nível de IL-5 se correlaciona de modo significativo com a gravidade da perda olfatória na RSC com pólipos e sem pólipos,[18] sugerindo tratar-se mais do que uma simples perda de condução que se pode esperar com a polipose nasal associada a transtornos olfatórios relacionados com a RSC. Outras citocinas inflamatórias demonstraram correlação com a perda do olfato em RSC, como IL-6, IL-9, IL-10, IL-13, TNF-α, o ligante 2 da quimiocina (motivo C-C) (CCL2), CCL5, CCL11, e fator de necrose tumoral alfa (TNF-α). Embora os mecanismos exatos ainda estejam sendo elucidados, existe um corpo de evidência em montagem implicando as citocinas inflamatórias na perda olfatória em RSC.

Essa base sugere que agentes biológicos para RSC possam ser futuras opções de tratamento para perda olfatória por meio de seus efeitos direcionados sobre essas citocinas e seus mediadores. Em uma metanálise foi demonstrado que omalizumabe (anti-IgE), mepolizumabe (anti-IL5) e dupilumabe (anti-IL4) estavam associados a melhorias robustas em resultados olfatórios em pacientes com perda de olfato relacionada com RSC.[19] À medida que os biológicos aumentam em disponibilidade e uso, pode haver o potencial para moldar a seleção de agentes biológicos a citocinas inflamatórias alvo observadas na fenda olfatória de um paciente quando do tratamento da perda de olfato relacionada com RSC.

OUTROS MEDICAMENTOS E SUPLEMENTOS

Vitaminas e antioxidantes têm sido amplamente usados no tratamento de perda olfatória, especialmente por causa de sua acessibilidade fácil e perfis de reações adversas relativamente leves. Entretanto, o corpo de evidência existente quanto aos suplementos é heterogêneo, inconclusivo e de qualidade variável.[20] A partir de estudos atualmente disponíveis, não se percebeu qulquer benefício do zinco[21-23] ou da vitamina A oral.[24] O uso da vitamina A tópica foi sugerido como tendo benefício em potencial, mas essa conclusão resultou de um estudo retrospectivo, não controlado e não cego, impossibilitando qualquer conclusão sobre a eficácia real.[25] Da mesma forma, o uso de ácido alfalipoico foi sugerido como benéfico, mas também via estudo não controlado e não cego, impedindo assim qualquer conclusão sobre a eficácia real.[23]

Nessa população de pacientes, a substância caroverina foi examinada, mas, novamente, em decorrência do desenho do estudo as conclusões são difíceis de se elaborar. O grupo controle recebeu zinco em vez de um placebo verdadeiro e nós sabemos, a partir do exame do zinco por ensaio clínico randomizado anteriormente mencionado, que não só o grupo com zinco não melhorou, mas que apresentou tendência à piora de sua olfação, podendo comprometer as conclusões ao usar esse medicamento como um placebo.[26]

A teofilina foi postulada como melhorando os déficits olfatórios; entretanto, a teofilina oral tem um dos maiores efeitos colaterais e perfis de interação medicamentosa de qualquer medicamento moderno e a teofilina intranasal só foi estudada em um número pequeno de pacientes sem grupo controle. Agravando esses problemas existe o fato de esses estudos não terem usado medidas amplamente aceitas e bem validadas para testar a função do odor e de que o único estudo animal pré-clínico que investigou a teofilina para disfunção de odor na verdade descobriu piora no limiar olfatório de roedores.[27-29]

O citrato de sódio tópico é um composto com alguns achados interessantes, mas que demandam mais investigação. Embora um ensaio clínico controlado e randomizado (ECR) que avaliou o uso prolongado de citrato de sódio não tenha demonstrado diferença clínica significativa entre os grupos de intervenção e de controle, outro ECR demonstrou melhorias temporárias (com pico aos 30-60 minutos) após o uso tópico. Isso poderia ser útil aos pacientes diretamente antes das refeições ou em outras situações nas quais o olfato seja particularmente necessário, mesmo que a melhora não durasse muito, justificando-se mais investigação.[30-32]

Um estudo clínico recente, randomizado e controlado por placebo, demonstrou incremento nos escores no Teste de Identificação do Olfato da Universidade da Pensilvânia (UPSIT) após o uso de alta dose de ômega 3, 2 vezes ao dia, durante 6 meses, em comparação com o placebo; entretanto, o escopo desse estudo ficou limitado à perda do olfato posterior a uma cirurgia endoscópica na base do crânio e qualquer extrapolação de uso para outras etiologias de perda olfatória não seriam baseadas em evidência direta.[33] Estudos adicionais de alta qualidade são certamente justificados para investigar qualquer benefício de outras vitaminas ou de antioxidantes.

CÉLULAS-TRONCO NEURAIS

O epitélio olfatório é peculiar, pois é um dos únicos sítios onde a neurogênese embrionária continua bem na idade adulta. Células basais esféricas são consideradas presentes nos principais progenitores dos neurônios receptores no epitélio olfatório.[34] Em modelos de hiposmia em camundongos, o envio de células basais esféricas via gotas intranasais induziu novo neurônio olfatório no bulbo olfatório e restaurou comportamentos de cheiro de alimentos.[35] Uma validação complementar é necessária em modelos animais e testes de progenitores olfatórios não foram realizados em seres humanos. No entanto, estratégias terapêuticas que aproveitem a propriedade regenerativa peculiar do sistema olfatório podem representar vias potenciais no futuro do tratamento da perda de olfato.

PLASMA RICO EM PLAQUETAS

O plasma rico em plaquetas (PRP) é um produto autólogo derivado do sangue total com propriedades pró-regenerativas e anti-inflamatórias, e tem sido um tratamento relativamente seguro e efetivo para vários quadros inflamatórios e neuropáticos em diversas especialidades médicas. Em modelos animais (camundongos) de anosmia induzida, a administração tópica de PRP reduziu significativamente o dano olfatório e aumentou a espessura do epitélio olfatório, em comparação com o grupo controle.[36] Um estudo piloto de PRP de pequeno porte também foi conduzido em seres humanos para estabelecer a segurança, em que a injeção de PRP na fenda olfatória melhorou o desempenho do olfato no teste de *Sniffin' Sticks* após 3 meses, tendo restaurado completamente o olfato em 3 de 7 pacientes.[37] Deve-se notar que esse estudo foi realizado em pacientes com perda do olfato refratária ao treinamento olfatório e aos esteroides tópicos e foi considerado como intervenção segura nessa região. Esses dados preliminares para PRP sugeriram uma base em potencial para mais investigação e a autora sênior deste capítulo (Dra. Zara M. Patel) está, atualmente, conduzindo um ECR cego e controlado para estabelecer se essa intervenção realmente é efetiva para essa população de pacientes.

ELETROESTIMULAÇÃO

A terapia de estimulação elétrica demonstrou promover a regeneração de nervos em casos de lesão de nervos periféricos e lesão traumática do cérebro,[38-40] e está sendo, atualmente, investigada pela autora sênior (ZMP) por sua propriedade de induzir a neurogênese no epitélio olfatório. Em roedores com anosmia induzida, a estimulação elétrica da área pré-cribriforme, enviada por eletrodos intranasais com fios de platina durante uma única sessão de uma hora, se correlacionou com velocidade melhorada de comportamentos de busca de alimentos e maior densidade de neurorreceptores olfatórios no epitélio olfatório (dados ainda não publicados). A estimulação elétrica indireta do bulbo olfatório em pacientes submetidos à cirurgia do seio paranasal e que tiveram a base do crânio etmoide exposta, com o objetivo de estabelecer a capacidade de resposta desse bulbo olfatório a esse tipo de estímulo, também foi conduzida como prova de estudo de conceito para estabelecer bases para futuras terapias em potencial, como um implante olfatório.[41]

CONCLUSÃO

O *armamentarium* atual de terapias para perda do olfato inclui treinamento olfatório, corticosteroides e vários suplementos, todos com graus variáveis de força de evidência dando suporte ao seu uso. Para a perda de olfato relacionada com cirurgia endoscópica da base do crânio, o ômega 3 em dose alta tem boa evidência. Para a perda olfatória relacionada com RSC, os esteroides orais e tópicos, a intervenção cirúrgica e a nova classe de biológicos apresentam evidência satisfatória. Para todas as outras formas de perda olfatória, incluindo a perda pós-infecciosa, o treinamento do olfato e as irrigações com corticosteroides apresentam boa evidência. Mais estudos de alta qualidade são necessários para refinar nossa compreensão sobre a eficácia dos tratamentos existentes para todas as formas de perda olfatória. Muitas estratégias terapêuticas novas e potenciais também estão sendo ativamente desenvolvidas, com foco especial no aproveitamento das propriedades neurorregenerativas peculiares do epitélio olfatório para restaurar a função olfatória.

REFERÊNCIAS BIBLIOGRÁFICAS

1. Philpott CM, Boak D. The impact of olfactory disorders in the United kingdom. Chem Senses. 2014;39(8):711-8.
2. Patel ZM, Thamboo A, Rudmik L, et al. Surgical therapy vs continued medical therapy for medically refractory chronic rhinosinusitis: a systematic review and meta-analysis. Int Forum Allergy Rhinol. 2017;7(2):119-27.
3. Damm M, Pikart LK, Reimann H, et al. Olfactory training is helpful in postinfectious olfactory loss: a randomized, controlled, multicenter study. Laryngoscope. 2014;124(4):826-31.

4. Yan CH, Overdevest JB, Patel ZM. Therapeutic use of steroids in non-chronic rhinosinusitis olfactory dysfunction: a systematic evidence-based review with recommendations. Int Forum All Rhinol. 2019;9(2):165-76.
5. Blomqvist EH, Lundblad L, Bergstedt H, Stjärne P. Placebo-controlled, randomized, double-blind study evaluating the efficacy of fluticasone propionate nasal spray for the treatment of patients with hyposmia/anosmia. Acta Otolaryngol. 2003;123(7):862-8.
6. Stenner M, Vent J, Huttenbrink K-B, et al. Topical therapy in anosmia: relevance of steroid-responsiveness. Laryngoscope. 2008;118:1681-6.
7. Fleiner F, Goktas O. Topical beclomethasone in the therapy of smelling disorders-a new application technique. Indian J Otolaryngol Head Neck Surg. 2011;63:5-9.
8. Fleiner F, Lau L, Goktas Ö. Active olfactory training for the treatment of smelling disorders. Ear Nose Throat J. 2012;91:198-203,215.
9. Abdelalim AA, Mohamady AA, Elsayed RA, et al. Corticosteroid nasal spray for recovery of smell sensation in COVID-19 patients: a randomized controlled trial. Am J Otolaryngol. 2021;42(2):102884.
10. Nguyen TP, Patel ZM. Budesonide irrigation with olfactory training improves outcomes compared with olfactory training alone in patients with olfactory loss. Int Forum Allergy Rhinol. 2018;8(9):977-81.
11. Fukazawa K. A local steroid injection method for olfactory loss due to upper respiratory infection. Chem Senses. 2005;30:212-3.
12. Moss WJ, Kjos KB, Karnezis TT, Lebovits MJ. Intranasal steroid injections and blindness: our personal experience and a review of the past 60 years. Laryngoscope. 2015;125(4):796-800.
13. Jiang RS, Wu SH, Liang KL, et al. Steroid treatment of posttraumatic anosmia. Eur Arch Otorhinolaryngol. 2010;267(10):1563-7.
14. Stenner M, Vent J, Hüttenbrink KB, et al. Topical therapy in anosmia: relevance of steroid-responsiveness. Laryngoscope. 2008;118(9):1681-6.
15. Schriever VA, Merkonidis C, Gupta N, et al. Treatment of smell loss with systemic methylprednisolone. Rhinology. 2012;50:284-9.
16. Poetker DM, Reh DD. A comprehensive review of the adverse effects of systemic corticosteroids. Otolaryngol Clin North Am. 2010;43(4):753-768.
17. Yee KK, Pribitkin EA, Cowart BJ, et al. Neuropathology of the olfactory mucosa in chronic rhinosinusitis. Am J Rhinol Allergy. 2010;24(2):110-20.
18. Schlosser RJ, Mulligan JK, Hyer JM, et al. Mucous cytokine levels in chronic rhinosinusitis-associated olfactory loss. JAMA Otolaryngol Head Neck Surg. 2016;142(8):731-7.
19. Tsetsos N, Markou K, Konstantinidis I. Effect of monoclonal antibodies on olfactory dysfunction caused by chronic rhinosinusitis with nasal polyps: a systematic review and meta-analysis. Int Forum Allergy Rhinol. 2020;10(7):893-900.
20. Hura N, Xie DX, Choby GW, et al. Treatment of post-viral olfactory dysfunction: an evidence-based review with recommendations. Int Forum Allergy Rhinol. 2020;10(9):1065-86.
21. Henkin RI, Schecter PJ, Friedewald WT, et al. A double blind study of the effects of zinc sulfate on taste and smell dysfunction. Am J Med Sci. 1976;272(3):285-99.
22. Aiba T, Sugiura M, Mori J, et al. Effect of zinc sulfate on sensorineural olfactory disorder. Acta Otolaryngol. 1998;118(538):202-4.
23. Hummel T, Heilmann S, Hüttenbriuk KB. Lipoic acid in the treatment of smell dysfunction following viral infection of the upper respiratory tract. Laryngoscope. 2002;112(11):2076-80.
24. Reden J, Lill K, Zahnert T, et al. Olfactory function in patients with postinfectious and posttraumatic smell disorders before and after treatment with vitamin A: a double-blind, placebo-controlled, randomized clinical trial. Laryngoscope. 2012;122(9):1906-9.
25. Hummel T, Whitcroft KL, Rueter G, Haehner A. Intranasal vitamin A is beneficial in post-infectious olfactory loss. Eur Arch Otorhinolaryngol. 2017;274(7):2819-25.
26. Quint C, Temmel AFP, Hummel T, Ehrenberger K. The quinoxaline derivative caroverine in the treatment of sensorineural smell disorders: a proof-of-concept study. Acta Otolaryngol. 2002;122(8):877-81.

27. Henkin RI, Velicu I, Schmidt L. An open-label controlled trial of theophylline for treatment of patients with hyposmia. Am J Med Sci. 2009;337(6):396-406.
28. Henkin RI, Hosein S, Stateman WA, et al. Improved smell function with increased nasal mucus sonic hedgehog in hyposmic patients after treatment with oral theophylline. Am J Otolaryngol. 2017;38(2):143-7.
29. Gudziol V, Pietsch J, Witt M, Hummel T. Theophylline induces changes in the electro-olfactogram of the mouse. Eur Arch Otorhinolaryngol. 2010;267(2):239-43.
30. Whitcroft KL, Merkonidis C, Cuevas M, et al. Intranasal sodium citrate solution improves olfaction in post-viral hyposmia. Rhinology. 2016;54(4):368-74.
31. Whitcroft KL, Ezzat M, Cuevas M, et al. The effect of intranasal sodium citrate on olfaction in post-infectious loss: results from a prospective, placebo-controlled trial in 49 patients. Clin Otolaryngol. 2017;42(3):557-63.
32. Philpott CM, Erskine SE, Clark A, et al. A randomised controlled trial of sodium citrate spray for non-conductive olfactory disorders. Clin Otolaryngol. 2017;42(6):1295-302.
33. Yan CH, Rathor A, Krook K, et al. Effect of omega-3 supplementation in patients with smell dysfunction following endoscopic sellar and parasellar tumor resection: a multicenter prospective randomized controlled trial. Neurosurgery. 2020;87(2):E91-E98.
34. Schwob JE, Jang W, Holbrook EH, et al. Stem and progenitor cells of the mammalian olfactory epithelium: Taking poietic license. J Comp Neurol. 2017;525(4):1034-54.
35. Kurtenbach S, Goss GM, Goncalves S, et al. Cell-based therapy restores olfactory function in an inducible model of hyposmia. Stem Cell Reports. 2019;12(6):1354-65.
36. Yasak AG, Yigit O, Araz Server E, et al. The effectiveness of platelet-rich plasma in an anosmia-induced mice model. Laryngoscope. 2018;128(5):E157-E162.
37. Yan CH, Mundy DC, Patel ZM. The use of platelet-rich plasma in treatment of olfactory dysfunction: A pilot study. Laryngoscope Investig Otolaryngol. 2020;5(2):187-93.
38. Willand MP, Nguyen MA, Borschel GH, Gordon T. Electrical stimulation to promote peripheral nerve regeneration. Neurorehabil Neural Repair. 2016;30(5):490-6.
39. Geremia NM, Gordon T, Brushart TM, et al. Electrical stimulation promotes sensory neuron regeneration and growth-associated gene expression. Exp Neurol. 2007;205(2):347-59.
40. Shin SS, Dixon CE, Okonkwo DO, Richardson RM. Neurostimulation for traumatic brain injury. J Neurosurg. 2014;121(5):1219-31.
41. Holbrook EH, Puram SV, See RB, et al. Induction of smell through transethmoid electrical stimulation of the olfactory bulb. Int Forum Allergy Rhinol. 2019;9(2):158-64.

O VALOR DA CONSULTA MÉDICA PERSONALIZADA – UMA FORMA DIFERENTE DE ATENDIMENTO MÉDICO AOS PACIENTES COM ALTERAÇÕES DOS SENTIDOS QUÍMICOS

CAPÍTULO 18

Graciela Mireya Soler

INTRODUÇÃO

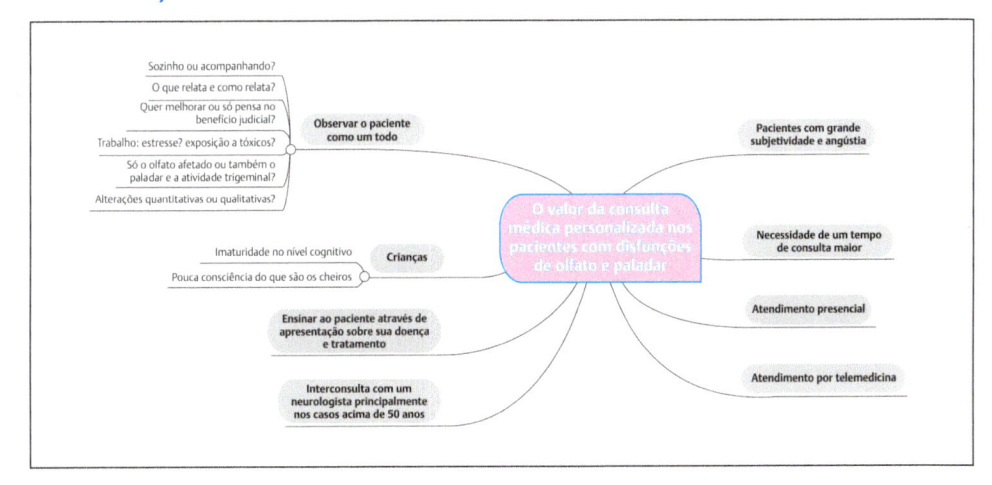

Quando eu tinha 13 anos de trabalho como otorrinolaringologista, em 1998, senti a necessidade de continuar com minha prática médica dedicando-me mais à clínica. Tinha observado que as alterações do olfato e do paladar não eram claras no momento de se elaborar um diagnóstico e menos ainda para indicar um tratamento.

Nessa época, na Argentina e na América Latina, não havia instituições para a graduação nessa subespecialidade da Olfatologia, e, em Buenos Aires, havia investigadores desenvolvendo métodos de olfatometria seguindo, entre outros, o *Connecticut Chemosensory Clinical Research Center* – CCCRC,[1,2] embora com modificações técnicas tanto em nível de medição de limiares como da identificação de odores.

Após alguns meses de busca, encontrei a maneira de aprender a parte técnica (realização de olfatometria e elaboração do teste de olfato) no Hospital de Clínicas, Universidade de Buenos Aires. No Departamento de Otorrinolaringologia, criei a Área de Olfato e Paladar e iniciei um atendimento médico totalmente inovador, tendo em conta o valor da entrevista pessoal e o tempo empregado na consulta total. Nesse momento surge também o que seria meu lema daí em diante: "Com os pacientes que sofrem transtornos de olfato e paladar, é preciso aprender a decifrar uma nova linguagem clínica".[3,4]

Desde então, o **tempo** dedicado a cada paciente se tornou imprescindível, considerando-se a presença de tanta subjetividade e a angústia e a incerteza que provocam a anosmia ou as disosmias (distorções), especialmente quando esses sintomas apareciam bruscamente. Outro aspecto fundamental a ser considerado é o fato de o olfato estar estreitamente vinculado às emoções (sistema límbico), e compreender a dimensão do que isso significa será a chave para podermos entrar em um universo pouco explorado e subvalorizado.

Na medida em que eu avançava, ia descobrindo o valor dos diferentes conceitos que nos ensinaram na clínica médica, na carreira de Medicina. Por exemplo, na elaboração da história clínica, e a pensar na essência da prática médica: a relação médico-paciente, a clínica pura. Não era nada além de colocar em prática esses conhecimentos e, no meu caso, agregar o que aprendi em aulas de psicanálise, lendo tratados de Freud e Lacan, e do meu próprio comportamento psicanalítico, permanecendo com o ABC das manifestações *psi*, que nos fazem ver o paciente como um TODO.

Aprendi a ter paciência e que tenham paciência comigo. Descobri o significado de cada atitude, de cada palavra, de cada discurso e isso, somado aos conhecimentos da anatomofisiopatologia dos sentidos químicos (olfato, paladar e sentido químico comum), das causas de suas alterações, de contar com o aval e o apoio dos grandes especialistas de olfato no mundo: doutores William Cain, J. Enrique Cometto-Muñiz, Richard Doty, Thomas Hummel, do hábito da leitura de teses especializadas, da compreensão de que é preciso pensar além do orgânico, aquele intangível de sentir e das emoções, tudo isso me conduziu a uma rotina de estudos e investigação que me fez ver a especialidade de maneira diferente.

AVALIAÇÃO CLÍNICA DOS SENTIDOS QUÍMICOS

O ponto de partida da avaliação é a elaboração de uma história clínica detalhada, minuciosa e prolixa, em nível geral, otorrinolaringológico e quimiossensorial.[5] Além dos dados habituais, é importante avaliar a chegada do paciente, se ele é pontual, se chega atrasado, se está sozinho ou acompanhado, o que diz e como diz, se a preocupação dele é a de melhorar ou só especular (ganhar dinheiro com processos por invalidez ou chamar a atenção do cônjuge ou da família). Quando se tratar de uma criança, deve-se considerar, além da idade (os mais novos não sabem o que é um cheiro e são imaturos em nível cognitivo), a exigência dos pais em relação aos filhos na hora de responder perguntas ou sair-se bem na olfatometria: "vamos, diga à doutora o que há nos frasquinhos, vamos, você sabe." Nesses casos é preciso dedicar mais tempo para se ensinar a criança o que é um cheiro e a metodologia que vamos usar para avaliá-la.[3,4]

O rosto e as expressões, os gestos, a postura do corpo, a atitude passiva ou ativa, além da particularidade de cada um na hora de informar os sintomas: muitas vezes não sabem colocar em palavras o que sentem e a angústia é maior.

A ocupação ou profissão têm importância pelas horas dedicadas e pelo grau de estresse que determinados trabalhos podem acarretar; a exposição a substâncias irritantes, temperaturas extremas e a socialização, cordialidade ou fatores negativos no ambiente de trabalho. Isso vale para a casa, pois vivências não agradáveis podem terminar em sintomas associados ao olfato e ao paladar.

Voltando ao tempo da entrevista pessoal, é claro que a vida atual, com seu ritmo acelerado, avanços científicos, a pandemia do COVID-19 com as consequências econômicas que ela implica, fazem com que isso se torne cada vez mais utópico. Sugiro conduzir várias consultas, presenciais ou por meios virtuais, visando obter a maior quantidade possível de dados clínicos, o que nos ajudará a realizar um bom diagnóstico e indicar a conduta terapêutica mais adequada. E o que o paciente está buscando: contenção e compreensão do que ele está passando.

Elaborei um questionário com os dados básicos de toda a história clínica, mais as perguntas sobre os sentidos químicos: início do sintoma, se é só do olfato ou também está implicado no paladar e a atividade trigeminal, se está em nível quantitativo (hiposmia, anosmia, hiperosmia, hipogeusia, ageusia) e/ou qualitativo (disosmias, como as parosmias e fantosmias ou as disgeusias, por exemplo, a parageusia ou a fantogeusia), além dos antecedentes de ORL e gerais. Entrego o questionário para ser preenchido e devolvido antes da consulta presencial ou virtual, para assim conhecer a maior quantidade de dados e adiantar parte da entrevista, pois nesse encontro repasso com o paciente os detalhes da sintomatologia e me concentro na linguagem corporal e emocional.

Tendo em conta uma frase de Claude Bernard (1813-1878), "Quem não sabe o que procura não entende o que encontra", é importante conhecer as causas mais habituais das alterações quimiossensoriais: rinossinusite crônica, pós-infecciosas, pós-traumatismo craniano, exposição a substâncias irritantes, anosmia congênita, enfermidades neurodegenerativas (Parkinson e Alzheimer), medicamentos, entidades psicológicas, entre tantas outras.

O que adiciono à entrevista pessoal: ensinar o que está acontecendo, a causa e os fundamentos teóricos básicos da doença, ajudados com imagens (*Powerpoint* com desenhos ou esquemas do nariz, seios paranasais, cavidade oral, distribuição das terminações do quinto par, trigêmeo: sentido químico comum (SQC), olfação ortonasal e retronasal. Considero muito importante que o paciente conheça sua doença e se familiarize com o básico de anatomia e fisiologia dos sentidos químicos, pois notei que eles vêm buscar uma explicação e, ao conhecer melhor o porquê de seus sintomas, acalmam a ansiedade e diminuem a angústia. Esses conhecimentos também vão colaborar na hora de se realizar a reabilitação olfatória e gustativa.

Na modalidade presencial, segue-se a avaliação com o exame otorrinolaringológico e dos pares cranianos, rinofibroscopia, ver os exames complementares (análise de laboratório, imagens, etc.) ou a solicitação dos mesmos, olfatometria (uso do CCCRC modificado,[3-5]) e avaliação clínica do paladar.

Na modalidade virtual, telemedicina: um dia antes chamamos o paciente por WhatsApp para iniciar a história clínica, repassando alguns pontos do questionário. Observo que, com esse chamado, os pacientes já se sentem contentes, dizem "que bom poder dizer o que sinto e que me escutem, espero poder superar o que estou passando". Explico, superficialmente, a origem provável de seus sintomas, esclarecendo que na consulta posterior comentaremos melhor tudo isso, peço que anotem os elementos que precisam ter para o teste de olfato e paladar e dou as últimas indicações: estar em um lugar tranquilo, livre de odores, descansados, relaxados e, dentro do possível, que não sejam interrompidos por chamadas telefônicas ou de outro tipo; é preciso terem máxima concentração, não se perfumarem ou usarem cosméticos perfumados, não fumar e não ingerir hortelã nem alimentos picantes duas horas antes da avaliação. No dia da consulta dou início à conexão por Zoom ou chamada de vídeo, completamos a entrevista pessoal em que observo e aplico tudo o que comentei anteriormente. O teste de olfato o paciente executa com os elementos que ele tem em casa e, em alguns casos, também realiza um teste para o paladar, tudo sob minhas indicações e supervisão (em 2014 criei um protocolo de atendimento à distância; sua técnica e manejo estão para serem publicados).

PEDIDO DE INTERCONSULTAS

Esclareço que o olfato começa no nariz e termina no cérebro, que nem toda causa é tratada pelo otorrinolaringologista, sobretudo quando encontramos as fossas nasais e demais estruturas periféricas dentro dos limites normais. Em geral, as doenças pós-infecciosas e pós-traumáticas devem ser tratadas por um especialista em olfato e paladar, principalmente com a conduta terapêutica, a indicação de fármacos (complexos vitamínicos, antioxidantes) e a reabilitação olfatória. Aqui também é importante a idade do paciente: a partir dos 50 anos de idade ou mais, na ausência de causa aparente, é mandatória a consulta com um neurologista. E se não se encontrar uma doença orgânica, um psicodiagnóstico será relevante, considerando-se alguns achados no interrogatório ou atitudes de conduta que nos levem a pensar que pode haver algo mais que possa explicar a manifestação da sintomatologia quimiossensorial.

DIAGNÓSTICO

Com todos os dados clínicos obtidos e os resultados da olfatometria, estabelecemos o diagnóstico. Em uma porcentagem elevada de pacientes, o olfato é o que está afetado, com a presença da falta de SABOR e afetação mínima do SQC. Nesta parte da consulta é muito importante: deixar claro as diferenças entre os três sentidos químicos e o conceito de SABOR: olfato, mais paladar e mais SQC juntos, atuando em uníssono, dão essa sensação de prazer, deleite, desfrute do que bebemos ou ingerimos. Quando o olfato não está presente, essa "falta de paladar" que o paciente menciona é, na realidade, a incapacidade de não cheirar a comida ou a bebida, a impressão da olfação retronasal. Esses conceitos são explicados com gráficos no início da consulta. Indico também que o prazer de desfrutar de comida e bebidas é, como aprendi com a Dra. Yanina Pepino (investigadora dos sentidos químicos, Illinois, USA, Webinars 2020/21), "o SABOR é uma mistura feita no cérebro", aludindo à participação dos cinco sentidos: visão (vejo o que vou comer ou beber), olfato, paladar, SQC e tato (sensações do frescor da hortelã, do calor da pimenta, viscosidade, temperatura, borbulhar das gasosas, texturas). As disosmias e disgeusias, hoje muito difundidas em nível mundial pela pandemia do SARS-CoV-2, também podem acompanhar outras causas (traumatismo craniano, exposição a substâncias tóxicas, rinossinusite crônica e existe ainda a fantosmia essencial, em que é o único sintoma), e geralmente desaparecem de forma espontânea entre 1 e 2 anos após o início da disosmia. Quando persistem por mais tempo, é preciso continuar estudando em busca de algum fator causal.

TRATAMENTO

O melhor tratamento será sempre o da causa. Nas rinossinusite crônicas e em outras doenças de condução, a eliminação da obstrução (inflamatória e não inflamatória) é a regra. Nas doenças pós-infecciosas e pós-traumáticas cranianas, conforme o tempo de evolução, será instituído um tratamento farmacológico e exercícios olfatórios, gustativos e para o SQC. Neste último ponto: minha experiência pessoal é indicar os exercícios de forma personalizada e guiar o paciente com as explicações adequadas tendo em conta a anatomia e a fisiologia já mencionadas, para que a prática desses procedimentos seja mais eficaz.

CONCLUSÕES

Minha experiência pessoal, após muitos anos de realização de consultas a pacientes com alterações de olfato e paladar, é a de que o principal está no básico da prática médica: a clínica, com todos os seus elementos, que deverão ser utilizados para conseguir um atendimento diferenciado e com resultados mais alentadores. Em resumo, além de uma boa formação acadêmica, como otorrinolaringologista ou especialidade relacionada como alergologia, neurologia, psicologia, estomatologia, e a aprendizagem da parte técnica: elaboração ou aquisição de um método ou teste de olfato e paladar, padronizado e validado para confirmar o grau de déficit olfatório ou gustativo; realização de cursos, oficinas, congressos, Webinares, ditados por especialistas reconhecidos e, como trajetória, incorporar a rotina, a leitura de teses e livros de autores conhecidos no campo sensorial ou da Olfatologia.

Por último, uma reflexão final, muito pessoal que, acredito, resume tudo o que foi exposto até aqui:

— Minha prática está embasada na possibilidade da SUBJETIVIDADE humana. O que para os animais inferiores é instinto, o ser humano o transforma em uma experiência intransferível. Cada ser é ÚNICO, o biológico é quase sempre determinante, mas está subordinado à SUBJETIVIDADE de cada indivíduo.[3,4]

REFERÊNCIAS BIBLIOGRÁFICAS

1. Cain WS, Gen JF, Goodspeed RB, Leonard G. Evaluation of olfactory dysfunction in the Connecticut Chemosensory Clinical Research Center. Laryngoscope. 1988;98:83-8.
2. Cain WS. Testing olfaction in a clinical setting. Ear Nose Throat J. 1989;68:316-28.
3. Soler GM. Introducción. em: Soler GM (Ed.). Olfato e paladar. Enfoque multidisciplinario. Ciudad Autónoma de Buenos Aires: Editorial Akadia; 2013.
4. Soler GM. El olfato en los niños. Aspectos básicos de la evaluación clínica. Em: Soler GM (Ed.). Olfato e paladar. Enfoque multidisciplinario. Ciudad Autónoma de Buenos Aires: Editorial Akadia; 2013. p. 255-66.
5. Soler GM. Evaluación clínica del paciente con alteraciones del olfato. Em: Evaluación clínica del sentido del olfato. Rosario, Argentina: Corpus Libros; 2009. p. 29-38.

Parte IV DISTÚRBIOS DO PALADAR

DIAGNÓSTICO DOS DISTÚRBIOS DO PALADAR

CAPÍTULO 19

Ana Carolina Pinto Bezerra Soter ▪ André Alencar Araripe Nunes

INTRODUÇÃO

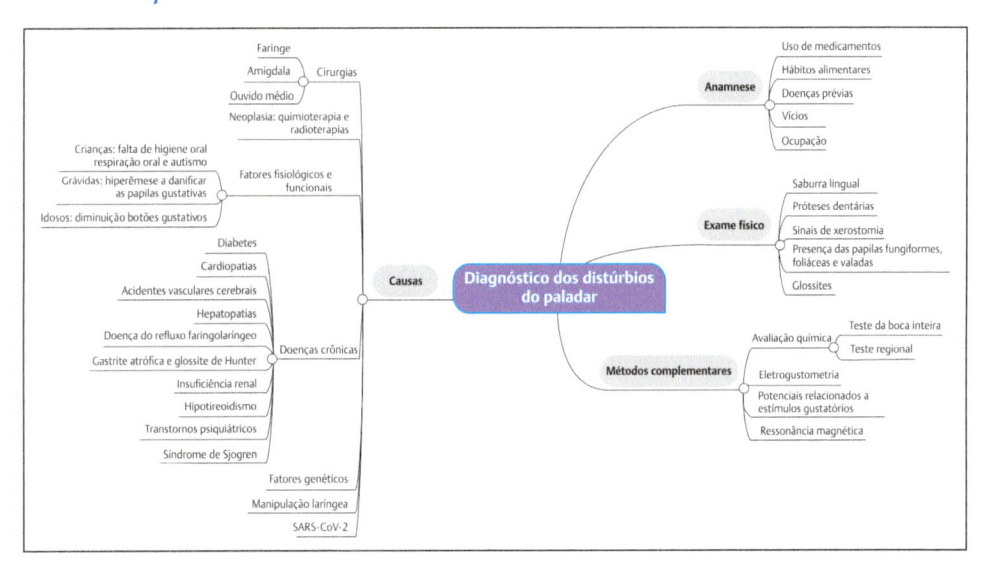

As alterações de paladar, ou disgeusias, são relativamente raras na população geral. A maior parte dos pacientes que chegam ao consultório e referem disfunção do paladar apresenta, na verdade, uma diminuição da percepção do sabor, em decorrência de perda olfatória.[1]

Uma anamnese minuciosa é fundamental. Questionamentos sobre tempo de evolução dos sintomas, história familiar, hábitos alimentares, doenças crônicas, uso de medicamentos, tabagismo e consumo de álcool são necessários.

Um exame físico detalhado do paciente também é muito importante, bem como a utilização de métodos complementares de diagnóstico, pois o ser humano não é capaz de avaliar, de forma precisa, a sua disfunção de paladar.[2]

ANAMNESE

A disgeusia é um sintoma clínico, compartilhado por uma diversidade enorme de doenças, que acomete praticamente todos os órgãos e sistemas do corpo humano. O conhecimento e o diagnóstico dessa desordem são obtidos por anamnese detalhada do paciente, com o máximo de informações, não só relacionadas com a disfunção gustativa, mas também com o histórico familiar, onde a determinação ou influência genética são importantes; uso de medicamentos, estado nutricional e as práticas alimentares, além de hábitos e condições que possam ter influenciado no desenvolvimento desse distúrbio gustativo.

É importante identificar a necessidade de encaminhamento dos pacientes acometidos pela disgeusia a outras especialidades, a fim de direcionar a um tratamento efetivo, multidisciplinar, retardando a progressão das doenças crônicas, que ocasionam perda gustatória e, dessa forma, atenuam a severidade dos sintomas.

Pacientes acometidos por doenças crônicas, como diabetes, problemas cardíacos, respiratórios, hepáticos, gastrointestinais, renais, e endócrinos podem apresentar alterações relacionadas com a percepção gustativa. Também é fundamental identificar ansiedades e medos do paciente, esclarecendo todas as dúvidas apresentadas em relação ao atendimento e ao tratamento.[1]

Fatores Fisiológicos e Funcionais

Em crianças, a perda ou alteração da sensação do paladar é descrita quando há deficiência de higienização oral, autismo, uso de medicamentos específicos, respiradores orais, entre outras condições.[3-5]

A hiperêmese gravídica é uma condição que pode prejudicar a mãe e o feto, que pode ter causa hormonal. Como consequência, o enjoo ou as náuseas e a exposição à acidez dos vômitos repetidos podem danificar receptores do paladar, causar o desequilíbrio dos eletrólitos e, se severo o suficiente, pode resultar em danos que persistem após a gravidez. Embora não aconteça com todas as gestantes, a disgeusia é um problema que pode decorrer em função desta condição.[3,5-7]

No período de envelhecimento, os declínios sensoriais da gustação podem acontecer em associação à atrofia das papilas gustativas, uma diminuição fisiológica dos botões gustativos. Nas mulheres, esse declínio ocorre entre 40-45 anos, especialmente no período pós-menopausa e, nos homens, em média, aos 50 anos.[9-13]

Fatores Genéticos

Estudos demonstram uma predisposição ou susceptibilidade genética à disgeusia, sendo também influenciada pelo estilo de vida. Evidências sugerem que padrões diferentes de expressão gênica de papilas na língua determinam esta alteração. Outra abordagem pode ser explicada pela diversidade na sequência do DNA, uma vez que uma mudança no nucleotídeo acarretará alteração em aminoácido.[3] Exemplos são a obesidade, artrite reumatoide, miopatias inflamatórias, esclerose sistêmica, lúpus eritematoso sistêmico, policondrite recidivante, síndrome de Sjögren, síndrome de Down, síndrome de Turner, síndrome de Korsakoff, fenda palatina, entre outras alterações genéticas.[10,13-20]

Doenças Crônicas

Nos pacientes com diabetes, a hiperglicemia pode produzir respostas inadequadas à percepção do gosto, vasculopatias na microcirculação, hipossalivação ou alterações na composição salivar, xerostomia e baixa produção da proteína gustina, além de interferir na maturação das papilas gustativas.[10,15,17,21] Cardiopatas com baixo débito cardíaco podem apresentar manifestações orais inespecíficas como: halitose, hipertrofia de glândulas salivares, sialorreia e alterações no paladar.

Acidentes vasculares cerebrais (AVC), que envolvem vias gustativas, parecem gerar desordens sensoriais quantitativas, quando há lesões centrais, em contraste com as lesões periféricas, que parecem gerar desordens sensoriais qualitativas.[3,10,17,20,22,23] A disgeusia em pacientes hepatopatas pode ter relação com os distúrbios metabólicos, hábitos alimentares, disfunções digestivas com má absorção de nutrientes, ou, ainda, ser secundária a náuseas e vômitos recorrentes, muito comuns nos quadros clínicos de descompensação hepática. Hepatopatas apresentam excesso de amônia no organismo, levando o paciente a sentir um gosto desagradável na boca.[13,17,24] A doença do refluxo faringolaríngeo (DRFL), com regurgitação crônica do ácido gástrico para a cavidade oral, pode evoluir com alteração do sabor, halitose e ressecamento das estruturas bucais através dos resíduos alimentares, que sofrem fermentação e putrefação e liberam odor característico.[17,25] Doenças gastrointestinais podem causar esse distúrbio também, como a gastrite atrófica, na anemia perniciosa,[26] e a glossite de Hunter após gastrectomia. Pacientes com insuficiência renal crônica e imunossuprimidos pós-transplantes, além das alterações metabólicas, podem apresentar lesões patológicas na mucosa da cavidade oral, causando alterações qualitativas ou quantitativas no paladar.[10,20,23,27] Estudos mostram que o paladar, assim como o olfato, são influenciados pelas alterações hormonais. Como exemplo temos a disfunção tireoidiana. Isso pode alterar a linha de base, em que as células quimiorreceptoras orais respondem aos estímulos dos alimentos.[10,11,15,28] Doenças neurológicas como Parkinson e Alzheimer podem apresentar como sintomas iniciais a perda dos sentidos especiais da gustação e da olfação. Essas alterações podem, inclusive, auxiliar no diagnóstico precoce dessas doenças.[29]

Epilepsia, esquizofrenia, bipolaridade, transtornos psiquiátricos, transtornos esquizoafetivos, depressão ou uma manifestação de convulsões parietais, temporais ou temporoparietais parciais e esclerose múltipla também podem ter como característica alucinações gustativas e olfativas.[28] Distúrbios do comportamento alimentar com alterações psiquiátricas e/ou psicológicas, comportamento alimentar anormal, controle patológico do peso e bulimia estão associadas a alterações na percepção gustativa.[28]

Pacientes com problemas respiratórios crônicos, como rinossinusites alérgicas, com obstrução nasal e respiração oral, além de asma, bronquite, pneumonia, dentre outros, mostraram maior frequência de engasgos ou tosse durante a alimentação, com diminuição da sensibilidade gustativa. Com a respiração oral, os indivíduos engolem o bolo alimentar malformado que não se misturou de maneira adequada à saliva. Como consequência da mastigação inadequada, a deglutição poderá se alterar e adaptar, apresentando projeção anterior de língua, contração exagerada de músculos, movimentos compensatórios de cabeça e ruídos, resultando em um escape precoce do bolo alimentar. Com isso, podem selecionar alimentos mais fluidos, de menor consistência, que não exijam força mastigatória e que possam ser rapidamente deglutidos para poderem respirar. Corroborando esse estudo, podem atenuar, também, aspectos sensórios relacionados com a percepção do sabor e com o prazer de comer.[10-12,15,17,29,30] Infecções virais do trato respiratório superior,[31] infecções intraorais[32,33] e doenças sistêmicas que prejudicam a produção de saliva, por exemplo, síndrome de Sjögren[31,34] são a causa de distúrbios do paladar.

Neoplasias: Quimioterapias e Radioterapias

Pacientes com neoplasias submetidos a terapias oncológicas como radioterapia (RT), na área da cabeça e pescoço, e a quimioterapia (QT), podem apresentar distúrbios do paladar como efeitos adversos. Segundo a literatura, as alterações na sensibilidade gustativa estão presentes mesmo antes do tratamento em razão da malignidade da doença, e agravam durante e após o tratamento. A QT por si só causa inflamação da mucosa oral em 40% dos pacientes.[35] A RT a partir do limiar de dose de 30 Gy promove alguns efeitos adversos que podem atingir a cavidade oral. A disgeusia é um dos efeitos colaterais observado, resultante das múltiplas causas, incluindo danos às papilas gustativas, danos neuroepiteliais, mudança das fibras C e A delta na sensibilidade da mucosa, danos na via de secreção da saliva, mucosite oral, drogas que afetam os receptores do paladar e deficiências nutricionais.[10,12,13,15,17,20,29,36] A irradiação pode levar à fibrose e/ou necrose das glândulas salivares e dos órgãos gustativos periféricos.[32,37] As papilas gustativas, em geral, se recuperam em 6 meses, a boca seca e a necrose das glândulas salivares podem persistir.[38] Resultados em longo prazo da transferência da glândula submandibular para a prevenção da xerostomia pós-radiação.[39]

DOENÇAS E CIRURGIAS DO OUVIDO MÉDIO

Doenças crônicas do ouvido médio podem estar relacionadas com distorções na percepção do sabor regional.[40,41] A extensão do distúrbio do paladar não se relaciona com o tipo ou duração da doença do ouvido médio.[42] A corda do tímpano está sujeita a processos de remodelação histológica como resultado da inflamação crônica.[43] O dano prévio à corda do tímpano, decorrente de doenças crônicas, pode explicar as poucas queixas, ou mesmo nenhum sintoma, após o corte do nervo. A manipulação dos nervos em um ouvido médio não inflamado leva a sintomas transitórios, como gosto metálico na boca. Pacientes com doenças auditivas não inflamatórias queixaram-se de sintomas pós-operatórios com mais frequência do que pacientes com doenças auditivas inflamatórias.[44,45] Otite média crônica, no entanto, tem influência na recuperação da função gustativa.[38]

A cirurgia do ouvido médio através do canal auditivo externo envolve, inevitavelmente, a manipulação da corda do tímpano. A perda regional do paladar após a transecção das cordas é observada em até 60% dos pacientes; isso ainda pode ser detectado anos após a operação do ouvido médio, com apenas uma porcentagem muito pequena de pacientes (5%) reclamando de distúrbios do paladar. Não foram encontrados distúrbios do paladar de longa duração nesses estudos.[35,46]

AMIGDALECTOMIA E CIRURGIA OROFARÍNGEA

Pacientes submetidos a cirurgias orais prévias como amigdalectomia, cirurgias da região retromolar, base de língua ou regiões parafaríngeas podem evoluir também com alterações gustativas. Acredita-se que o dano ao ramo lingual do nervo glossofaríngeo que inerva a parte posterior da língua seja a principal causa dessa complicação. No entanto, a lesão dos ramos tonsilares do nervo glossofaríngeo e do palato mole também deve ser considerada uma causa de disgeusia.[15]

Estudos prospectivos em que a função do paladar foi medida mostraram que distúrbios temporários do paladar após a amigdalectomia podem ocorrer em cerca de 10-20% dos casos.[47] Distúrbios temporários do paladar ocorrem em pouco mais de 30% e distúrbios do paladar de longa duração (mais de 6 meses após a amigdalectomia) ocorrem em cerca de 5% dos pacientes.[8]

CIRURGIAS LARÍNGEAS COM MICROLARINGOSCOPIA DE SUSPENSÃO E INTUBAÇÕES OROTRAQUEAIS

As intervenções e operações que envolvem a compressão da língua por muitos minutos podem causar danos ao paladar e à sensibilidade lingual. Na literatura, a intubação traqueal,[48] o uso de máscara laríngea[49] e a microlaringoscopia/laringoscopia de suspensão[50] foram causalmente associados ao distúrbio do paladar.

DEFICIÊNCIAS NUTRICIONAIS

Uma alimentação saudável e equilibrada é fundamental para boa função gustativa, devendo contemplar aspectos qualitativos e quantitativos para fornecimento energético e nutritivo adequado a cada indivíduo, devendo dar prioridades às variedades como: visualmente atrativas, com diferentes sabores, cores, formas, texturas e aromas.[12,13,51] Déficits associados de vitamina B12 e B6, zinco e cobre também podem ser a causa de distúrbios do paladar, assim como doenças hepáticas.[26,51]

Diversos distúrbios nutricionais e eletrolíticos têm como complicação principal a disfunção do sistema nervoso central. A disgeusia pode representar uma inadequação do estado nutricional, reflexo de desnutrição, ingestão deficiente de nutrientes, desordens metabólicas, alteração dos níveis séricos e teciduais de nutrientes, seguindo de alterações intracelulares em funções bioquímicas e estruturais.

Mostramos nos Quadros 19-1 e 19-2, as principais deficiências de vitaminas e sais minerais relacionados com a disgeusia.

Quadro 19-1. Vitaminas Relevantes da Carência de Micronutrientes que Influenciam na Função Sensoperceptiva Gustativa

Vitaminas	Evidências e consequências
Vitamina A	É necessária para a atividade de reparação tecidual. Sua deficiência promove diminuição do paladar; inflamação, descamação ou queratose da mucosa oral; retarda o crescimento ósseo; prejudica a formação de dentes; aumenta o risco de infecções; leucoplasia; xerostomia; hipertrofia gengival, e em doses elevadas é tóxica
Vitaminas do complexo B (B1, B2, B3, B5, B6, B7, B9, B12)	Atua no metabolismo de carboidratos, proteínas e lipídios; auxilia nas funções hemolíticas, hepáticas e cerebrais; evita depressão e fadiga. Sua deficiência promove diminuição do paladar; halitose; atrofia papilar; língua magenta; fissuras; glossite; mucosite; estomatite; dor e queimação oral; glossodinia; gengivite ulcerativa; queilite angular dos lábios; parestesia; deslocamento de fibras periodontais; produção anormal de proteínas na matriz extracelular óssea; displasia epitelial da mucosa oral e leucoplasia
Vitamina C	Necessária para a síntese de colágeno. Sua deficiência ocasiona alteração da sensação gustativa; diminuição da produção de colágeno, retardo no crescimento e reparo ósseo; resposta tecidual exagerada; maior risco de infecção; fragilidade dos vasos sanguíneos; aumento dos sinais e sintomas periodontais; cicatrização lenta e escorbuto
Vitamina D	Ajuda na absorção de cálcio; regula o sistema imunológico, cardiovascular e muscular. Sua deficiência ocasiona diminuição na percepção gustativa; ossificação inadequada; retarda o crescimento ósseo. Se ingerida em doses elevadas, é tóxica, o que interfere no metabolismo
Vitamina K	Importante na síntese de proteínas; na coagulação sanguínea; na fixação de cálcio; no desenvolvimento e manutenção dos ossos. Sua deficiência no organismo dificulta a absorção de proteínas; diminuição do paladar; aumento no risco de sangramento e candidíase; prejudica a regeneração óssea; calcificação incompleta dos dentes e do osso alveolar; osteomalacia e raquitismo

(Fonte: Adaptado de VIANNA, 2016)[21]

Quadro 19-2. Minerais Associados à Disfunção Quimiossensorial do Paladar e no Desequilíbrio Homeostático do Organismo

Eletrólitos	Evidências e consequências
Fluoreto	Reforça a matriz extracelular óssea; está presente na saliva, sendo dinamicamente importante nos fenômenos de desmineralização e remineralização dos dentes, podendo prevenir a formação de cáries dentárias
Ferro	Transporta oxigênio; atua na fabricação de células e na síntese de DNA; previne anemia e disfunção do sistema imunológico. Sua deficiência tem como consequência a queilite angular; dor e queimação da língua; atrofia e desnudamento de papilas; glossite e maior risco de infecções. Sua deficiência inclui sintomas como palidez dos lábios e mucosa bucal; cansaço; falta de apetite; apatia; palpitações e taquicardia
Cálcio	Está relacionada com o desenvolvimento dos ossos e dentes; controle da permeabilidade da membrana; liberação de hormônios e neurotransmissores; mitose; metabolização do ferro e coagulação sanguínea. Sua deficiência promove calcificação incompleta dos dentes, raquitismo, osteomalacia, reabsorção óssea excessiva, fragilidade óssea, osteoporose, maior tendência à hemorragia, aumento da mobilidade do dente e perda prematura
Cobre	Ajuda na formação das células sanguíneas, hormônios e enzimas antioxidantes; formação da bainha de mielina e expressão gênica. Redução das trabéculas do osso alveolar, diminuição da vascularização dos tecidos, maior fragilidade tecidual são algumas das consequências de sua deficiência no organismo
Zinco	Perda ou distorção do sentido de paladar e olfato, perda da sensibilidade de língua, cicatrização lenta, prejuízo da queratinização e espessamento das células epiteliais, atrofia da mucosa bucal, maior susceptibilidade à doença periodontal e candidíase, xerostomia. É importante no metabolismo celular, no crescimento, resposta imune, função neurológica e de reprodução
Magnésio	Ativa enzimas envolvidas na síntese de matriz extracelular óssea. Fragilidade do osso alveolar, hipertrofia gengival são as consequências mais relatadas em razão de sua deficiência
Fósforo	Está presente em todas as membranas celulares, integrando a estrutura dos ossos e dentes. Atua no metabolismo; contração muscular; digestão; excreção; equilíbrio hormonal; reações químicas e na reparação celular. Quando em déficit no organismo, pode promover a calcificação incompleta dos dentes, susceptibilidade à doença periodontal causada por efeitos sobre o osso alveolar; diminuição na capacidade de percepção dos sabores; raquitismo e outros

Fonte: Adaptado de VIANNA, 2016.[21]

INFECÇÃO PELO SARS-CoV-2

Atualmente, a *Coronavirus disease 2019* (COVID-19), causada pelo *Severe Acute Respiratory Syndrome CoronaVirus 2* (SARS-CoV-2), tem elevada taxa de transmissão e provocou a morte de milhares de indivíduos em todo o mundo. O achado clínico relatado dessa enfermidade, mais prevalente, tem sido as alterações gustativas e olfativas.[34,52-55]

MEDICAMENTOS

Um dos efeitos adversos da farmacoterapia, relatado clinicamente, é o comprometimento do paladar. Isso chama a atenção para a importância de o profissional reconhecer as alterações quimiossensoriais que os fármacos podem desenvolver, e relatar ao paciente antes de iniciar o tratamento. Sabe-se que os medicamentos podem alterar o sabor dos alimentos através da alteração na composição salivar ou por interação com diversos locais de ação, como receptores periféricos, vias neurais e até mesmo no cérebro (Quadro 19-3).[10,15-17,20,56]

Quadro 19-3. Principais Fármacos que Têm como Efeito Adverso a Disgeusia

Classificação	Subdivisão	Medicamentos
Analgésico		Paracetamol; tramadol; buprenorfina
Antiasmáticos e broncodilatadores		Beclometasona; cetotifeno; ipratropio; nedocromil; salbutamol; tiotrópio
Antiemético e antivertiginoso		Apreptant; granisetrom; metoclopramida
Antimicrobianos	Antibióticos	Amoxicilina; ácido clavulânico; penincilina; procaína; piperacilina; cefalosporinas; clindamicina; lincomicina; estreptomicina; tobramicina; azitromicina; claritromicina; tetiltromicina; ampicilina; metronidazol; tetraciclina; ciprofloxacina; levofloxacina; moxifloxacina; norfloxacina; ofloxacina; etambutol; isoniazida; rifabutina
Antimicrobianos	Antivirais	Aciclovir; amantadina; boceprevir; didanosina; ganciclovir; inibidores de protease; oseltamivir; ribavirina; valganciclovir; zidovudina; indinavir; saquinavir; cloroquina; hidroxicloroquina
Antimicrobianos	Antifúngicos	Anfotericina B; caspofungina; fluconazol; hitraconal; micafungina; miconazol; terbinafina; voriconazol
Anti-inflamatórios		AAS; cetorolac; ibuprofeno; naproxeno; diclofenaco sódico; diclofenaco potássico; nabumetona; sulindac; hidrocortisona; prednisona
Anti-hiperlipidêmicos	Derivados do ácido fibrático	Genfibrosil
Anti-hiperlipidêmicos	Inibidores de HMGcoa redutase	Estatinas; colestiramina; fibratos; sinvastatina; artovastatina
Anti-hiperlipidêmicos	Inibidores de HMGcoa redutase	Estatinas; colestiramina; fibratos; sinvastatina; artovastatina
Anti-hipertensivos	Inibidores da enzima conversora de angiotensina	Captopril; ramipril; enalapril; lisinopril; clortalidona; perindopril
Anti-hipertensivos	Antagonista dos receptores de angiotensina	Losartan; valsartan; eprosartan; candesartan
Anti-hipertensivos	Bloqueadores dos canais de cálcio	Nifedipina; amlodipina; diltiazem; nifedipina; verapamilo

(Continua.)

Quadro 19-3. *(Cont.)* Principais Fármacos que Têm como Efeito Adverso a Disgeusia

Classificação	Subdivisão	Medicamentos
Anti-hipertensivos	Bloqueadores beta-adrenérgicos	Esmolol; labetalol; metropolol; propranolol
Antineoplásico		Bleomicina; carboplatina; carmostina; ciclofosfamida; cisplatina; citarabina; doxorrubicina; gencitabina; irinotecano; metotrexato; oxaliplatina; pemetrexedo; taxanos; tegafur; vincristina; vinflunina; vinorrelbina; 5-fluorouracil; bortezomibe; cabozantinibe; cristotinibe; dasatinibe; everolimos; imatinibe; lenvatinibe; olaparibe; pazopanibe; sorafenibe; sunitinibe; temsirolimus; vandetanibe; vemurafenib; vismodegibe; enzalutamida; fulvestrant; alemtuzumabe; azatioprina; cetuximabe; interferon alfa; interferon gama; peginterferon alfa 2b; micofenolato de mofetilo; pertuzumabe; trastuzumabe
Antitireoidianos		Carbimazol; metimazol; tiamazol; levotiroxina sódica; propiltiouracil
Anestésicos locais		Benzocaína; prilocaína; procaína
Diurético	Perdedores de potássio	Espironolactona; amilorida; clorotalidona; furosemida; metazolona; triamtereno
Diurético	Tiazídicos	Hidroclorotiazida
Incontinência urinária		Oxibutina
Medicação neurológica	Anticonvulsivante e antiepiléticos	Carbamazepina; felbamato; fenitoina; oxcarbamazepina; pregabalina; topiramato
Medicação neurológica	Antiparkinsoniano	Levodopa; carbidopa; pergolida; seleginina; apormofina; entacamona
Medicação neurológica	Triptanos (enxaqueca)	Eletriptano; frovartriptano; rizatriptano; sumatriptano; zolmitriptano
Medicação psiquiátrica	Antidepressivo	Fluoxetina; fluvoxamina; paroxetina; doxepina; imipramina; amitriptilina; clomipramina; desipramina; doxepina; imipramina; nortriptilina; citalopram; sertralina; bupropiona; duloxetina; mirtazapina; trazodona; venlafaxina
Medicação psiquiátrica	Antipsicóticos e estabilizadores de humor	Asenapina; cloropromazina; olanzapima; risperidona; lítio; buspar; carbonato de lítio; haloperidol
Medicação psiquiátrica	Ansiolítico e hipnóticos	Buspirona; alprazolam; clonazepam; triazolam; flurazepam; eszoplicone; zolpidem; zoplicone
Medicamentos para dependência de drogas		Acamprosato; dissulfiram; naltrexino; bulpropiona; vareniclina

(Continua.)

Quadro 19-3. *(Cont.)* Principais Fármacos que Têm como Efeito Adverso a Disgeusia

Classificação	Subdivisão	Medicamentos
Relaxante muscular		Placofeno; ciclobenzaprina
Corticosteroides		Beclometasona; fluticasona; hidrocortisona; prednisona
Antidiabéticos		Insulina; metformina; sulfunilureias
Afeções oculares		Acetazolamida; apraclonidina; brimonidina; brinzolamida; carteolol; dorzolamida; olopatadina
Medicamentos para gota		Alopurinol; colchicina; febuxostate
Anti-histamínico		Azelastina; clorafenamida; laratadina; prometazina
Descongestionante		Pseudoefedrina
Antirreumático		Penicilamina; sulfassalazina
Modificadores de secreção gástrica		Cimetidina; famotidina; ranitidina; inibidores da bomba de prótons; sucralfato; misoprostol
Outros		Ácido carglúmico; ácidos gordos poli-insaturados ômega; agalsidade alfa; bifosfonatos; cálcio injetável; clorexidina; desferroxamina; diatrizoato de meglumina; dinoprostona; ergocalciferol; fator VIII; fator IX; ferro; filgrastim; glicopirronilo; hexetidina; clorexidina; isotretinoína; loperamida; oxibutinina; teriparatida; toxina butolínica tipo B; vacina de hepatite A (...)

Fonte: Adaptado de SIMON, 2019.[55]

HÁBITOS

Fumantes, alcoólatras e usuários de *crack*, por exemplo, frequentemente experimentam toxinas (nicotina, monóxido de carbono, cianeto, etanol, coca e outros). Essas drogas afetam a sensibilidade do paladar, estimulando diretamente os receptores gustativos, não apenas alterando o processo normal de transmissão e as funções celulares, mas também o fluxo salivar.[10,11,15,17,20,57,58]

CAUSAS IDIOPÁTICAS

Embora existam numerosas causas de disfunção do paladar, ainda há casos em que a etiologia não pode ser identificada, sendo assim, classificada como idiopática. Sugere-se que a disgeusia idiopática pode ser uma neuropatia, no entanto, não há evidências que comprovem a teoria.[10,12,17,59]

CAUSAS OCUPACIONAIS

Trabalhadores com exposição crônica e sem proteção a resíduos petroquímicos e produtos químicos: como chumbo, cobre, mercúrio; pesticidas e outros, podem evoluir com alterações no paladar.[11,17]

EXAME FÍSICO

Saburra lingual, doença periodontal, o uso de prótese, glossite migratória, língua geográfica, entre outras condições orais são reconhecidas como preditores para alterações do paladar. Diminuição da quantidade e qualidade de saliva, com descamação epitelial da mucosa bucal acima dos limites normais, papilas linguais atróficas, aparência lobulada e fissurada da língua, vermelhão do lábio seco com fissuras.[10,15,17,23]

MÉTODOS COMPLEMENTARES DE DIAGNÓSTICO

Nesse tópico, faremos uma revisão sobre métodos psicofísicos, eletrofisiológicos e de imagem utilizados para avaliação do paladar, bem como suas vantagens e desvantagens. Ao contrário do que é visto no estudo do olfato, existem poucas publicações normatizando as investigações do paladar e poucos procedimentos foram desenvolvidos para sua avaliação objetiva.

A eletroencefalografia, a ressonância magnética nuclear funcional e a encefalografia magnética são testes objetivos que não dependem da resposta do paciente. Eles são empregados, principalmente, em pesquisas e sua aplicação clínica é limitada. Já os testes psicofísicos são subjetivos e seus resultados se baseiam nas respostas dos pacientes. A maior parte dos testes pressupõem que o paladar é composto por um conjunto de conexões sensoriais independentes, que podem ser avaliadas por sistemas separados, sensíveis em graus diferentes aos sabores doce, azedo, amargo, salgado, saboroso e, possivelmente, outras sensações como por exemplo gorduroso.

AVALIAÇÃO QUÍMICA DO PALADAR

Avaliar o paladar de forma quantitativa é mais difícil do que a avaliação do olfato, isso porque os receptores do paladar se distribuem de forma variável na cavidade oral, e são inervados por diferentes nervos. Os receptores localizados nas papilas fungiformes, da região anterior da língua, são inervados pelo nervo corda do tímpano, ramo do VII par dos nervos cranianos, que também inerva os receptores das papilas foliadas anteriores. Os receptores da região anterior do palato mole são inervados pelo nervo petroso superficial maior, que acompanha o VII par, enquanto a região posterior do palato mole é inervada pelos ramos faríngeos do IX par craniano (nervo glossofaríngeo), que também inerva os receptores localizados nas papilas foliadas e valadas da região posterior da língua. Os receptores do paladar localizados no esôfago e na superfície da epiglote são inervados pelo X par craniano. Dessa forma, para testar as diferentes concentrações dos químicos representativos de doce, azedo, amargo, salgado e saboroso, em cada uma dessas regiões, de cada lado da cavidade oral, seriam necessários, no mínimo, 1.000 testagens, o que tornaria essa avaliação impossível. Geralmente esses testes são feitos de duas formas: "da boca toda", onde o paciente toma um gole das soluções e, em seguida, entre as soluções, faz um bochecho e expele água, ou de forma regional, onde as soluções são colocadas em contato com as diferentes regiões da língua. Neste, são testadas as regiões esquerda e direita anteriores da língua (VII par) e posteriores da língua (IX par). Enquanto o primeiro consegue nos dar uma ideia geral do paladar do paciente, ele é incapaz de identificar lesões isoladas dos nervos. Bornestein WS[60] defendia que tanto a avaliação da boca como um todo quanto a avaliação de uma única área da língua são ineficazes em detectar alterações patológicas do paladar, pois nas lesões orgânicas diferentes partes da língua estão acometidas em diferentes graus. Logo a avaliação das diferentes áreas, separadamente, se faz necessário.

Testes Limiares

A maior parte deles avalia a capacidade do indivíduo e detectar, reconhecer e perceber as diferentes intensidades de sabor das soluções, sendo os mais utilizados. E os valores limiares obtidos podem ser comparados entre os indivíduos.

A eletrogustometria tornou-se um teste limiar bastante difundido pelo fato de o estímulo elétrico poder ser confinado a pequenas regiões da língua, e não haver a necessidade da lavagem da boca entre os estímulos, ou preparação e armazenamento das soluções a serem testadas. Nela, o estímulo elétrico produz uma sensação fugaz, algumas vezes um gosto metálico ou amargo, e mais raramente salgado.[61]

Testes Limiares Químicos

Apesar de existirem numerosos procedimentos, muitos falham em diferenciar detecção de reconhecimento dos sabores. O limiar de reconhecimento requer que o paciente reporte o sabor específico, por exemplo, doce, não apenas a presença de algo, que não consegue descrever. Procedimentos nos quais o paciente tem que dar uma resposta, onde são feitas comparações com soluções sem sabor, não são muito utilizados, pois geram confusão no indivíduo.[62] Existem métodos de estímulos constantes, aonde um sabor é apresentado, em diferentes concentrações próximas do limiar, de forma repetida e randomicamente. E existem métodos de estímulos escalonados, aonde os estímulos são apresentados em concentrações ascendentes. Este último é mais empregado, por ser mais rápido. Nele, o estímulo é apresentado, inicialmente, numa concentração subliminar, e vai aumentando essa concentração até o estímulo ser percebido (limiar de detecção do paciente) ou ter seu sabor identificado (limiar de reconhecimento). Em alguns casos, como na adaptação de ASTM (*Standard Practice for Determination of Odor and Taste Thresholds*) para este método,[4] o paciente tem que dar uma resposta a cada concentração.[63]

Esses testes podem ser influenciados por diversos fatores, como quantidade e natureza da saliva presente na boca,[7,60] concentração da solução testada ser inferior ao limiar de identificação[64] ou mesmo supraliminar,[5] temperatura da água,[65] volume das soluções testadas, sendo que volumes maiores têm limiares menores,[66] região da língua estimulada, sendo maior a sensibilidade, logo menor o limiar encontrado, quanto maior a área testada e quando a área testada tem maior número de papilas.

Além de todas as variáveis citadas acima, sexo e idade também alteram a sensibilidade do paladar.

INFLUÊNCIA DO PALADAR NA ALIMENTAÇÃO

Experiências anteriores e culturais, sem dúvida, interferem na alimentação. Independente disso, associações também são percebidas entre a sensibilidade aos sabores, especialmente os amargos, e a preferência alimentar, sendo que pessoas mais sensíveis ao sabor amargo têm rejeição a um número maior de alimentos.[7]

Testes Supralimiares

Por definição, são testes que avaliam estímulos acima do limiar da maior parte das pessoas. Os procedimentos mais comuns avaliam a identificação, discriminação, memória, e percepção de intensidade e prazer do sabor.

Teste de Identificação do Paladar da Boca Inteira

Num teste da boca inteira, 5 concentrações de sacarose (0,08; 0,16; 0,32; 0,64; 1,28 molar), cloreto de sódio (0,032; 0,064; 0,128; 0,256; 0,512 molar), ácido cítrico (0,0026; 0,0051; 0,0102; 0,0205; 0,0410 molar) e cafeína (0,0026; 0,0051; 0,0102; 0,0205; 0,0410 molar) são oferecidas ao paciente em amostras de 10 mL, de forma contrabalanceada.[67] O paciente coloca a solução na boca, faz um bochecho e cospe, indicando qual o sabor da solução (doce, salgado, azedo ou amargo), sua percepção da intensidade e o prazer deste sabor. São administrados 40 estímulos (4 sabores × 5 concentrações × 2 tentativas).

Teste de Identificação do Paladar Regional

A maior parte dos testes de paladar regionais avalia a metade anterior da língua, direita e esquerda, mas alguns testam também o terço posterior, que é inervado pelo IX par craniano. Em um teste clínico, 15 microlitros de sacarose (0,49 molar), cloreto de sódio (0,31 molar), ácido cítrico (0,015 molar), e cafeína (0,04 molar), equiparados em viscosidade com o uso de celulose (~ 1,53 mm^2/s) são colocados nas regiões da língua de forma contrabalanceada, usando micropipeta.[68] Em cada tentativa, o paciente refere se a solução é doce, salgada, azeda ou amarga antes de retrair a língua e lavar com água deionizada. São realizados um total de 96 testes (4 sabores × 4 regiões da língua × 6 repetições) e o paciente tem, obrigatoriamente, que dar 96 respostas.

Como nos testes da boca inteira, existem poucos dados normativos, publicados em literatura, sobre disfunções regionais de paladar relacionadas com indivíduos-controle normais. Uma exceção é o estudo[69] que mostrou não existir diferença significativa entre os lados direito e esquerdo na sua amostra-controle. Para uma avaliação clínica de rotina, esses resultados de controle publicados podem ser utilizados, mas, para fins de pesquisa, é importante se estabelecer dados de controle da própria população a ser estudada, evitando assim erro em razão da influência das variáveis sociais, étnicas, linguísticas e ocupacionais.

Eletrogustometria

Como mencionado anteriormente, a avaliação do paladar através de estímulos elétricos apresenta diversas vantagens do ponto de vista prático. A duração e a extensão do estímulo elétrico são facilmente controladas, dispensa a lavagem da cavidade oral entre os estímulos, áreas do palato também podem ser testadas e dispensa o preparo e armazenamento das soluções. Além do mais o aparelho é portátil, podendo ter seu uso adaptado para avaliações clínicas e hospitalares.

Usualmente, a eletrogustometria usa corrente de microamperagem baixa, com meio segundo de duração, aplicadas com um eletrodo de aço inoxidável, geralmente o ânodo. O catodo geralmente é colocado na nuca ou na mão. Como o aparelho gera uma corrente constante, elimina questões associadas a diferentes resistências por conta do tamanho do corpo, composição ou distância entre os eletrodos. Mesmo assim, a base fisiológica da produção da sensação de paladar pelo estímulo elétrico permanece controversa, pois o mesmo raramente gera um sabor clássico. No entanto, estudos funcionais de imagem, mostram que esses estímulos elétricos na língua ativam as mesmas áreas cerebrais, relacionadas com o paladar, ativadas pelos estímulos químicos.

Teste de Eletrogustometria Limiar e Supralimiar

No teste de eletrogustometria limiar, o procedimento mais comumente empregado é o de escada, onde os estímulos aplicados vão aumentando até encontrarem o menor estímulo percebido pelo paciente, naquela região. O menor estímulo percebido por indivíduos normais é -4 µA.

Como nos estímulos químicos, os dados variam muito entre os estudos e dados normativos são raros. Os limiares da eletrogustometria também são influenciados por idade e sexo, apesar de outras diferenças individuais maiores frequentemente diminuirem seus efeitos.

Poucos estudos foram realizados avaliando a sensibilidade a estímulos elétricos em níveis supralimiares.

Potenciais Relacionados com Estímulos Gustatórios

Apesar de inicialmente terem sido estudados usando estímulo elétrico,[70] logo aparelhos que utilizavam estímulos químicos foram desenvolvidos em razão de a preocupação avaliar também as papilas gustativas, que com o estímulo elétrico era negligenciada. Foram realizados vários estudos desenvolvendo diferentes sistemas, sendo dois mais refinados, um desenvolvido por Plattig KH,[70] que usava cloreto de sódio, e outro desenvolvido por Kobal G[71] e replicado e ampliado por Hummel T, et al.[72] que usavam vapor de ácido acético.

Os potenciais foram registrados nas posições padrão do couro cabeludo, sendo o vértice o local que registrou os maiores potenciais. A medida que se aumentou a concentração do ácido, a latência dos potenciais diminuiu e aumentou a amplitude.

No estudo de Hummel et al., um paciente que referia hemiageusia apresentou ausência de potenciais ipsolaterais. Curiosamente, ao contrário do que se vê nos testes limiares psicofísicos, mulheres apresentaram amplitudes maiores e latências menores que os homens.

ESTUDOS DE IMAGEM

O advento e a evolução da tomografia por emissão de pósitrons (PET) e da ressonância magnética nuclear funcional (RMNf) permitiu uma avaliação mais global, in vivo, da atividade cerebral gustatória em humanos, mas a resolução limitada das máquinas dificultaram a definição do córtex gustatório primário.[73] Um estudo pioneiro de Kobayakawa T, et al.[74] usando encefalografia magnética (EGM) encontrou dipolos na área de transição entre a ínsula e a face interna do opérculo. Estudos subsequentes com PET e RMNf identificaram áreas ativadas pelos estímulos gustativos no córtex parietal do opérculo e ínsula, córtex cingulado e córtex órbito frontal (COF).[75] Outros estudos demonstraram que estímulos elétricos na língua[76] ou mesmo água[77] eram capazes, também, de promover aumento dos sinais na RMNf em áreas ativadas por soluções de NaCl e glicose.

APLICAÇÃO PRÁTICA

Apesar de termos tentado ao longo desse capítulo mostrar diferentes métodos que podem ser realizados para avaliar o paladar de um indivíduo, quando um teste pode levar horas para ser realizado, em um único paciente, isso o torna muito difícil de ser utilizado na clínica, ou até mesmo em pesquisas.

A utilidade de qualquer desses testes pode ser comprometida por problemas físicos ou mentais do paciente, e em portadores de doenças como Parkinson ou Alzheimer podem tornar os testes ainda mais demorados.

Existem poucas opções de testes disponíveis comercialmente, mas a eletrogustometria, como falamos anteriormente, tem-se mostrado muito prática para uma avaliação rápida do limiar do paladar, podendo-se acessar a região lingual anterior, direita e esquerda, em 10 minutos. Ou fazer uma avaliação mais detalhada em escada em até 30 minutos. Outras alternativas disponíveis são sprays com sabor ou tiras de papel filtro, mas, para esses, é importante estabelecer, para cada sabor, o limiar, por idade, da sua população através da testagem de um grupo controle.

Procedimentos que avaliem a boca toda são mais rápidos e refletem a percepção geral do paladar do paciente, mas deixam passar possíveis lesões unilaterais ou regionais, localizadas nas áreas das papilas gustativas do VII e do IX par de nervos cranianos. Sendo assim, sempre que possível, deve-se testar pelo menos a região anterior da língua, direita e esquerda.

REFERÊNCIAS BIBLIOGRÁFICAS

1. Baharvand M, et al. Taste alteration and impact on quality of life after head and neck radiotherapy. Jf Oral Pathol Med. 2012.
2. Deems DA, Doty RL, Settle RG, et al. Smell and taste disorders, a study of 750 patients from the University of Pennsylvania Smell and Taste Center. Arch Otolaryngol – Head Neck Surg. 1991;117:519-28.
3. Alves LMT, Dantas RO. Percepção de sabores em pacientes com acidente vascular encefálico. Rev. CEFAC. 2011;13(6).
4. ASTM. Standard Practice for Determination of Odor and Taste Thresholds by a Forced-chocie Ascending Concentration Series Method of Limits (E679–97 & E679–04). Philadelphia: American Society for Testing and Materials; 1997.
5. Doty RL, Laing DG. Psychophysical measurement of human olfactory function. In: Doty RL. (Ed.). Handbook of Olfaction and Gustation. 3rd ed. Hoboken, N.J.: John Wiley& Sons; 2015. p. 229-61.
6. Dutcosky SD. Análise sensorial de alimentos. Curitiba: Editora Champagnat, 2011. 3.
7. Hahn H. Die Adaptation des Geschmackssinnes. Zeitschriftfur Sinnesphysiologie. 1934;65:1051-45.
8. Heiser C, et al. Perturbação do paladar após amigdalectomia - Um estudo prospectivo. Laryngoscope. 2010.
9. Lopes ACF, et al. Prevalência de alterações gustativas em idosos em uso crônico de fármacos. Geriatr Gerontol Aging. 2015;9(4):132-7.
10. Regezi JA, Sciubba JJ, Jordan RCK. Patologia oral: correlações clinicopatológicas. Rio de Janeiro: Elsevier; 2017. 7.
11. Strapasson GC, et al. Fatores que alteram a percepção do sabor. Infarma: Ciências Farmacêuticas. 2013;25(2).
12. Tortora GJ, Derrickson B. Princípios de anatomia e fisiologia. 14 ed. Rio de Janeiro: Guanabara Koogan; 2016.
13. Vaira LA, et al. Anosmia and Ageusia: Common Findings in COVID-19 Patients, The Laryngoscope, The American Laryngological, Rhinological and Otological Society, Inc., 2020.
14. Abrão ALP, et al. O que o reumatologista deve saber sobre as manifestações orofaciais de doenças reumáticas autoimunes. Rev Bras Reumatol. 2016;56(5):441-50.
15. Barros Ó, et al. Disgeusia: a propósito de um caso clínico. Rev Port Med Geral Fam. Lisboa. 2015;31(4):272-6.
16. Continl B. Avaliação da alteração de paladar em crianças e adolescentes com câncer. Trabalho de Conclusão de Curso (Graduação em nutrição) – Universidade Federal do Rio Grande do Sul, Porto Alegre, 2011.
17. Neville BW, et al. Patologia oral e maxilofacial. 4. ed. Rio de Janeiro: Elsevier; 2016.
18. Paini D. Sensibilidade gustativa aos quatro sabores básicos e estado nutricional em adolescentes. Dissertação (Mestrado) – Universidade Federal do Rio Grande do Sul, Faculdade de Medicina, Porto Alegre, RS, 2019.
19. Rohde K, Schamarek I, Bluher M. Consequences of obesity on the Sense of Taste: Taste Buds as Treatment Targets? Diabetes & Metabolism Journal. 2020;44(4):509-28.
20. Von Atzingen MCBC, Pinto e Silva MEM. Características sensoriais dos alimentos como determinante das escolhas alimentares. Nutrire: Rev Soc Bras Alim Nutr. 2010;35(3):183-96.

21. Vianna M, et al. Fatores que interferem na percepção do paladar no idoso. 2016. Trabalho de Conclusão de Curso (Bacharel em Nutrição). Centro Universitário IBMR/Laureate International Universities, Rio de Janeiro, 2016.
22. López-Gutiérrez NP, Contreras-Salazar MJ, Ramíres RE. Estado nitricio, presión arterial y su relácion com la disgeusia em adultos mayores com hipertensión arterial sitémica de Aguascalientes, México. Lux Medica. 2020;15(43):25-33.
23. Venturi B. Por que perdemos o paladar? Saiba como este fenômeno pode acontecer. Sorrisologia. Rio de Janeiro [Internet], 2016.
24. Nunes FF. Avaliação nutricional do paciente cirrótico: comparação entre diversos métodos. Scientia Médica. 2012;22(1):12-7.
25. Soares MA, et al. Reações adversas gastrointestinais: distúrbios do paladar. Guia de reações adversas a medicamentos, 2016.
26. AWMF. Transtornos do paladar - diretrizes sobre epidemiologia, fisiopatologia, classificação, diagnóstico e terapia, 2007.
27. Fitzgerald C, et al. A Running. Characterizing Dysgeusia in Hemodialysis Patients, Chemical Senses. 2019;44(3):165-71.
28. Syed MDQ, Hendler DDSKT, Koncilja MDK. The impact of aging Medical Status on Dysgeusia. Am J Med. 2016;129 (7).
29. Neto FXP, et al. Anormalidades sensoriais: olfato e paladar. Arq Int Otorrinolaringol. 2011;15(3):350-8.
30. Guillén CJA. Impacto da asma sobre a sensibilidade gustativa e o comportamento mastigatório e alimentar em crianças. Dissertação(Mestrado). Universidade Estadual de Campinas: Faculdade de Odontologia de Piracicaba. Piracicaba, 2019.
31. Henkin RI, Larson AL, Powell RD. Hypogeusia, disgeusia, hiposmia e disosmia após infecção semelhante a influenza. Ann Otol Rhinol Laryngol. 1975;84(5-1):672-82.
32. Sakashita S, et al. Distúrbios do paladar em portadores e não portadores saudáveis de cândida albicans e em pacientes com candidose da língua. J Dermatol. 2004;31(11):890-7.
33. Wang H, et al. Inflamação e distúrbios do paladar: mecanismos nas papilas gustativas. Ann NY Acad Sci. 2009;1170:596-603.
34. Temmel AF, et al. Função do paladar na xerostomia antes e após o tratamento com um substituto da saliva contendo carboximetilcelulose. J Otolaryngol. 2005;34(2):116-20.
35. Saito T, et al. Resultados de acompanhamento de longo prazo de eletrogustometria e distúrbio subjetivo do paladar após cirurgia do ouvido médio. Laryncospe. 2001;111(11-1):2064-070.
36. Pereira GL, et al. Laserterapia nos transtornos das glândulas salivares e do paladar em pacientes submetidos a radioterapia: Revisão de literatura. Rev HU. 2020;46(1):8.
37. Rothwell BR. Prevenção e tratamento das complicações orofaciais da radioterapia. J Am Dent Assoc. 1987;114(3):316-22.
38. Seikaly H, et al. Resultados de longo prazo da transferência da glândula submandibular para a prevenção da xerostomia pós-radiação. Arch Otolaryngol Head Neck Surg. 2004;130(8):956-61.
39. Alexander C, et al. Efeitos colaterais intermediários e de longo prazo da terapia de alta dose com radioiodo para carcinoma da tireóide. J Nucl Med. 1998;39(9):1551-4.
40. Goyal A, Singh PP, Dash G. Chorda tympani na doença inflamatória crônica do ouvido médio. Otolaryngol Head Neck Surg. 2009;140(5):682-6.
41. Landis BN, et al. Gustatory function in chronic inflammatory middle ear diseases. Laryngoscope. 2005;115(6):1124-1127.
42. Sano M, et al. Influência das doenças crônicas do ouvido médio na função gustativa: um estudo eletrogustométrico. Otol Neurotol. 2006;28:44-47.
43. Gedikli O, et al. Histopathological changes of chorda tympani in chronic otitis media. Laryngoscope. 2001;111(4-1):724-7.
44. Clark MP, O'Malley S. função do nervo Chorda tympani após cirurgia do ouvido médio. Otol Neurotol. 2007;28(3):335-34.
45. Michael P, Raut V. Lesão da corda do tímpano: resultados operatórios e sintomas pós-operatórios. Otolaryngol Head Neck Surg. 2007;136(6):978-81.

46. Just T, et al. Perturbação do paladar e recuperação da função gustativa após cirurgia do ouvido médio. Laryngorhinootologie. 2003;82(7):494-500.
47. Tomofuji S, et al. Perturbação do paladar após amigdalectomia e laringomicro-cirurgia. Auris Nasus Larynx. 2005;32(4):381-386.
48. Kadry MA, Popat MT. Lesão do nervo lingual após o uso de uma via aérea orofaríngea com cuff. Eur J Anaesthesiol. 2001;18(4):264-6.
49. Ahmad NS, Yentis SM. Máscara laríngea e lesão do nervo lingual. Anestesia. 1996;51(7):707-8.
50. Klussmann JP, et al. Complicações da laringoscopia de suspensão. Ann Otol Rhinol Laryngol. 2002;111:972-6.
51. Ferreira MJLL. Carências nutritivas no idoso. Monografia de graduação (Licenciatura em Gerontologia Social) - Escola Superior de Educação.João de Deus, Portugal, 2012.
52. Carrillo-larco RM, Altez-fernandez C. Anosmia and Dysgeusia in COVID-19: A systematic review. Wellcome Open Research, Londres. 2020;5(94):1-8.
53. Lovato A, Fllippis CD. Clinical Presentation of COVID-19: A Systematic. Review Focusing on Upper Airway Symptoms. Ear, Nose and Throat Journal, 2020.
54. Obiefuna S, Donohoe C. Neuroanatomy, Nucleus Gustatory. Treasure Island (FL): StatPearls Publishing, 2020.
55. Xydakis MS, et al. Smell and taste dysfunction in patients with COVID-19. Lancet Infect Dis. 2020;20(9):1015-6.
56. Simon A. Alterações do gosto provocadas por medicamentos. E Publicação Centro de informação de medicamentos. 2019.
57. Cunha DA, da Silva GAP, da Silva HJ. Repercussões da Respiração Oral no Estado Nutricional: Por Que Acontece? Arq. Int. Otorrinolaringol./Intl.Arch. Otorhinolaryngol. 2011;15(2);223-30.
58. Santos KW, Echeveste SS, Vidor DCGM. Influência da percepção olfativa e gustativa na fase oral da deglutição de indivíduos tabagistas. CoDAS. 2014;26(1):68-75.
59. Moura RGF, et al. Quantitative evaluation of taste in childhood populations: a systematic review. Braz J Otorhinolaryngol. 2015;81(1):97-106.
60. Bornstein WS. Cortical representation of taste in man and monkey. II. The localization of the cortical taste area in man, a method of measuring impairment of taste in man. Yale J Biol Med. 1940b;13:133-56.
61. Murphy C, Quinonez C, Nordin S. Reliability and validity of electrogustometry and its application to young and elderly persons. Chemical Senses. 1995;20:499-503.
62. Doty RL, Chen JH, Overend J. Taste quality confusions: Influences of age, smoking, PTC taster status, and other subject characteristics. Perception. 2017;46:257-67.
63. Jones FN. A forced-choice method of limits. Am J Psychol. 1956;69:672-3.
64. Richter CP, MacLean A. Salt taste threshold of humans. The American Journal of Physiology. 1956;126:1-6.
65. Hahn H, Günther H. Uber die Reize und die Reizbedingungen des Geschmackssinnes. Pflügers Arch Ges Physiol. 1932;231:48-67.
66. Grzegorczyk PB, Jones SW, Mistretta CM. Age-related differences in salt taste acuity. J Gerontol. 1979;34:834-40.
67. Soter A, Kim J, Jackman A, et al. Accuracy of self-report in detecting taste dysfunction. Laryngoscope. 2008;118:611-7.
68. Stinton N, Atif MA, Barkat N, Doty RL. Influence of smell loss on taste function. Behavioral Neuroscience. 2010;124:256-64.
69. Pingel J, Ostwald J, Pau HW, et al. Normative data for a solution-based taste test. Eur Arch Oto-Rhino-Laryngol. 2010;267:1911-7.
70. Plattig KH. [Electric taste. Stimulus intensity dependent evoked brain potentials following electric stimulation of the tongue in humans]. ZeitschriftFurBiologie. 1969;116:161-211.
71. Kobal G. Gustatory evoked potentials in man. Electroencephalography and Clinical Neurophysiology. 1985;62:449-54.
72. Hummel T, Genow A, Landis BN. Clinical assessment of human gustatory function using event related potentials. J Neurol Neurosurg Psychiatr. 2010;81:459-64.

73. Kinomura S, Kawashima R, Yamada K, et al. Functional anatomy of taste perception in the human brain studied with positron emission tomography. Brain Research. 1994;659:263-6.
74. Kobayakawa T, Endo H, Ayabe-Kanamura S, et al. The primary gustatory area in human cerebral cortex studied by magnetoencephalography. Neuroscience Letters. 1996;212:155-8.
75. Small DM, Prescott J. Odor/taste integration and the perception of flavor. Experimental Brain Res. 2005;166(3-4):345-57.
76. Barry MA, Gatenby JC, Zeiger JD, Gore JC. Hemispheric dominance of cortical activity evoked by focal electrogustatory stimuli. Chemical Senses. 2001;26:471-82.
77. Zald DH, Pardo JV. Cortical activation induced by intraoral stimulation with water in humans. Chemical Senses. 2000;25:267-75.

TRATAMENTO DOS DISTÚRBIOS DO PALADAR

CAPÍTULO 20

Deusdedit Brandão Neto ▪ Fabrizio Ricci Romano

INTRODUÇÃO

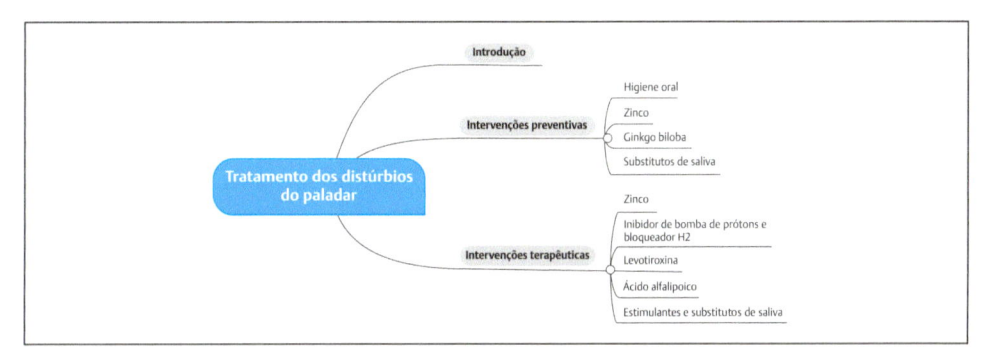

```
Tratamento dos distúrbios do paladar
├── Introdução
├── Intervenções preventivas
│   ├── Higiene oral
│   ├── Zinco
│   ├── Ginkgo biloba
│   └── Substitutos de saliva
└── Intervenções terapêuticas
    ├── Zinco
    ├── Inibidor de bomba de prótons e bloqueador H2
    ├── Levotiroxina
    ├── Ácido alfalipoico
    └── Estimulantes e substitutos de saliva
```

Como visto nos capítulos anteriores, as queixas gustativas são variadas e podem estar relacionadas com a intensidade ou qualidade com que percebemos os sabores e gostos.

- Distúrbios quantitativos:
  - *Hipogeusia*: um distúrbio quantitativo do paladar produzindo função gustativa reduzida;
  - *Ageusia*: um distúrbio quantitativo do paladar que produz ausência de função gustativa.
- Distúrbios qualitativos:
  - *Fantogeusia*: sensação de gosto desagradável persistente na cavidade oral sem a presença de um gatilho, alimento ou substância estimulante;
  - *Parageusia*: sensação de gosto desagradável na cavidade oral após contato com um gatilho.

Alguns autores ainda subdividem a **fantogeusia** em **cacogeusia**, quando pacientes experimentam gosto fecal ou pútrido na boca na ausência de qualquer alimento, e **torquegeusia,** quando experimentam gostos de produtos químicos, metálicos, queimados, excessivamente azedos ou salgados ou doces. Esses distúrbios de paladar podem estar relacionados com diversos fatores predisponentes, como uso de drogas ou medicações, traumas, infecções virais, inadequada higiene oral, doenças crônicas, tumores e tratamentos oncológicos com quimio e/ou radioterapia.

É fundamental que o médico conheça minuciosamente o histórico de saúde, os hábitos de vida e a queixa clínica do paciente para que possa traçar estratégias de tratamento. Este deve ser pautado na correção dos fatores basais modificáveis, como controle de doenças crônicas (hipotireoidismo), melhora dos hábitos de higiene oral e, sempre que possível, com exclusão de fatores desencadeantes: como cessação do tabagismo e do consumo de álcool e substituição de medicações com possíveis efeitos no paladar. Infelizmente, apesar da extensa lista de queixas e fatores desencadeantes, as intervenções disponíveis especificamente voltadas ao paladar atualmente são limitadas e carecem de evidência científica robusta. Estas intervenções são, na maioria das vezes, utilizadas empiricamente e costumam ser divididas em preventivas e terapêuticas.[1]

INTERVENÇÕES PREVENTIVAS
Procedimentos de Higiene Oral
Manter adequada higiene oral parece ser peça importante na manutenção das capacidades gustativas. A escovação da língua aparenta melhorar as habilidades gustativas de pessoas sem queixas de paladar, como mostrou estudo em que 16 adultos jovens escovaram ou rasparam a língua por 2 semanas com ligeira melhora das habilidades de reconhecimento do paladar para cloreto de sódio e quinino.[2] Enquanto o estudo de Ohno *et al.* observou que escovar a parte anterior da língua de pessoas idosas (90 participantes) melhorou significativamente seus limiares de reconhecimento de sabores salgados e azedos em poucos minutos, enquanto o enxágue bucal não teve efeito em suas habilidades gustativas.[3]

Outro estudo observou melhora significativa dos limiares de detecção de cloreto de sódio e doce de pessoas que vivem em lares geriátricos (23 participantes) após 5 semanas de profilaxia leve com **remoção de cálculos grosseiros e detritos, e escovação de dentes, gengivas e língua 3 vezes na semana**.[4]

Zinco
O uso preventivo do zinco em pacientes oncológicos de cabeça e pescoço que recebem quimioterapia ou radioterapia parece preservar a função gustativa. Um estudo recente investigou o efeito do sulfato de zinco (50 mg/dia) iniciado no início da radioterapia e mantido por 1 mês após o término da irradiação, em um grupo de pacientes com câncer de cabeça e pescoço. Entre os 35 pacientes incluídos, os limiares de identificação de amargo, doce e azedo não foram significativamente modificados no grupo que recebeu sulfato de zinco 1 mês após a radioterapia, enquanto os limiares de amargo, salgado, doce e azedo aumentaram significativamente no grupo placebo. Nenhum efeito colateral foi relatado com a suplementação de sulfato de zinco.[5]

Um ensaio clínico controlado randomizado e duplo-cego de 2019 investigou as habilidades gustativas de 68 pacientes com diagnóstico de câncer oral e recebendo sulfato de zinco (50 mg/dia) ou placebo por 3 meses concomitante à quimioterapia contra o câncer. Nos pacientes que receberam sulfato de zinco foram necessárias concentrações mais baixas das substâncias doces em comparação com pacientes que receberam placebo para detectar que o sabor era diferente da água. Entretanto, neste estudo o sulfato de zinco não mostrou qualquer efeito benéfico em comparação com o placebo na prevenção do comprometimento do paladar induzido por drogas amargas, ácidas e salgadas.[6]

Ginkgo Biloba

O ginkgo biloba é um extrato fitoterápico que tem propriedades relatadas de aumento do fluxo sanguíneo cerebral e metabolismo neuronal e tem sido utilizado na busca de melhor função cognitiva em pacientes com distúrbios neurais selecionados. Essas propriedades incentivaram a realização de um ensaio clínico randomizado controlado com 39 participantes que avaliou os efeitos de ginkgo biloba (4 mg/kg) na percepção do paladar. O estudo mostrou que a suplementação por um período de 13 semanas foi ineficaz em melhorar as habilidades de sabor de sódio e sacarose. Os limiares de identificação do sabor foram ainda maiores no grupo que recebeu ginkgo biloba do que no grupo que recebeu placebo.[7]

Substitutos de Saliva

Em um ensaio clínico randomizado, Jham *et al.* compararam o efeito da saliva artificial (Oral Balance®) com o betanecol (um éster carbâmico de β-metilcolina) concomitante à radioterapia em 36 pacientes com câncer de cabeça e pescoço recebendo radioterapia e sucralfato tópico, isoladamente ou associado à quimioterapia ou cirurgia. Apesar de observar uma diferença entre os grupos para início da perda do paladar entre o betanecol (22,6 sessões) e a saliva artificial (19,3 sessões) e a frequência de pacientes que experimentaram perda do paladar durante o tratamento do câncer com betanecol (69%) e a saliva artificial (95%), essas não eram estatisticamente significantes.[8]

INTERVENÇÕES TERAPÊUTICAS

Zinco

A suplementação de zinco tem sido testada como tratamento de distúrbios do paladar relacionados com radioterapia,[9] quimioterapia,[10] hemodiálise[11,12] e disgeusia idiopática.[13,14] Em um estudo randomizado controlado, Ripamonti *et al.* avaliaram os efeitos de doses orais de sulfato de zinco nas habilidades gustativas de 18 pacientes submetidos à **radioterapia** de cabeça e pescoço. Eles compararam os efeitos do sulfato de zinco (45 mg, 3×/dia) com um placebo no início da percepção subjetiva da alteração do paladar até 1 mês após a interrupção da radioterapia. Eles observaram diferenças significativas entre a terapia com zinco e o placebo na detecção de ureia e nos limiares de reconhecimento de NaCl durante a radioterapia, e nos limiares de reconhecimento de NaCl, sacarose e HCl no final da radioterapia. Sugeriram que os pacientes que receberam zinco tiveram piora mais branda em suas habilidades de detecção do paladar do que os pacientes que receberam placebo durante a radioterapia, e melhor recuperação em suas habilidades de reconhecimento do paladar após a interrupção da radioterapia.[9]

Entretanto, um estudo randomizado controlado mais recente com 41 participantes mostrou que pacientes com câncer submetidos à **quimioterapia** recebendo uma dose de 220 mg de sulfato de zinco 2×/dia ou um placebo (lactose mono-hidratada) por 3 meses tiveram perda de sabor semelhante ao longo do tempo.[10]

Assim como os pacientes em tratamento com a quimioterapia, os que são submetidos à **hemodiálise** não aparentam ter boa resposta ao tratamento com acetato de zinco.[11]

Em pacientes com **disgeusia idiopática**, estudos sugerem que tanto o gluconato de zinco (140 mg/dia)[15] quanto Polaprezinc, (Zinco L-Carnosina, 68 mg/dia)[16] podem induzir melhora significativa na identificação do paladar.

Inibidor de Bomba de Prótons e Bloqueador H2

Em pacientes com distúrbios gustativos relacionados com o refluxo faringolaríngeo, os inibidores de bomba de prótons parecem ter grande resolutividade das queixas, enquanto os bloqueadores de receptores H2 da histamina não parecem ter efeito. Em um ensaio clínico randomizado com 40 pacientes com refluxo faringolaríngeo, que comparou os efeitos do omeprazol (20 mg/dia) com o bloqueador H2 da histamina (famotidina, 20 mg/dia), após um período de 8 semanas de tratamento, a intensidade das queixas gustativas diminuiu significativamente com o **omeprazol** e não mudou com o bloqueador H2.[17]

Avaliando-se por regiões específicas, na área de sensibilidade do nervo corda do tímpano, os limiares de reconhecimento de amargo diminuíram significativamente com **omeprazol** (nenhuma mudança significativa foi observada nos limiares de sabor doce, salgado ou azedo), enquanto não houve alteração significativa nos limiares dos quatro sabores básicos após o tratamento com bloqueador H2. Na área do glossofaríngeo, os limiares de reconhecimento de salgado, azedo e amargo diminuíram significativamente após o tratamento com **omeprazol**, enquanto apenas o limiar de amargo foi significativamente melhorado após o tratamento com bloqueador H2 (os limiares de reconhecimento doce, salgado e azedo não mostraram alterações significativas).[17]

Levotiroxina

Pacientes com quadro de hipotireoidismo primário tendem a apresentar melhora significativa na capacidade gustativa durante o tratamento com levotiroxina (75-250 mg).[18]

Ácido Alfalipoico

Pouquíssimos trabalhos foram conduzidos com ácido alfalipoico em pacientes com disgeusia, mas um ensaio clínico randomizado sugere que indivíduos com disgeusia idiopática possam se beneficiar do uso da medicação por 60 dias, com ganhos na capacidade gustativa.[19]

Estimulantes e Substitutos de Saliva

Outros dois grupos de medicações com uso controvertido e com baixo nível de evidência são os estimulantes de saliva (pilocarpina) e as salivas artificiais. Aparentemente ambas as classes ajudam os pacientes oncológicos durante e após o tratamento de radioterapia de cabeça e pescoço a manterem uma cavidade com melhor lubrificação e proporcionando melhor detecção de paladar.[20,21]

REFERÊNCIAS BIBLIOGRÁFICAS

1. Braud A, Boucher Y. Taste disorder's management: a systematic review. Clin Oral Invest [Internet]. 2020;24(6):1889-908.
2. Quirynen M, Avontroodt P, Soers C, et al. Impact of tongue cleansers on microbial load and taste. J Clin Periodontol [Internet]. 2004;31(7):506-10.
3. Ohno T, Uematsu H, Nozaki S, Sugimoto K. Improvement of taste sensitivity of the nursed elderly by oral care. J Med Dental Sci. 2003;50:101-7.
4. Langan MJ, Yearick ES. The effects of improved oral hygiene on taste perception and nutrition of the elderly. J Gerontol. 1976;31:413-8.
5. Najafizade N, Hemati S, Gookizade A, et al. Preventive effects of zinc sulfate on taste alterations in patients under irradiation for head and neck cancers: A randomized placebo-controlled trial. J Res Med Sci. 2013;18(2):123-6.

6. Khan AH, Safdar J, Siddiqui SU. Efficacy of zinc sulfate on concurrent chemoradiotherapy induced taste alterations in oral cancer patients: A double blind randomized controlled trial. Pak J Med Sci [Internet]. 2019;35(3).
7. Mattes RD, Pawlik MK. Effects of Ginkgo biloba on alertness and chemosensory function in healthy adults. Hum Psychopharmacol Clin Exp [Internet]. 2004;19(2):81-90.
8. Jham BC, Chen H, Carvalho AL, Freire AR. A randomized phase III prospective trial of bethanechol to prevent mucositis, candidiasis, and taste loss in patients with head and neck cancer undergoing radiotherapy: a secondary analysis. J Oral Sci [Internet]. 2009;51(4):565-72.
9. Ripamonti C, Zecca E, Brunelli C, et al. A randomized, controlled clinical trial to evaluate the effects of zinc sulfate on cancer patients with taste alterations caused by head and neck irradiation. Cancer [Internet]. 1998;82(10):1938-45.
10. Lyckholm L, Heddinger SP, Parker G, et al. A randomized, placebo controlled trial of oral zinc for chemotherapy-related taste and smell disorders. J Pain Palliative Care Pharmacother [Internet]. 2012;26(2):111-4.
11. Mahajan SK, Prasad AS, Lambujon J, et al. Improvement of uremic hypogeusia by zinc. ASAIO J [Internet]. 1979;25(1):443-8.
12. Sprenger KB, Bundschu D, Lewis K, et al. Improvement of uremic neuropathy and hypogeusia by dialysate zinc supplementation: a doubleblind study. Kidney Int Suppl. 1983;24:S315-S318.
13. Henkin RI, Schecter PJ, Friedewald WT, et al. A double blind study of the effects of zinc sulfate on taste and smell dysfunction. Am J Med Sciences [Internet]. 1976;272(3):285-99.
14. Sakai F, Yoshida S, Endo S, Tomita H. Double-blind, placebo-controlled trial of zinc picolinate for taste disorders. Acta Oto-Laryngologica [Internet]. 2002;122(4):129-33.
15. Heckmann SM, Hujoel P, Habiger S, Friess W, Wichmann M, Heckmann JG, et al. Zinc Gluconate in the Treatment of Dysgeusia—a Randomized Clinical Trial. J Dent Res [Internet]. 2005 jan;84(1):35-8.
16. Sakagami M, Ikeda M, Tomita H, et al. A zinc-containing compound, Polaprezinc, is effective for patients with taste disorders: randomized, double-blind, placebo-controlled, multi-center study. Acta Oto-Laryngologica [Internet]. 2009;129(10):1115-20.
17. Suzuki M, Yokota M, Matsumoto T, et al. Proton pump inhibitor ameliorates taste disturbance among patients with laryngopharyngeal reflux: a randomized controlled study. Tohoku J Exp Med [Internet]. 2019;247(1):19-25.
18. Deniz F, Ay S, Salihoglu M, et al. Thyroid hormone replacement therapy improves olfaction and taste sensitivity in primary hypothyroid patients: a prospective randomised clinical trial. Exp Clin Endocrinol Diabetes [Internet]. 2016;124(09):562-7.
19. Femiano F, Scully C, Gombos F. Idiopathic dysgeusia; an open trial of alpha lipoic acid (ALA) therapy. Int J Oral Maxillofacial Surg [Internet]. 2002;31(6):625-8.
20. Epstein J. A double-blind crossover trial of Oral Balance gel and Biotene® toothpaste versus placebo in patients with xerostomia following radiation therapy. Oral Oncology [Internet]. 1999;35(2):132-7.
21. Schuller DE, Stevens P, Clausen KP, et al. Treatment of radiation side effects with oral pilocarpine. J Surg Oncol [Internet]. 1989;42(4):272-6.

SÍNDROME DA BOCA ARDENTE

CAPÍTULO 21

Allex Itar Ogawa ▪ Ali Mahmoud

INTRODUÇÃO

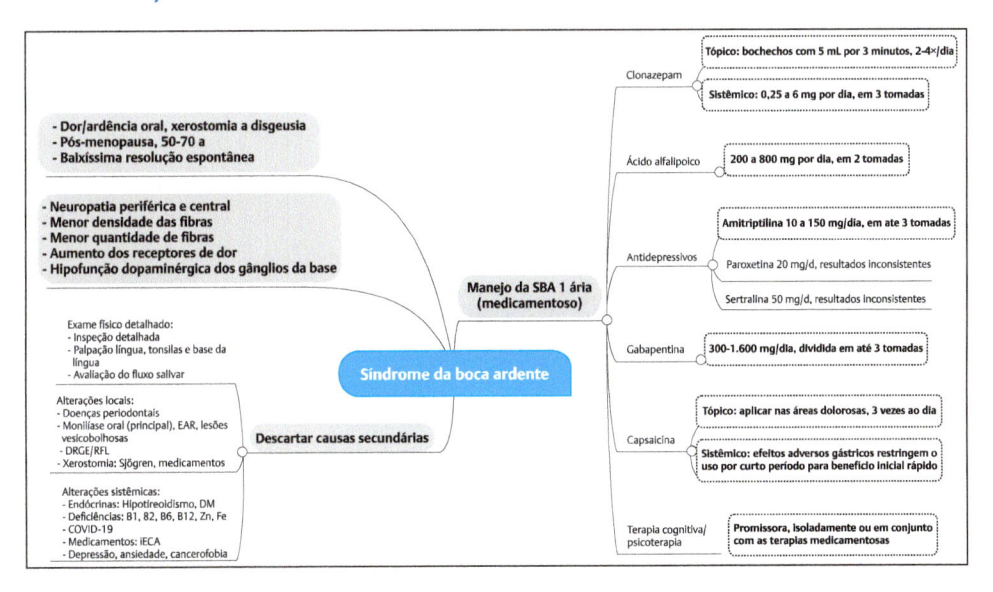

```
- Dor/ardência oral, xerostomia a disgeusia
- Pós-menopausa, 50-70 a
- Baixíssima resolução espontânea

- Neuropatia periférica e central
- Menor densidade das fibras
- Menor quantidade de fibras
- Aumento dos receptores de dor
- Hipofunção dopaminérgica dos gânglios da base

Exame físico detalhado:
- Inspeção detalhada
- Palpação língua, tonsilas e base da língua
- Avaliação do fluxo salivar

Alterações locais:
- Doenças periodontais
- Moniliase oral (principal), EAR, lesões vesicobolhosas
- DRGE/RFL
- Xerostomia: Sjögren, medicamentos

Alterações sistêmicas:
- Endócrinas: Hipotireoidismo, DM
- Deficiências: B1, B2, B6, B12, Zn, Fe
- COVID-19
- Medicamentos: iECA
- Depressão, ansiedade, cancerofobia
```

Síndrome da boca ardente

Manejo da SBA 1 ária (medicamentoso)

Descartar causas secundárias

Clonazepam
- Tópico: bochechos com 5 mL por 3 minutos, 2-4×/dia
- Sistêmico: 0,25 a 6 mg por dia, em 3 tomadas

Ácido alfalipoico
- 200 a 800 mg por dia, em 2 tomadas

Antidepressivos
- Amitriptilina 10 a 150 mg/dia, em ate 3 tomadas
- Paroxetina 20 mg/d, resultados inconsistentes
- Sertralina 50 mg/d, resultados inconsistentes

Gabapentina
- 300-1.600 mg/dia, dividida em até 3 tomadas

Capsaicina
- Tópico: aplicar nas áreas dolorosas, 3 vezes ao dia
- Sistêmico: efeitos adversos gástricos restringem o uso por curto período para benefício inicial rápido

Terapia cognitiva/psicoterapia
- Promissora, isoladamente ou em conjunto com as terapias medicamentosas

É diagnóstico de exclusão, foi sempre assim nos livros, nos artigos ou nos congressos, mas a síndrome da boca ardente é o nosso primeiro pensamento ao atender um paciente com queixas orais inexplicáveis. A **síndrome da boca ardente (SBA)** é mais uma daquelas raras síndromes, mas que está sempre presente no consultório; das múltiplas causas, mas que não descobrimos qualquer fator causal; dos múltiplos exames diagnósticos, mas com o **protocolo** negativo; e da ampla gama de possibilidades terapêuticas, mas com baixa adesão dos pacientes ou com resultados insatisfatórios com o tratamento proposto.

Como resultado da ausência de um consenso claro sobre a etiologia, a patogênese ou o tratamento, os pacientes com SBA são muitas vezes encaminhados de um profissional de saúde para outro sem uma condução eficaz. Situação essa que tem um impacto emocional significativo nos pacientes que, às vezes, são suspeitos de estar imaginando ou exagerando os seus sintomas. A SBA é desafiadora, exige uma equipe multidisciplinar e o paciente precisa sempre perceber que é você e ele, médico e paciente, lado a lado, contra esse inimigo em comum, a SBA.

EPIDEMIOLOGIA

Existe uma grande variação na incidência e na prevalência nos estudos. A prevalência estimada é de 1,73%. A SBA afeta predominantemente as mulheres no pós-menopausa, entre 50 a 70 anos e raramente é diagnosticada antes dos 30 anos.[1-3]

DOR E ARDÊNCIA ORAL

Os três sintomas cardinais da SBA são: **dor/ardência oral**, **xerostomia** e **disgeusia**. O início do quadro é, na maioria das vezes, espontâneo e sem fator desencadeante, apesar de quase 1/3 relatar a associação a procedimentos dentários, à doença recém-diagnosticada ou à introdução de medicações.

A **dor/ardência oral** é mais comum nos 2/3 anteriores da língua, no palato duro e no lábio inferior, mas pode ocorrer também na mucosa jugal, na gengiva, no lábio superior ou na orofaringe. A pele da face não costuma estar envolvida. Comumente, ocorre em mais de um sítio oral. Não há qualquer correlação entre os sítios acometidos, com a evolução do quadro ou com a resposta ao tratamento. A dor é descrita como moderada a severa e apresenta piora ao longo do dia. Importante reforçar que a dor ocorre sem a identificação de qualquer lesão oral.

A queixa de **xerostomia** não é acompanhada de alteração no fluxo salivar nos testes qualitativos ou quantitativos. A **disgeusia** inclui queixas de gosto amargo ou metálico ou mudanças na intensidade da percepção do paladar.[2-4]

ETIOLOGIA

Apesar das incertezas na patogênese, a teoria mais aceita é a da neuropatia afetando o sistema nervoso periférico e central. Entre as alterações no sistema nervoso periférico (fibras do trigêmeo) estão:

A) Menor densidade das fibras nervosas intraepiteliais;
B) Menor quantidade de fibras penetrando no epitélio da mucosa oral;
C) Aumento de receptores de dor neuropática.

Alteração no sistema nervoso central inclui a hipofunção do sistema dopaminérgico dos gânglios da base.[3,4]

Todas as vezes que um fator etiológico tratado evoluir com melhora, o diagnóstico de SBA secundário é feito. As causas secundárias são o caminho mais curto na resolução do quadro e, por isso, todo paciente com SBA deve ser submetido a uma avaliação minuciosa e detalhada.

O exame físico deve incluir inspeção de toda cavidade oral e orofaringe, palpação bimanual da língua, das tonsilas e da base da língua e avaliação do fluxo salivar. Dentro da estomatologia, destaca-se a moniliáse oral, que provavelmente é a doença mais tratada com teste terapêutico na suspeita da SBA. Outras doenças orais incluem periodontite, líquen plano, estomatite aftoide recorrente e lesões vesicobolhosas.[2,3,5]

Doenças sistêmicas podem estar associadas à SBA, entre elas hipotireoidismo, diabetes melito, anemias, deficiências de B1, B2, B6, B12, zinco e ferro, doença autoimunes, doença do refluxo gastroesofágico, síndrome de Sjögren, COVID-19, neuropatia periférica e uso de inibidores da ECA.[2-8]

A depressão e a ansiedade são condições frequentemente associadas à SBA. Talvez agindo como causa ou como sendo consequência de um quadro de dor crônica. Outros fatores psicológicos incluem a cancerofobia, a irritabilidade excessiva e a diminuição da sociabilidade.[2,3,5]

MANEJO DA SBA PRIMÁRIA

Antes de determinar o tratamento, que pode ser prolongado e nem sempre satisfatório, os pacientes devem ser esclarecidos sobre a natureza e as dificuldades de obtenção de resultados, visto que os sintomas nem sempre desaparecem, embora possam ser amenizados. É preciso que o paciente seja informado de que se conhece a realidade de sua queixa, que esta não é imaginária, que o tratamento é longo e sujeito a modificações de estratégia e, apesar do desconforto, não se trata de doença maligna. A resolução espontânea após 5 anos é descrita em menos de 3% dos pacientes e a melhora parcial moderada com ou sem tratamento ocorre em menos de 30% dos pacientes.[4,9]

O manejo da SBA primária é feito em similaridade com outras doenças neuropáticas. Muitas técnicas e medicamentos foram testados, como a acupuntura, a terapia a *laser* ou eletromagnética, os suplementos dietéticos, a terapia cognitiva, a capsaicina tópica, o ácido alfalipoico, antidepressivos, ansiolíticos e anticonvulsivantes. A quase totalidade dos estudos necessita de estudos adicionais e randomizados.[10] As doses e o tempo de uso das medicações descritas foram variáveis, como ocorre em qualquer doença neuropática. Nos próximos subtópicos, descrevem-se os tratamentos mais estudados.

Benzodiazepínicos

A administração oral ou tópica de **clonazepam** leva à diminuição ou até mesmo remissão da ardência e, também, possui efeito atenuante da disgeusia e ressecamento bucal associados à ardência. Para uso tópico, bochechos (não ingerir) de 3 minutos, com 5 mL da diluição a 0,5 mg/mL, 2 a 4 vezes ao dia. Para uso sistêmico, recomenda-se a dose de 0,25 a 6,0 mg/dia, dividida em 3 tomadas (Fig. 21-1). Os efeitos colaterais mais relatados são os de depressão do sistema nervoso central. Com o intuito de minimizar os efeitos colaterais, a titulação (introdução e retirada) das doses deve ser feita de forma lenta e gradual (a cada 4 a 7 dias).[2-4,11,12]

Ácido Alfalipoico

O antioxidante ácido alfalipoico é considerado uma boa opção por apresentar poucos efeitos adversos, apesar dos resultados mais limitados em comparação ao clonazepam. A associação do ácido alfalipoico com psicoterapia apresenta estudos com resultados superiores

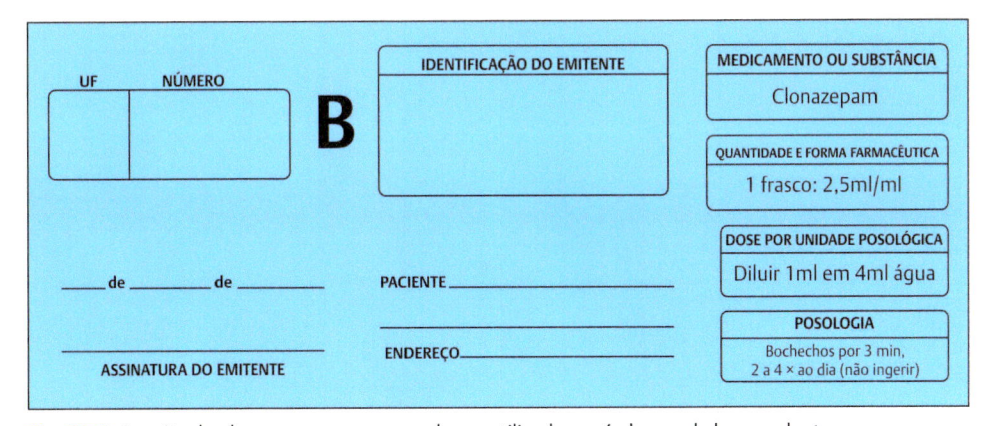

Fig. 21-1. Receita do clonazepam e como pode ser utilizado na síndrome da boca ardente.

Uso Interno/Oral
1. Ácido alfalipoico 300 mg --------------------
Tome 01 comprimido após o almoço e após o jantar

Fig. 21-2. Receita do ácido alfalipoico prescrito na síndrome da boca ardente.

ao clonazepam isolado. Os efeitos adversos mais comuns são cefaleia e epigastralgia. As doses nos estudos variam entre 200 a 800 mg por dia em duas tomadas diárias (Fig. 21-2).[3,4,11,12]

Antidepressivos

Os inibidores da recaptação da serotonina, como a paroxetina (20 mg/d) ou a sertralina (50 mg/d), também são considerados boas opções por serem mais bem tolerados que os antidepressivos tricíclicos, porém, com resultados inconsistentes.

A **amitriptilina** deve ser titulada (introdução e retirada) de forma lenta e gradual (a cada 4 a 7 dias) e a dose varia de 10 a 150 mg por dia, dividida em até 3 vezes ao dia. Deve se atentar na prescrição pelo efeito adverso de xerostomia (Fig. 21-3).[2-4,11,12]

Anticonvulsivantes

A gabapentina e a pregabalina apresentam resultados mais controversos. A dose da **gabapentina** varia entre 300 a 1.600 mg por dia, dividida em até 3 vezes ao dia e deve ser titulada (introdução e retirada) de forma lenta e gradual (a cada 4 a 7 dias – Fig. 21-4).[2-4,11,12]

RECEITUÁRIO CONTROLE ESPECIAL

IDENTIFICAÇÃO DO EMITENTE
Nome:
CRM: UF:
Endereço:
Cidade: UF:
Fone:

1ª Via - Farmácia
2ª Via - Paciente

Paciente:
Endereço:
Prescrição: Uso Interno/Oral
1) Amitriptilina 25mg--
Tome 01 comprimido, via oral, 1 vez ao dia, por 7 dias, depois
Tome 01 comprimido, via oral, 2 vez ao dia, por 7 dias, depois
Tome 01 comprimido, via oral, 3 vez ao dia, por 7 dias, depois

Data: __/__/__
Carimbo /Assinatura

Fig. 21-3. Aumento sucessivo da dose da amitriptilina prescrito na síndrome da boca ardente.

RECEITUÁRIO CONTROLE ESPECIAL

IDENTIFICAÇÃO DO EMITENTE
Nome:
CRM: UF:
Endereço:
Cidade: UF:
Fone:

1ª Via - Farmácia
2ª Via - Paciente

Paciente:
Endereço:
Prescrição: Uso Interno/Oral
1) Gabapentina 300mg--
Tome 01 comprimido, via oral, 1 vez ao dia, por 7 dias, depois
Tome 01 comprimido, via oral, 2 vez ao dia, por 7 dias, depois
Tome 01 comprimido, via oral, 3 vez ao dia, por 7 dias, depois

Data: __/__/__
Carimbo /Assinatura

Fig. 21-4. Aumento sucessivo da dose de gabapentina prescrito na síndrome da boca ardente.

> Uso tópico oral
> 1. Capsaicina solução 0,025% ------------------
> Aplique sobre a área dolorosa, 3 vezes ao dia

Fig. 21-5. Forma de prescrição da capsaicina tópica.

Capsaicina

A capsaicina, um dos componentes da pimenta, possui ação dessensibilizante dos receptores de dor neuropática. Apresenta formulação comercial para uso tópico oral como solução na concentração de 0,025% (Fig. 21-5). Aplica-se a solução nas áreas dolorosas 3 vezes ao dia. Nos casos de perda da ação terapêutica por uso prolongado, há a orientação de alternar as aplicações com períodos de descanso: 7 dias aplicando e 7 dias sem aplicação. Uma limitação da capsaicina tópica é o sabor, o que faz com que os pacientes não se adaptem ao tratamento.

O uso sistêmico (ingesta da solução a 0,025%) apresenta estudos com melhora do quadro, porém, não está indicado a longo prazo pelos efeitos adversos gástricos e, sim, para **melhora emergencial** do quadro doloroso.[2-4,11,12]

Terapia Cognitiva/Psicoterapia

Os resultados com psicoterapia são promissores, tanto isoladamente como em conjunto com outras terapias medicamentosas.[2-4,11,12]

CONCLUSÃO

Cada caso é um caso, a experiência de sucesso em casos anteriores não dá qualquer garantia de sucesso em casos novos. Precisamos estar sempre atentos às causas secundárias e, caso sejam descartadas, explicar o passo a passo na difícil condução da SBA primária. Muitas vezes é uma terapia demorada, com efeitos adversos e necessidade de acompanhamento multidisciplinar.

REFERÊNCIAS BIBLIOGRÁFICAS

1. Wu S, Zhang W, Yan J, et al. Worldwide prevalence estimates of burning mouth syndrome: a systematic review and meta-analysis. Oral Dis. 2021.
2. Grushka M, Epstein JB, Gorsky M. Burning Mouth Syndrome. Am Fam Physician. 2002;65(4):615-21.
3. Teruel A, Patel S. Burning mouth syndrome: a review of etiology, diagnosis, and management. Gen Dent. 2019;67(2):24-9.
4. Klein B, Thoppay JR, De Rossi SS, Ciarrocca K. Burning mouth syndrome. Dermatol Clin. 2020;38(4):477-83.
5. Chen Q, Shi Y, Jiang L, et al. Management of burning mouth Syndrome: a position paper of the Chinese Society of Oral Medicine. J Oral Pathol Med. 2020;49(7):701-10.
6. Lechien JR, Hans S, De Marrez LG, et al. Prevalence and Laryngoscope. 2021.
7. Nuño González A, Magaletskyy K, Martín Carrillo P, et al. Are Oral Mucosal Changes a Sign of COVID-19? A Cross-Sectional Study at a Field Hospital. Actas Dermosifiliogr (Engl Ed). 2021.
8. Obara T, Naito H, Nojima T, et al. Burning Mouth Syndrome Induced by Angiotensin-Converting Enzyme Inhibitors. Cureus. 20208;12(11):e11376.
9. Montandon AAB, Pinelli LAP, Rosell FL, Fais LMG. Síndorme da ardência bucal: avaliação e tratamento. Rev Odontol Univ Cidade SP. 2011;23(1)56-69.

10. McMillan R, Forssell H, Buchanan J A, et al. Interventions for treating burning mouth syndrome. Cochrane Database Syst Rev. 2016;11(11):CD002779.
11. Miziara I, Chagury A, Vargas C, et al. Therapeutic options in idiopathic burning mouth syndrome: literature review. Int Arch Otorhinolaryngol. 2015;19(1):86-9.
12. McMillan R, Forssell H, Buchanan JA, et al. Interventions for treating burning mouth syndrome. Cochrane Database Syst Rev. 2016;11(11):CD002779.

ÍNDICE REMISSIVO

Entradas acompanhadas por um **q** em **negrito** indicam quadros

A
Acetaldeído, 82
Ácido alfalipoico, 139
Adenocarcinoma, 66
Adenoidectomia, 147
Agentes quimioterápicos, 83
Amigdalectomia, 178
Anatomia
    da olfação e do paladar, 3
Antioxidantes, 138
Atrofia multissistêmica
    olfato e, 93

B
Biópsia
    do epitélio olfatório, 97
Blandin
    glândulas de, 10
Bowman
    glândulas de, 6
Bulbectomia
    bilateral, 154
Bulbo(s) olfatório(s), 6
    embriologia dos, 16
    hemorragia no, 60
    localização, 6

C
Carcinoma
    nasossinusal, 67
        indiferenciado, 67
    epidermoide, 66
Cavidades
    nasais, 4
        embriologia das, 14
Células-tronco
    neurais, 162

Cirurgia
    orofaríngea, 178
Consulta médica
    personalizada
        o valor da, 167
            avaliação clínica, 168
            diagnóstico, 170
            pedido de interconsultas, 170
            tratamento, 170
Córtex olfatório, 7
    desenvolvimento do, 17
Corticosteroide(s)
    injetados, 160
    orais, 160
    sistêmico, 138
    tópico, 142
        intranasais, 160
COVID-19, 53
    diagnóstico, 56
    fisiopatologia, 55
    prevalência, 54
    prognóstico
        e evolução, 56
    tratamento, 54

D
Degeneração corticobasal
    olfato e, 94
Demência
    frontotemporal
        olfato e, 92
Diagnóstico
    dos distúrbios do olfato, 29
        disfunções olfatórias, **30q**
Disfunção olfatória, 127
    na população pediátrica, 103
        causas, 104
            condutiva, 105

congênita, 104
pós-infecciosa, 104
diagnóstico, 105
na rinossinusite crônica
com e sem pólipo nasal, 39
avaliação clínica, 42
impactos na qualidade de vida, 40
patogênese, 41
prevalência, 40
tratamento, 43
pós-traumática
causas e diagnóstico, 59
avaliação e diagnóstico, 61
mecanismo de lesão, 60
prognóstico, 63
tratamento, 63
Disgeusia, 175
Distúrbios do paladar
diagnóstico dos, 175
tratamento dos, 193
Doença de Alzheimer
olfato e, 90
Doença de Parkinson
olfato e, 91
Doenças do olfato
novas perspectivas no tratamento das, 159
agentes biológicos, 161
células-tronco neurais, 162
corticosteroides, 160
injetados, 160
intranasais tópicos, 160
orais, 160
eletroestimulação, 163
outros medicamentos e suplementos, 161
plasma rico em plaquetas, 162
Doenças granulomatosas
erros inatos da imunidade, 118
e distúrbios da olfação, 109
fúngicas, 117
infecciosas, 112
não infecciosas, 110
ou imunodeficiências, 118
secundárias, 120

E

Eletroestimulação, 163
terapia de, 163
Eletrogustometria, 186
limiar, 186
supralimiar, 186
Epitélio olfatório
ablação do, 154
área do, 21
formação do, 15

Epilepsia
olfato e, 93
Esclerose múltipla
olfato e, 92
Estesioneuroblastoma, 67
definição, 67

F

Fantosmia, 144
Fenda(s) olfatória(s), 149
cirurgia de, 149
alargadas
e opacificadas, 152
estreitadas, 149
técnica cirúrgica
descrição da, 150
Fisiologia
do olfato e do paladar, 21
epitélio olfatório, 21
Formaldeído, 82

G

Gases irritantes
e poluentes, 82
Glândulas de Blandin, 10
Glândulas de Bowman, 6
Glândulas de Nuhn, 10
Gliomas, 68
Granulomatose
com poliangeíte, 110
definição, 110
eosinofílica, 111
definição, 111
manifestações iniciais, 110
Gustação
anatomia da, 7
estruturas centrais, 10
estruturas periféricas, 8

H

Hanseníase, 112
causa, 112
definição, 112
diagnóstico, 112
manifestações nasais, 112
prognóstico, 114
sinais e sintomas, 112
Histoplasmose, 117
causa, 117
definição, 117
diagnóstico, 117
manifestações nasais, 117
HIV, 120

I

Imunodeficiências
  primárias, 118
    definição, 118
    diagnóstico, 118
    manifestações nasais, **120q**
  secundárias, 120
  tratamento, 122
Inibidores
  da fosfodiesterase, 84

L

Lâmina própria, 6
Leishmaniose, 114
  definição, 114
  diagnóstico, 117
  exames laboratoriais, 117
  formas clínicas, 114
  transmissão, 114

M

Meningiomas, 68
  definição, 68
Metais
  exposição a, 80
    cádmio, 80
    chumbo, 81
    cromo, 81
    níquel, 80
    zinco, 81
Miastenia *gravis*
  olfato e, 93
Microlaringoscopia
  cirurgias laríngeas com, 178
Mucosa
  olfatória, 4

N

Nasofibroscopia, 35
Neoplasias
  e sequelas cirúrgicas, 65
    disfunções olfatórias, 69
    intracranianas, 68
      gliomas, 68
      meningiomas, 68
    nasossinusais, 65
      adenocarcinoma, 66
      carcinoma epidermoide, 66
      estesioneuroblastoma, 67
      papiloma invertido, 66
    radioterapia e olfato, 69, 177
  quimioterapias, 177

Nervo olfatório
  alongamento das fibras do, 60
Neuroepitélio
  olfatório, 5
    neurônio receptor olfatório, 5
Nuhn
  glândulas de, 10

O

Odores
  discriminação dos, 17
Olfação
  anatomia da, 3
    estruturas centrais, 6
      bulbos olfatórios, 6
      córtex olfatório, 7
    estruturas periféricas, 4
      cavidades nasais, 4
      mucosa olfatória, 4
  embriologia da, 13
    das cavidades nasais, 14
    desenvolvimento do córtex olfatório, 17
    desenvolvimento do sistema olfatório, 13
    discriminação dos odores, 17
    do bulbo olfatório, 16
    formação do epitélio olfatório, 15
      migração axonal, 15
      receptores olfatórios, 15
    organização do sistema olfatório, 14
Olfato
  distúrbios do
    anamnese, exame clínico
      e testes olfativos, 29
      conceito de disfunções olfatórias, **30q**
    e doenças neurológicas, 89
      avaliação e diagnóstico, 95
        exame de imagem, 96
        exame físico, 95
        história clínica, 95
        testes olfatórios, 96
      disfunção olfativa, 90
        atrofia multissistêmica, 93
        demência frontotemporal, 92
        doença de Alzheimer, 90
        doença de Parkinson, 91
        epilepsia, 93
        esclerose múltipla, 92
        miastenia *gravis*, 93
        síndrome de Kallmann, 94
      tratamento, 97
  fisiologia do, 22
Ômega 3, 140
Omeprazol, 196

Oroscopia, 35
Ouvido
  médio, 178
    doenças e cirurgias do, 178

P

Paladar
  distúrbios do, 175
    diagnóstico, 175
      amigdalectomia
        e cirurgia orofaríngea, 178
      anamnese, 175
        doenças crônicas, 176
        fatores fisiológicos e funcionais, 176
        fatores genéticos, 176
        neoplasias, 177
      avaliação clínica, 184
        testes limiares, 184
      causas idiopáticas, 183
      causas ocupacionais, 183
      cirurgias laríngeas, 178
      deficiências nutricionais, 179
      doenças e cirurgias do ouvido médio, 178
      eletrogustometria, 186
      exame físico, 184
      hábitos, 183
      infecção pelo SARS-CoV-2, 180
      influência do paladar
        na alimentação, 185
          teste de identificação, 186
          testes supralimiares, 185
      medicamentos, 180
      métodos complementares
        de diagnóstico, 184
    estudos de imagem, 187
    tratamento dos, 193
      intervenções preventivas, 194
        ginkgo biloba, 195
        procedimentos de higiene oral, 194
        zinco, 194
      intervenções terapêuticas, 195
        levotiroxina, 196
        zinco, 195
  fisiologia do, 23
Papilas
  circunvaladas, 9
  filiformes, 9
  foliáceas, 9
  fungiformes, 9
Papiloma
  invertido, 66
Parosmia, 144
  medicações para, 144

Perda olfatória
  pós-infecciosa, 47
    agentes etiológicos, 48
    diagnóstico, 49
    epidemiologia, 48
    fisiopatologia, 48
    prognóstico, 49
    quadro clínico, 48
    tratamento, 49
Perdas quimiossensoriais, 147
  ablação do epitélio olfatório
    e bulbectomia bilateral, 154
  adenoidectomia, 147
  cirurgia da fenda olfatória, 149
  cirurgia endonasal endoscópica
    dos seios paranasais, 149
  correção de perfuração septal, 149
  septoplastia, 148
Plasma
  rico em plaquetas, 162
Poluição, 79

R

Receptores olfatórios
  formação dos, 15
Rinosseptoplastia, 71
Rinossinusite
  crônica, 161
    disfunção olfatória na
      com e sem pólipo nasal, 39
        avaliação clínica, 42
          diagnóstico, 42
          exames complementares, 43
        causas, **40q**
        definição, 39

S

Sarcoidose, 111
  definição, 111
  exame físico
    e diagnóstico, 112
  manifestações clínicas
    nasossinusais, 111
Seios paranasais, 70
  cirurgia endoscópica dos, 70, 149
Sentidos químicos
  pacientes com alterações nos, 167
    uma forma diferente de atendimento aos, 167
    o valor da consulta médica personalizada, 167
Septoplastia, 69, 148

Sífilis, 114
  agente etiológico, 114
  definição, 114
  diagnóstico, 114
    ferramentas para, 114
Síndrome da boca ardente, 199
  dor e ardência oral, 200
  epidemiologia, 200
  etiologia, 200
  manejo, 201
    ácido alfalipoico, 201
    anticonvulsivantes, 202
    antidepressivos, 202
    benzodiazepínicos, 201
    capsaicina, 203
    terapia cognitiva/psicoterapia, 203
Sistema olfatório
  composição do, 21
  desenvolvimento do, 13
  mecanismo de lesão do, 60
  organização do, 14
Solventes
  exposição a, 82
    tolueno, 82
Sulfato de hidrogênio, 83

T
Testes
  olfatórios, 32
    identificação do olfato, 32
      da Universidade da Pensilvânia, 32
      do Connecticut Chemosensory Clinical, 32
    do limiar *Snap & Sniff*, 34
Toxicidade, 77
  exposição a metais, 80
    arsênico
      e mercúrio, 81
    cádmio, 80
    chumbo, 81
    cromo, 81
    manganês, 81
    níquel, 80
    zinco, 81, 195
  exposição ao meio ambiente, 79
  exposição a solventes, 82
  exposições ocupacionais, 77
  gases irritantes e poluentes, 82
  medicações, 83
Tratamento medicamentoso, 137
  antioxidante, 138
    ácido alfalipoico, 139
    caroverina, 140
    gingko biloba, 140
    melatonina, 140
    ômega 3, 140
    polivitamínicos, 139
  corticosteroide, 138
  medicações tópicas, 141
    citrato de sódio, 142
    vitamina A, 142
  outras medicações orais, 141
  parosmia
    e fantosmia, 144
  terapias alternativas, 143
Trato nasossinusal, 60
  ruptura do, 60
Treinamento
  olfatório, 127
    efeitos, 133
    modificações, 128
    técnica, 128
Tuberculose, 114
  avaliação diagnóstica, 114
  causa, 114
  definição, 114
  sinais e sintomas, 114

V
Vitamina A, 142

Z
Zinco, 195